JN116381

感染症の脅威
新型コロナとの死闘
（PART3）

まえがき

　中国海警法が、2021 年 2 月 1 日、施行された。そして、中国・海警局の船が尖閣諸島の接続水域に頻繁に確認され、中国からの挑発はコロナ禍で一段と増し始めた。そして、今回のパンデミックは、「中国の科学技術の世界における転換点になるだろう」ことを立証した。その影で、ハンガリー生れのカリコ博士らの 30 年にも及び基礎研究から成功に至った mRNA ワクチンが、新型コロナ制圧に何とか間に合った。

　本書 Part 3 では、1）新型コロナウイルスの人工合成がわずか 2 週間で可能なこと、2）ウイルス遺伝子がヒト DNA に挿入される可能性、3）ワクチン開発、特に mRNA ワクチン開発は 2 ～ 3 週間で可能なこと、4）ウイルスの人への侵入に係わるスパイクタンパク質の詳細な構造解析とその変異体の機能予測、そして、5）ワクチンのロールアウト作戦の実行等を詳述したが、新型コロナウイルス発生から、1 年半ほどで、これらの知見が重層的に蓄積された。これらの点と点をつないで、らせん状の線を描くと、そのスパイラルの"正"の局面には、今後の呼吸器系のパンデミックが発生した時の迅速なる対応のヒント・指針がある。

　他方、そのスパイラルの"負"の局面に、ある国家が暴走した場合、ジェノサイドに近い悲劇が待ち受ける。スパイクタンパク質のどのアミノ酸を変化させれば、感染力及び感染者の重症化をどの程度引き起こすのかが予測でき、そして、その変異体に対するワクチン開発を同時並行で進めて、今回培ったワクチンのロールアウト作戦を季節性コロナワクチンに似せて、事前接種して、ある集団での集団免疫を獲得しておけば良いことになる。もし、万が一、テロリスト国家がこのような戦略に出たとき、為す術がなくなる。

コンピュータウイルスは、直接的に、生命を奪うことはない。社会経済が混乱して、その結果として、生命に多大なる影響がでることはある。しかしながら、生物学的ウイルスの場合、直接的に人に対する危害が発生して、最悪、死亡に至り、ひいては、集団としての死亡、即ち、ジェノサイドとなる。

　今回の新型コロナパンデミックは、その起源に関しても、武漢ウイルス研究所からの流出説が再燃し、今後の世界のパワーバランスの分岐点になると思われた。新型コロナウイルスの検査体制も国家レベルの対応ができないと、その制圧は困難であることが明確になった。

　ワクチン接種に関しては、先進国は、新規技術を駆使した mRNA ワクチンを中心とした接種がなされたが、低·中所得国は、中国ワクチン（不活化ワクチン）及びロシアワクチン（アデノウイルスベクターワクチン）を中心にした接種が行われた。中期・長期的な副反応は今後の課題であるが、ワクチン接種により、当面、社会の安定性が戻りつつあるのも実感された。

　2021 年 7 月 6 日

筆者　吉成河法吏

第 1 章

はじめに

本書 Part 3 のポイント：

1）新型コロナ悲劇の救世主：カリコ博士

2）新型コロナウイルスの人工合成

3）変異株の出現（英国、ブラジル、南アフリカ、インド等）

4）各種ワクチンの有効率（中国ワクチンの WHO 承認）

5）新型コロナウイルスの起源：武漢ウイルス研究所からの流出説の再燃

6）検査方法の落とし穴（感度及び特異度）

7）治療薬の開発：EBM（根拠に基づく医療の崩壊）

8）ワクチン開発のワープスピード：米独英ロ中の成功、フランスの失敗

9）COVID-19 と経済：中国の飛び抜けた回復力

10）特許：mRNA ワクチン周辺特許の複雑さ

11）教訓：COVID-19 対策成功例の変異株出現による挫折

12）仮説：SARS-CoV-2 遺伝子の人染色体への挿入

13）仮説：スパイクタンパク質の遺伝子への挿入

14）コロナ禍の自殺：PX（パーソナル変質）

1.1　パンデミックは、中国の科学技術がトップに躍り出る転換点か？

　2019 年 12 月に中国武漢で最初に報告された COVID-19 からのパンデミックは、世界のパワーバランス構造を一気に変化させた。科学技術の世界でも、今まで、後塵を拝してきた中国が先頭に躍り出てきた。米国 Science 誌（2021 年 1 月 15 日号）に、Dennis Normile が、「このパンデミックは中国科学の転換点をマークするだろう」と題した記事を掲載した（1001）。

　Elesevier 社 Scopus データベースに基づく、2020 年の最初の 6 カ月間

で、COVID-19 論文で最も引用されたトップ 10 は、Scientometrics の 8 月の調査によれば、Lancet 誌が上位を占めた。2003 年の SARS の世界的アウトブレイクの期間に起こったこととは著しい違いであった。中国の研究者らが、2020 年 1 月 10 日に、SARS-CoV-2 のゲノム構造を発表し、初期のデータのほとんどは、COVID-19 の震源地、中国武漢から、出された。華中科技大学 (Huazhong University of Science and Technology) の研究者は、2020 年 1 月から 6 月までの間で、400 件以上の COVID-19 論文・総説を発表した。大量の論文は、Lancet 誌の 4 人の著者が属する華中科技大学同済医学院 (Tongji Medical College) から出された。それらの研究は、臨床的観察及び予後、疫学、回復者血漿治療、糖尿病 COVID-19 患者に対する血中グルコース管理、そして、死亡率を減少させるスタチン使用などをカバーしている。国際的な連携も有効に機能した。同済医学院の Chaolong Wang は、ハーバード大学 T.H. Chan 公衆衛生大学院の Xihong Lin とチームを組み、2020 年 3 月 6 日、medRxiv に、非医薬的介入（武漢での都市封鎖、ローカル移動の停止や隔離政策など）の影響の論文を発表した。WHO と中国のジョイントミッションがその 1 週間前に発表した報告書は、「武漢及び中国全土で実施された対策がウイルス感染拡大をストップさせる最前線であった」ことを裏付けるものであった。

1.2　新型コロナ悲劇の救世主（カタリン・カリコ）の劇的生涯

　さて、ある非凡な、世界を救うことになった科学者の世界に戻そう。

　カタリン・カリコ（Katalin Karikó, 1955 年 1 月 17 日生れ）の名前を聞いたことがあるだろうか？歴史に、特に、医学、感染症の歴史に、人類を恐怖のどん底から救った科学者の 1 人として、燦然と名を残すことになったハンガリー人生化学者である。

　伝令 RNA（mRNA）は、フランシス・クリックが 1958 年に提唱したセントラルドグマ、「遺伝情報（DNA）→（転写）→ mRNA →（翻訳）→タンパク質」の中間に存在する物質である。フランシス・クリックは、1953 年、DNA の 2 重らせん構造を、ジェームズ・ワトソンとともに、発見した科学者である。

　米国 STAT news 誌（2020 年 11 月 10 日配信）に、バイオ技術レポーターの Damian Garde が、mRNA の "苦難の物語" を語っている（1002）。

　Pfizer 社は、1849 年、チャールズ・ファイザーらによってニューヨークで創業され、南北戦争時の北軍の医薬品はほとんどファイザーが製造したという 171 年の歴史がある巨大ファーマである。かたや、Moderna 社は、10 年足らずの新参者のバイオテック会社である。両社は、わずか、23 マイル（37km）の距離に位置する。Pfizer 社は、ドイツのほとんど無名の会社である BioNTech 社と手を組んだ。mRNA ワクチン開発でどちらがこの戦いを制するかと、お互いの存在を意識していた。米国政府のワープスピード作戦は、Moderna 社のワクチン開発の費用を負担し、Pfizer 社のワクチンに対しては成功すれば購入することを保証した。mRNA ワクチンが成功するかどうか、科学者のひらめきから、政府の承認までに至る道のりは、個人の辛抱、研究ラボでの EUREKA（ギリシア語で、見つけた！の意味）の瞬間、舞い上がる期待、そして、前例のないキャッシュのバイオ産業への流入の一つの物語となった。

　この物語は、研究を止めることを頑なに拒否した無名の科学者とともに、30 年前に始まった。重要な mRNA 発見をしたハンガリー生れの科学者は、キャリアの行き詰まりにあった。この科学者こそ、カタリン・カリコで、彼女は、1990 年代、疾患と闘うための mRNA の能力を強力にしようと研究を続けたが、その研究は、政府の助成金、企業からの資金調達、そして、彼女自身の同僚からのサポートからもあまりにも遠い存在と化してしまった。

　この概念は、机上では、合理的である。体は、多くの小さなタンパク質のおかげで、体を生きた状態にして、そして健康的に保たれている。そして、それらのタンパク質は、mRNA を使って、作られている。

　1990 年、米国 Wisconsin 大学の研究者がマウスの実験で、何とかその系が作動することに成功した。カリコは、さらに研究を進めたかった。勿論、彼女は知っていた。合成 RNA は体の自然防御能からあまりにも攻撃を受けやすく、即ち、その mRNA が目的とする細胞に到達する前に、破壊され易いことである。そして、さらに悪いことには、結果として生じる生物学的大惨事が免疫応答を誘導して、本来の治療が、患者の一部では、健康リスクを起こしてしまうかもしれない。

　1995 年、Pennsylvania 大学の 6 年間の後、カリコは、降格させられた。彼女は、教授になるべき道を歩んでいたが、mRNA の研究をサポートするお金

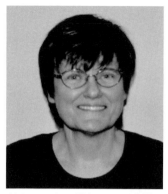
（カタリン・カリコ博士：カリコ氏提供）

が入ってこなくなり、彼女の上司は、一生懸命推薦すべき点がなくなった。彼女は、科学界のより低い階層に落ちてしまった。カリコが言うには、"普通、この時点で、人は、あまりにも恐ろしいので、ただ、サヨナラを言って、立ち去るだろう"と。降格に対して良いタイミングではなく、1995年は、既に、とんでもなく、困難な時であった。カリコ自身は、その時、がんの恐怖に耐えていた。片や、彼女の夫は、ハンガリーでビザ問題の解決に行き詰まっていた。

　10年間もの試行錯誤の後、カリコとPennsylvania大学で長年共同研究をしてきたDrew Weissman（Boston大学で医師及びPh.Dを取得した免疫学者）が、mRNAのアキレス腱に対する解決法を発見した。このアキレス腱、合成mRNAを投与すると、免疫応答を引き起こして、体は、化学的侵略者が侵入してきたと、戦いを始める。カリコとワイズマンは、その解決策を発見した。mRNA鎖は、ヌクレオシドという4つの分子ブロックから構成されている。カリコとワイズマンは、その分子ブロックの1つに微調整を加えて、ハイブリッドmRNAを創製して、体内の防御能に警告を与えることなく、細胞に忍び込めるようにした。この重要な発見に対して、Pennsylvania大学のNorbert Pardiは、「カリコとワイズマンは、修飾ヌクレオシドをmRNAに取り込ませることは、一石二鳥であることがわかった」と述べている。

　こられの発見は、2005年から科学誌に掲載されるようになって、mRNA研究者の不毛の時代が報われ始めた。そして、このことは、今後のワクチン短距離競走の開始の合図でもあった。カリコとワイズマンの研究は、一部の研究者には注目されることはなかったが、2人の重要な科学者の注目を引いた。1人は、米国におり、もう1人は米国以外であった。彼らこそ、後に、Moderna社とPfizerの後のパートナー、ドイツBioNTech社を創立する手助けとなった人物である。

　Derrick Rossiは、トロント人で、カリコとワイズマンの論文を初めて読ん

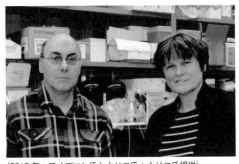

（2015 年：ワイズマン氏とカリコ氏：カリコ氏提供）

だ 2005 年、Stanford 大学で幹細胞生物学に関するポスドクの研究をしていた 39 歳の研究者であった。彼は、「この発見は草分け的な発見としてしられ、後にノーベル化学賞に値するものだ。そして。この基本的な発見は、世界を救うべき医学に取り込まれるだろう」と述べた。Rossi は、修飾 mRNA 分子を用いて、成人の細胞が胎児幹細胞のように作用できるように成人細胞をリプログラムしようと考えた。研究から 1 年以上たった時、ポスドクの研究者が、Rossi に手を振りながら、この顕微鏡を覗いてくれと言った。Rossi は、レンズ越しにじっと見て、何か異常なものを見つけた。彼がまさに作り出そうとしていたあの細胞が一杯になっていたプレートであった。Rossi は、興奮冷めやらず、彼の同僚、Timothy Springer （Harvard メディカルスクールの別の教授で、バイオテック起業家）に伝えた。Springer は、商業的な可能性を認識して、Robert Langer（米国 Massachusetts 工科大学の生体医学工学教授かつ多産な発明家）にコンタクトした。

　2010 年 5 月の午後、Rossi と Springer は、ケンブリッジの研究室に Langer を訪ねた。この 2 時間のミーティングが後に伝説の代物となり、そして、自尊心が踏みにじられる小競り合いとなった。このミーティングの 3 日後に、Rossi は、ベンチャー企業のリーダーへのプレゼンを行った。その中の Cambridge ベンチャーキャピタル社の Noubar Afeyan は、Langer 同様に熱狂的な反応を示し、2015 年の Nature 誌の Rossi の革命的な論文は、一瞬で魅力的なものであると述べている。数カ月以内に、Rossi、Langer、Afeyan 及び Harvard 大学の他の物理学の研究者とともに、Moderna 社を設立した。"modified" と "RNA" の言葉から、造語した会社名である。2012 年の Moderna 社のニュースリリースで、Afeyan は、「Moderna 社は、30 年前の最も初期のバイオテック会社に匹敵する会社となり、全く新しい概念の新薬分野となる」と述べた。Rossi は、10 月の Globe 社のインタビューで、Langer

と Afeyan は、Rossi は、彼らが彼に指摘するまで、彼は彼の発見の完全な将来性を理解していないとの上から目線の作り話を宣伝していることを非難した。Rossi は、全くのほら話であると批判しつつ、2014 年、彼は、Moderna 社との関係を絶った。Moderna 社の設立後のこのような小競り合いにも関わらず、別の科学者も mRNA が革命的な潜在性を秘めていることを見ていた。

　ドイツ・マインツのライン川沿いにある別の新しい会社が、この mRNA 技術に大きなポテンシャルがあることを感じていた科学者夫婦によって設立された。トルコ人であるウール・シャヒン（Ugur Sahin）は、彼の父がベルギーの Ford の会社で職を見つけた後に、ドイツに移った。かれの妻、オズレム・ティレチ (Özlem Türeci) は、シャヒンと、二人とも医師であるが、ザールラント州の病院で働いていた 1990 年に出会った。この夫婦は、長い間、免疫療法に興味を持っていた。特に、個別化ワクチンを創製して、免疫システムががん細胞を絶滅させる可能性に魅惑されていた。彼らは同時に起業家でもあり、新会社に投資する双子の Thomas と Andreas Strungmann とともに、mRNA のがんワクチンを開発する会社、BioNTech 社を設立した。BioNTech は、Biopharmaceutical New Technologies の名前に由来する。米国の本部は、ケンブリッジにあり、シャヒンが CEO、ティレチがチーフメディカルオフィサーである。Moderna 社同様に、BioNTech 社の技術も、Pennsylvania 大学の研究者であったカリコとワイズマンにより開発された mRNA 技術である。2013 年、BioNTech 社は、カリコを、上級副社長として迎え入れた。

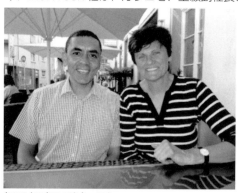

（2013 年に初めて出会った時：
シャヒン氏とカリコ氏：カリコ氏提供）

　2011 年、Moderna 社は、ライフサイエンス業界のスーパースターであるステファン・バンセル（Stéphane Bancel）を CEO として、雇った。彼は、Harvard MBA の化学工学者で、科学者ではなく、事業者として名声を博していた。2007 年には、わずか 34 歳で、フランスの診断

薬会社ビオメリュー（bioMérieux S.A.）で CEO となったが、Afeyan の 4 年後に、Moderna 社に懇願されて入った。Moderna 社は、2018 年の株式公開の前に、20 億ドル（約 2200 億円）以上を調達した。

　その間、BioNTech 社は、アンチ Moderna 社のように、しばしば、活動したが、注目を浴びることはなかった。シャヒンが言うには、最初の 5 年間は、"潜水艦モード"と呼ばれる戦略で、ニュースリリースをすることも無く、科学研究、これらの多くは彼が教授を務めるマインツ大学でなされたが、こららの研究に焦点を合わせていた。Moderna 社とは異なり、BioNTech 社は、最初から研究結果を発表し、たった 8 年間で、約 150 もの科学論文を発表している。

　2013 年、BioNTech 社は、がん治療方法の転換をはかるべく野望を現し始め、主要な医薬品メーカー 8 社との一連のパートナーシップを公表した。BioNTech 社が 2019 年 10 月株式公開したとき、1.5 億ドル（約 165 億円）を調達した。市場価値は、34 億ドル（約 3740 億円）であった。Moderna 社が 2018 年株式公開した時の半分以下であった。

　そして、2019 年の年末、世界が変わった。2019 年 12 月 30 日の深夜前に、米国 Massachusetts にベースのある国際感染症学会が緊急レポートをオンライン上で発した。

　中国湖北省の 1100 万人の人口を有する武漢市で、"説明のつかない肺炎"がかなりの人で診断された。中国の研究者は、その疾患の 41 人の入院患者をすぐに同定した。そのほとんどは武漢華南海鮮市場を訪問していた。患者からウイルスを単離した後、2020 年 1 月 10 日、その遺伝子配列をオンライン上で公開した。この遺伝子情報に基づいて、Moderna 社、BioNTech 社や他の会社が動き出した。Moderna 社と BioNTech 社は、mRNA の構造をデザインしたが、その化学的構造は異なっている。

　遺伝子構造が公開されてから 42 日後に、Moderna 社の CEO、Bancel は、2 月 24 日、携帯電話の email を見て、微笑んだ。Norwood 工場から国立アレルギー・感染症研究所に配送される箱が冷凍トラックの中に積載された写真があった。この梱包には、2，3 百のバイアルが入っていて、それぞれ、実験用ワクチンが含まれていた。Moderna 社が臨床試験用の候補ワクチンを輸送する最初の医薬品メーカーとなった。そして、7 月 28 日、臨床試験の最終段階である

第 3 相試験で検査が開始される最初の会社となった。

　ドイツに目を転じると、BioNTech 社のトップのシャヒンは、2020 年 1 月の Lancet 誌の武漢でのアウトブレイクの記事は、彼を奮い立たせることになった。彼は、翌日、リーダーたちと会って、「ドイツにも押し寄せるであろうパンデミックに対処する必要がある」と彼らに話した。彼は、ワクチン製造の強力なパートナーが必要であることも同時に認識して、Pfizer 社のことを考えた。この 2 つの会社は、以前に、mRNA インフルエンザワクチンの開発を一緒に行っていた。3 月に、彼は、Pfizer 社のワクチン専門家のトップである Kathrin Jansen に電話した。「Pfizer 社は、BioNTech 社と共同開発する興味があるのかと尋ねた。そして、Kathrin は、いかなる議論もなしに、「はい。私たちはその共同開発をやりたい」と答えた。Pfizer 社は、Massachusetts に約 2400 人の従業員がいて、そのうち、Andover 工場に約 1400 人がいた。その工場は、米国の NY にベースをおく会社に対してワクチンを作る 3 つの会社の 1 つであった。

　Pfizer 社は、第 3 相臨床試験を 7 月 27 日に開始した。その日は、Moderna 社が開始した日と同じであった。

　変異株が次々と現れてきて、治療薬・ワクチンの開発に脅威を与え始めた。BioNTech 社は、「mRNA 製造は、承認されたワクチンの効率を脅かす COVID-19 変異株に対処できるように適合させることが簡単にそして迅速にできる」と述べた（1003）。

　2020 年 12 月、BioNTech 社の mRNA ワクチン BNT162b2 が、米国で緊急使用許可を得てから、2021 年 4 月時点で、既に 2 億回以上の投与分が供給された。BioNTech 社は、2021 年、14 億回分の投与量の契約の締結もした。2021 年の収益は、98 億ユーロ（116 億ドル、1.27 兆円）になると予想した。これ以外の収益も可能で、BioNTech 社と Pfizer 社の間で、製造能力は、2021 年末で、25 億回分の投与量に達するだろう。mRNA の製造からバルク製剤まで、50,000 もの段階があるが、この mRNA 製造様式を COVID-19 の新規変異株に適合させることが簡単にできると述べている。従来の伝統的なワクチン製造と異なり、BioNTech 社は、新規変異株に対するワクチン製造を適合させるのに、2，3 週間ででき、全体の工程の新規なスケールアップも必要では

なく、規制当局の承認を待つだけである。DNA 製造から充填完了までたった 9 日から 13 日かかるだけで、その後、4 週間から 5 週間で、製品製造、品質管理、そして、製品出荷ができる。さらに有利な点として、短いリードタイムで製造量を増やしたり、減らしたりできるので、BioNTech 社の製造技術は、市場の需要に柔軟に対応できることも特徴であると述べている。

第2章
パンデミック下の日本

2021年は、新型コロナウイルス（SARS-CoV-2）新規変異株の日本への上陸で年が明けた。2021年1月1日付け読売新聞には、第3波の勢いはとまらず、東京都で、2020年12月31日、新型コロナウイルスの感染者が新たに1337人確認され、最多となり、初めて1000人を超えた。全国では4515人で、初めて4000人に達し、過去最多となった。

Go To トラベルキャンペーンの後、感染拡大に歯止めがかからず、2021年1月7日、新型コロナウイルスの感染拡大が続いている東京・神奈川・千葉・埼玉の1都3県に、緊急事態宣言が発令された。営業時間の短縮（夜8時まで）、出勤者の7割削減、夜間の不要不急の外出自粛を求めた。但し、学校の一斉休校はなし、入試は予定通り実施するとの内容であった。7日時点の新規感染者数は、東京都の2447人を含めて全国で7504人という最高記録となった。期間は、2月7日までとした。このような中、政府が大人数での飲食自粛を求めていた2020年12月に、菅首相が二階幹事長らと計8人で会食をして、国民からの反発を受けたことの反省として、緊急事態宣言下での国会議員の会食ルールが、自民党と立憲民主党の間で、1月6日、協議された。

1月10日、厚生労働省は、「新型コロナウイルス感染症（変異株）の患者等の発生について」と題して、昨年末からの英国、南アフリカ変異株に加えて、ブラジルからの変異株の日本上陸の発表をした。

1月20日、宇佐美りん氏（21歳）が史上3番目の若さで芥川賞を受賞した。受賞作品は、「推し、燃ゆ」。宇佐美氏は、1999年5月16日静岡県沼津市生まれの21歳の大学生。小説の冒頭、「推しが燃えた。ファンを殴ったらしい。まだ詳細は何ひとつわかっていない。・・・」と書き出されている。コロナ禍で、不条理の作家、アルベール・カミュの「ペスト」が良く読まれているという。何か、通底するものがあるかとも思った。

政府は、新型コロナウイルス対策として、入院の勧告、自宅や宿泊施設での療養の要請に応じない感染者に対する、懲役刑も含めた罰則を設ける検討をし始めたが、2 月 3 日、新型コロナウイルスの感染拡大に対応して罰則を設ける特別措置法と感染症法の改正案が参院本会議で可決、成立した。自民、立憲民主両党が政府提出法案から刑事罰などの除外で修正合意したため、審議が 4 日間というスピード成立となった。13 日に施行された。改正感染症法では、入院拒否や入院先から逃れると 50 万円以下の過料が科せられ、濃厚接触者を特定するための保健所が行う疫学調査を拒否した場合、30 万円以下の過料の対象となる。改正特措法では緊急事態宣言下で都道府県知事からの休業や営業時間の短縮の命令に応じない場合は 20 万円以下の過料を設けた（朝日新聞デジタル 2021 年 2 月 3 日）。

　1 月 13 日、菅義偉首相は、大阪、兵庫、京都、愛知、岐阜、福岡そして栃木の 7 つの府県を対象に、新型コロナウイルス対策の特別措置法に基づく、緊急事態宣言を出した。期限は 2 月 7 日までとした。これで、合計 11 都府県に拡大された。同日、政府は、外国人の入国を全面的に停止する方針を固めた（NHK ニュース）。この緊急事態宣言の中、1 月 18 日、自民党の元国家公安委員長の松本純議員、大塚高司議員と田野瀬太道議員（文部科学副大臣）の 3 人は、銀座のクラブなどをハシゴ訪問して国民からの厳しい批判を浴びることになった。中国で海上警備にあたる中国海警局の船が停船命令などに従わない外国の船舶に武器の使用を認めることなどを盛り込んだ法律「海警法」が 2 月 1 日施行。中国海警局の船は沖縄県の尖閣諸島周辺で活動を活発化させていることから、専門家は日本も警戒が必要だと指摘している（NHK ニュース 2021 年 2 月 1 日）。東京五輪・パラリンピック大会組織委員会の森喜朗会長（83 歳）は、女性蔑視と受け取れる発言をした責任を取り、2021 年 2 月 12 日、辞任を表明した。

　同日、米国ファイザー社とドイツ BioNTech 社が 2020 年 12 月 18 日厚生労働省に製造販売承認申請をしていた、COVID-19 に対する mRNA ワクチン候補 BNT162b2 が、厚生労働省の薬事・食品衛生審議会の部会により、製造販売の承認を了承された。また同日、ファイザー社のベルギー工場で製造されたワクチンが、ANA 便で、成田空港に到着した。そして、14 日、田村厚生労働大臣は、国内で初めての新型コロナウイルスのワクチンとして、ファイザー社

と BioNTech 社のワクチンが正式に特例承認されたことを発表した。そして、医療従事者に対するワクチン接種が、2月17日から開始された。

　総務省幹部4人が菅義偉首相の長男が勤める放送関連会社「東北新社」から接待されていた問題で、総務省は22日、総務省出身の山田真貴子内閣広報官が総務審議官時代に同社から接待されていたと発表した。また、同社から接待された総務省職員は、山田氏以外に計12人に上り、そのうち、国家公務員倫理規程に違反したと判断した計11人について処分する方針とされた（朝日新聞デジタル 2021年2月22日）。

　明るいニュースも伝えられた。2021年3月8日、米国 CDC（疾病対策センター）は、ワクチンを接種した人のマスクの着用などに関する初めての指針を公表。接種した人どうしであれば、屋内でマスクなしで集まってもリスクは低いとする一方、公共の場所ではマスクの着用や距離の確保が必要だとしている（NHK ニュース 2021年3月9日）。日本経済新聞社と英フィナンシャル・タイムズが集計したコロナワクチンの接種回数は世界115カ国・地域で累計3億回を突破（日本経済新聞：3月9日更新データ）。接種開始国のうち、米国は9千万回、中国は5.2千万回、英国は2.3千万回、インドは2千万回、ブラジルは1千万回等で、28カ国で100万回を超えた。そして、日本は米国の約1300分の1にあたる7万回を超えた。北里大学特任教授の中山哲夫氏は、同日、CDC の新指針が出されたことに対して、NHK のニュースにて、「公衆衛生学的な手法に頼ることは重要なことになる。安心してマスクを外し、あっちこっち行って大丈夫かというとそうでもない」と、まだ、コロナ禍が続く社会に最低限の注意を喚起した。

　2021年3月5日に菅義偉首相は、各地域に発出中の緊急事態宣言の期限について、1都4県（東京、神奈川、千葉、埼玉）については2021年3月21日（日）まで期限延長するとの発表を行った。菅首相は、去る2月26日の発表において、6府県（愛知、岐阜、京都、大阪、兵庫、福岡）については2月28日（日）をもって、栃木県については2月8日（月）に 発出されていた緊急事態宣言を解除している。2021年3月19日、菅首相は東京、神奈川、千葉、埼玉の1都3県に発出されていた緊急事態宣言を2021年3月22日から解除すると発表した。

　2021年夏の東京五輪・パラリンピックの聖火リレーが3月25日、福島県

で始まった。東京五輪・パラリンピック大会組織委員会は、東日本大震災からの地域の復興を示すために、聖火リレーのスタート地点として福島を選んだ。ＮＨＫの世論調査によれば、五輪について延期もしくは中止を支持した人の割合は７７％にのぼっている（CNNニュース　2021年3月25日）。聖火リレー直前の23日、菅義偉首相は聖火リレー出発式典を欠席する意向を示し、「国会の日程などを総合的に勘案して、今回は出席を見合わせる」という理由であった。毎日新聞と社会調査研究センターは、東日本大震災の発生から2021年3月11日で丸10年を迎える岩手、宮城、福島の被災3県を対象に、2月27日に世論調査を実施した。「復興五輪」を掲げた東京オリンピック・パラリンピックの開催が「復興の後押しにはならない」と答えた人が61％に達し、「後押しになる」の24％を大きく上回った（毎日新聞　2021年3月1日）。平成25年（2013年）9月7日、ブエノスアイレスで行われた国際オリンピック委員会総会で行ったスピーチの中で、安倍首相は、「Some may have concerns about Fukushima. Let me assure you, the situation is under control.」と表明した。安倍晋三前首相が東京オリンピック・パラリンピックを勝ち取る際に世界に発信した「福島原発はコントロール下にある」との見解には10年後の今でも疑問が燻る中、さらに、新型コロナ変異株が猛威を振るい始めた中、世論を無視するかの如く、聖火リレーは開始された。

　4月4日、競泳の日本選手権、女子100メートルバタフライの決勝で白血病から競技に復帰した池江璃花子選手が57秒77で優勝し、東京オリンピックのメドレーリレーの派遣標準記録を突破し代表に内定した。池江選手は東京都出身の20歳。おととし2月に白血病と診断されて闘病のため競技を離れましたが、およそ10カ月の入院生活などをへて、2020年8月にレースに復帰した（NHKニュース　2021年4月4日）。がん患者以外にも闘病に苦しむ人への感動的な希望のメッセージを発信することになった。同日、「おしん」や「渡る世間は鬼ばかり」など、数多くのテレビドラマを手がけ、文化勲章を受章した脚本家の橋田壽賀子氏が、4月4日急性リンパ腫のため静岡県熱海市の自宅で亡くなった。95歳であった（NHKニュース　2021年4月5日）。

　4月5日、大阪・兵庫・宮城の3府県に「まん延防止等重点措置」が適用された。そして、4月6日、西村康稔経済再生担当相は、参議院内閣委員会で、感染状

況が悪化している地域として首都圏のほか、山形、京都、奈良、愛媛、沖縄を挙げ、感染者数の推移や病床のひっ迫度合いなどを踏まえ、必要に応じて「重点措置」の適用を検討する考えを示した（NHK ニュース　2021 年 4 月 6 日）。このように、新型コロナ変異株等の拡大感染が、新型コロナワクチン接種と並行する形で、第 4 波を予兆させた。4 月 12 日、東京、京都、沖縄が追加され、そして、4 月 20 日、神奈川、千葉、埼玉と愛知の 4 県でも、まん延防止等重点措置の対象となり、全国 10 都道府県となった。

　北朝鮮のオリンピック委員会が、今夏の東京五輪への不参加を決めた。北朝鮮での新型コロナ感染状況の情報も全くなく、その理由の詳細は明らかではない。

緊急事態宣言とまん延防止等重点措置の違い

緊急事態宣言		まん延防止等重点措置
都道府県	対象地域	都道府県知事が市区町村などに
「時短」「休業」とも可能	要請・命令	「時短のみ可能」
30 万円以下の過料	罰則	20 万円以下の過料

（出典：NHK ニュース　2021 年 4 月 1 日より）

　4 月 11 日、ゴルファー松山英樹氏が、日本男子初のメジャー制覇を達成した。米ジョージア州のオーガスタ・ナショナル GC で開催されたマスターズ・トーナメントでの勝利であった。松山氏にとって、10 度目の挑戦であった。

　4 月 14 日、ブリテッシュ・メディカル・ジャーナルに、英国 London 大学の Kazuki Shimizu 氏らは、今夏の東京オリンピック・パラリンピックの開催に関する再考を促す論説を掲載した（2001）。

　4 月 24 日時点での英国での COVID-19 感染者数 4,401,113 人、死亡者数 127,417 人、日本では、感染者数 556,999 人、死亡者数 9,854 人（WHO）。そして、ワクチン接種回数（4 月 18 日時点：WHO）は、英国で 43,084,487 回、日本では、1,853,729 回であった。ワクチン接種回数では、日本の約 23 倍の英国からの緊急提案であった。

　日本での限定的な検査能力とのろのろとしたワクチン接種展開は、政治的リーダーシップの欠如によるものである。日本の医療従事者及びハイリスク集団ですらワクチン接種が東京 2020 に間に合わない状況下である。そして、パラリンピック競技に関しては、公式的にはほとんど何も語られていない。このような状

況を踏まえて、今夏の東京オリンピック・パラリンピックの開催は再考をしなければならない。東京 2020 を日本国内の政治的及び経済的目的のために開催することは、しかも、科学的及び倫理的要請を無視しての開催は、日本の世界の公衆衛生及び人の安全に対するコミットメントに反するものである。このように日本政府の透明性と説明責任の欠如に対しての批判的な論調で、これは、あのトランプ前大統領が COVID-19 対策に対して、全米の科学界を全面的に敵に回した構図を彷彿とさせた。

　大阪府での新型コロナウイルスの感染拡大が止まらず、重症病床の使用率は実質的に 100%を超えており、医療体制が危機的な状態にあることを受けて、吉村洋文知事は、4 月 19 日、「3 度目」の緊急事態宣言発令を政府に要請する考えを示した。18 日、大阪府内では、過去最多となる新規感染者 1220 人を記録した。

　4 月 25 日、第 3 回目の緊急事態宣言が、東京、大阪、京都、兵庫の 4 都府県に発令された。大型連休明けの 5 月 11 日までとなった。酒類やカラオケを提供する飲食店や、1000 平方メートル以上の大型商業施設になどに休業を要請することになった。

　大阪市内で複数の料理店を営む一方、テレビ番組にも多数出演し、軽快なトークで人気を博してきた料理研究家の神田川俊郎さん(81 歳)が 4 月 25 日朝早く、亡くなった。神田川さんは、新型コロナウイルスに感染し、大阪市内の病院で治療を受けていた（NHK ニュース）。

緊急事態宣言の内容比較

	1回目	2回目	3回目
年	2020年	2021年	
期間	4月7日〜5月25日	1月8日〜3月21日	4月25日〜5月11日
日数	49日間	73日間	17日間
地域	東京など7都府県（4月16日から全国拡大）	首都圏4県（1月14日から7府県を追加）	東京、大阪、京都、兵庫の4都府県
飲食店	午後8時まで	午後8時まで	酒かカラオケの提供店は休業（その他は午後8時まで）
学校	休校要請	休校せず	休校せず

（出典：読売新聞 2021 年 4 月 24 日、一部抜粋）

　4 月 30 日、米国 Moderna 社の mRNA ワクチンが、ベルギーの空港から出発した日本航空便で、関西空港に到着した。ワクチンが入った保存用の専用のコンテナ 6 つが貨物室から降ろされた。政府は、5 月 21 日にも、Moderna 社のワクチンを緊急承認する方向で調整

に入った。本ワクチンに関しては、国内の臨床試験や流通を担当する武田薬品工業が、3月に厚生労働省に承認申請をしていた。日本は、2021年9月までに、5000万回分（2500万人分相当）の供給を受ける契約を結んでいる。

　東京オリンピック・パラリンピックの開催に関して、日本政府の必ず開催するとの言明に対して、海外の大手メディアから、反対の声が噴出し始めた。2021年5月5日の米国ワシントンポスト紙は、「どうして、ワクチン接種がかくも失敗したのか」との記事を配信した。

　日本はまだ今夏の東京オリンピック開催の計画であるが、世界のワクチン競争で、コロンビア、ラトビアそしてトルコに負けている。先進国の、ロジスティクス能力で有名であった国がOECD37カ国の最下位を走っている。5月4日、日本は、1.26億人の人口のうち、COVID-19死亡者は、1万人を超える程度であった。このことがワクチンの切迫性あるいは強固な検査プログラムを低下させた。2012年から2020年の8年間の間、安倍前首相は、経済を完全に再生させると公約したが、この日本の惨憺たるワクチン接種は、彼の公約の空虚さの最新の証拠に過ぎない。安倍前首相は、国際オリンピック委員会（IOC）の気を引こうとした2013年、東京を"信頼のできる人"と宣伝して勝ち取った。2020年のオリンピック招致で名乗りを上げたイスタンブールのトルコよりも、ワクチン接種ではるかに遅れている日本を見るのは何と皮肉なことか。日本人の80％が、「2021年は、歴史が厳しく判断するであろうが、巨大なスーパースプレッダーイベントのリスクを取る時期ではない」と思っている。そして、英国ブリティッシュ・メディカル・ジャーナルの論説（2021年4月14日）では、今夏の東京オリンピック・パラリンピックの開催は再考する必要があると警告していた。そして、同じく英国ガーディアン紙（2021年5月7日）は、「東京オリンピックはたった1つの理由で、変更できない」との記事を配信した。国際オリンピック委員会（IOC）の収入の4分の3は、4年毎に開催される夏期及び冬期オリンピックの2つのイベントに対するテレビ放映権からくる」と説明している。

　5月8日、森友問題で、自殺した元財務省近畿財務局職員・赤木俊夫さんが決裁文書改ざんの過程を記したとされる「赤木ファイル」。国はその存在をようやく認めた。法廷で全面開示し、真相を解明してほしい。妻の雅子さんが「夫は

改ざんの強制を苦に死を選んだ」と国と佐川宣寿元国税庁長官に損害賠償を求めた訴訟で、雅子さん側は 2020 年 3 月の提訴時、国側にファイルの提出を求めた。森友問題は、国有地が 8 億円も値引きされて学校法人森友学園に払い下げられたことが発覚して社会問題化した。後に財務省が公表した調査報告書によると、安倍晋三前首相が「私や妻が関係していたら首相も国会議員も辞める」と答弁した直後の 2017 年 2 月から、前首相の昭恵夫人らに関わる記述が文書から削除された（東京新聞 2021 年 5 月 8 日）。

　感染拡大が抑制されず、全国的に感染は広がっていった。それに伴い、緊急事態宣言も、東京、大阪、京都、兵庫、愛知、福岡の 6 都府県（5 月 31 日まで）に、北海道、岡山、広島の 3 道県（5 月 16 日から 31 日）も追加され、9 都道府県へと拡大された。5 月 23 日、5 月連休明けから感染者が急増した沖縄（5 月 23 日から 6 月 20 日）も追加され。先行している 9 都道府県の延長も模索し始めた。沖縄県で、新型コロナ 302 人の感染確認 2 日連続で過去最多を更新（NHK ニュース　2021 年 5 月 26 日）。

　2021 年 5 月 21 日、厚生労働省は、Pfizer-BioNTech 社の mRNA ワクチンに続き、さらに 2 種類の COVID-19 ワクチンの特例承認を行った。1 つは、英国 Oxford 大学が創製したウイルスベクターワクチンで、アストラゼネカ社の「バキスゼブリア筋注」（遺伝子組換えサルアデノウイルスベクターワクチン）。もう 1 つは、米国 Moderna 社が開発した武田薬品の「COVID-19 ワクチンモデルナ筋注」（コロナウイルス修飾ウリジン RNA ワクチン）である。そして、この特例承認を受けて、Moderna 社ワクチン（武田薬品製造販売）の自衛隊による大規模接種が東京と大阪で、2021 年 5 月 24 日から開始された。同日、米国 Johnson & Johnson 社は、COVID-19 ワクチン製造販売に関して、厚生労働省に承認申請した。同じく、24 日、米国務省は、日本への渡航警戒レベルを 4 段階で最高のレベル 4 に引き上げ、渡航の中止を米国民に勧告した。これに対して、丸川珠代五輪相は、夏の東京オリンピック・パラリンピックの開催に影響はないとの見方を示した。世界で最も権威ある医学界誌、米国ニューイングランド・ジャーナル・オブ・メディシン誌に、2021 年 5 月 25 日、米国マウントサイナイ医科大学の Annie Sparrow 氏ら 4 名の連名で、「オリンピック開催に関する IOC の決定は，最良の科学的証拠に基づいていない」とする内容

の記事（視点）が掲載された。IOC のプレイブックは、科学的に頑強なリスク評価に基づいていなく、ウイルス暴露がおこる経路、その暴露に寄与する要因、そして、どの参加者が一番高いリスクにあるのかが考慮できていない。2020年 11 月の米国大統領選挙が起こる前にも、これと全く同じ光景が米国でも見られた。政治と科学の見解の 180 度異なった視点である。米国では、トランプ前大統領の攻撃的な対応で、熱狂的な支持者をかなり多く引きつけ、国を二分したが、日本では、菅義偉首相のステレオタイプで表情のない言い方で、「開催の方針は変えていないが、当初の「コロナに打ち勝った証し」という表現は消え、「安全・安心な大会を実現」と繰り返された（毎日新聞 2021 年 5 月 11 日）」。7 割の国民が反対していたが、諦観的な態度に変わっていったように思えた。朝日新聞は、2021 年 5 月 26 日の社説で、「夏の東京五輪　中止の決断を首相に求める」との反対声明を、五輪のスポンサー企業にもかかわらず、公開した。

　5 月 28 日、9 都道府県に発出されていた緊急事態宣言に関して、6 月 20 日までの延長方針が政府の「基本的対処方針分科会」で了承された。新型ロナウイルス対策で出されている緊急事態宣言は北海道、東京、愛知、大阪、兵庫、京都、岡山、広島、福岡の 9 都道府県の期限が 5 月 31 日、沖縄は 6 月 20 日が期限となっていた（NHK ニュース 2021 年 5 月 28 日）。

　大阪では、患者の選別トリアージに入り、そして、沖縄では、医療崩壊に至り、10 万人あたり 125 人を超える感染者を超えた。6 月 1 日時点で、新型コロナ患者受け入れの医療機関（沖縄県）で、病床使用率が 90％を超えた。北海道では、新規感染者数が 317 人となり、ゴールデンウィークの影響が数値となって現れた。政府の分科会の尾身茂会長はとうとう堪忍袋の緒が切れたかの如く、菅義偉首相の「五輪はしっかり対応する」との強行作戦に対して、「今の状況でやるというのは普通ではない。このパンデミックで、そういう状況の中でやるということであれば、開催規模をできるだけ小さくして管理体制をできるだけ強化するというのはオリンピックを主催する人の義務だ」（NHK ニュース 2021 年 6 月 3 日）と悲痛の声をあげた。尾身会長にとっては、科学者としての晩節は汚したくないとの良心の呵責からの思いのように見えた。それに対して、菅首相は、「専門家の方々も感染対策をしっかりやるべきというご意見でしょうから、そういうことについてはしっかりと対応していきたい」と木で鼻をくくるような解釈をし

た。

　これほどまでに、開催強行の政府と世論とが全く乖離してしまった東京五輪開催を機に、本来のオリンピックの精神に戻り、開催地は、ギリシアに固定し、開催費用を最小限化し、しかも欧州の小国ギリシアの経済危機回復に対する効果も生まれる一石三鳥の案は、今後の緊急の検討課題と思われる。また、６月６日、19歳の笹生優花氏が、全米女子オープンゴルフで初優勝をした。

　政府の新型コロナウイルス感染症対策分科会の尾身茂会長ら専門家有志は６月18日、東京都内の日本記者クラブで会見し、東京五輪・パラリンピックの感染リスクについて「無観客が望ましい」とする提言の内容を説明した。尾身氏らは同日、政府と大会組織委に提言書を渡した（東京新聞2021年６月18日）。しかしながら、尾身会長らの願いは叶わず、政府、組織委、東京都、国際オリンピック委員会（IOC）、国際パラリンピック委員会（IPC）の代表者による５者協議が21日、オンラインで行われ、国内観客の上限を収容人数の50％以内で最大１万人とすることが決まった（毎日新聞2021年６月21日）。専門家の意見は完全に無視された内容での決定であった。新型コロナウイルス対策で、10都道府県に出されている緊急事態宣言について、政府は沖縄を除く９都道府県について期限の６月20日で解除し、このうち東京や大阪など７都道府県は、まん延防止等重点措置に移行することを決定した（NHKニュース）。

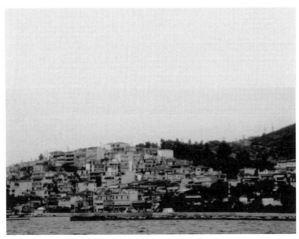

ギリシア北部のエーゲ海に面した都市テッサロニキ

第3章
パンデミック下の海外

　英国議会は、2020年12月30日、欧州連合との自由貿易協定（FTA）など、将来関係に関する合意の実施法案を可決した。英国は2020年1月末にEUを離脱したが、その後の移行期間を経て、英国とEUは、2020年12月31日（英国時間）から、合意に基づく新しい関係をスタートさせた（読売新聞2021年1月1日）。そして、英国のジョンソン首相は、2021年1月4日、ロンドンを含むイングランド地方全域でロックダウン措置を即時に始めると発表した。移動制限、学校閉鎖も含まれた。英国での感染者数は、年末から毎日5万人の感染者が出ていた。

　2021年1月6日午後、アメリカの連邦議会は、米大統領選の投票結果を認定するため上下両院合同会議を開いた。州ごとに選挙人団の投票を開票し、ジョー・バイデン次期大統領とカマラ・ハリス次期副大統領の勝利を最終認定する手続きが始まった。しかし審議が始まって間もなく、ドナルド・トランプ大統領の支持者たちが議事堂に大挙して押し寄せ、「トランプを支持する」などと唱えながら武器を手に議事堂内に侵入した。警察は、この騒動で女性1人が銃撃されて亡くなったと発表。さらに3人が「医療的な緊急事態」によって亡くなったとした（BBCニュース、2021年1月7日）。1月14日、米国大統領選の選挙人投票で、民主党のジョー・バイデン氏が過半数の306票を獲得して、当選が確定した。

　このような混乱の中、米首都ワシントンD.C.で2021年1月20日、大統領就任式が行われ、バイデン氏が第46代大統領に就任した。就任式は慣習通り、連邦議会議事堂の前に設けられた壇上で行われた。しかし、1月6日の議事堂襲撃に引き続き極右勢力などが式典を攻撃する可能性を警戒し、2万5000人以上の州兵が会場を警備する異例の式典となった。（BBCニュース2021年1月21日）。

　トランプ前大統領は、2020 年 10 月に新型コロナウイルスに感染入院して、Regeneron 社のカクテル抗体医薬の投与などで、奇跡的な回復をした。入院 3 日後には退院したが、科学会とは激しく対立し、有力な主要科学誌は、反トランプの主張を掲載した。これに対して、バイデン新大統領は、トランプ前政権とは全くことなる対応をした。

　就任式の翌日 21 日に、バイデン新大統領は、「COVID-19 対応及びパンデミック準備に対する国家戦略（2021 年 1 月 21 日）全 200 頁」を、発表している（3001）。

　100 年に 1 度のパンデミックで、昨年、米国で 40 万人が COVID-19 で死亡した。昨年から今日まで、連邦政府はこれらの悲しみに答えるべき活動の国家戦略を打ち立てられなかった。国民の信頼の回復と積極的、安全な、そして、効率的なワクチン接種キャンペーンとともに開始する包括的計画を示した。正直に本当のことを言えば、米国はまだ、パンデミックの暗黒の冬に中にいる。このパンデミックに打ち勝つことは、我々が今まで国家として直面した最も難しい運用上の課題の 1 つであると危機感を露に表現している。

　2020 年 1 月 9 日時点で、WHO は、コロナウイルス関連肺炎が 59 症例あったことを公表した。このちょうど 1 年後に、米国は、COVID-19 症例が 2,400 万人を超え、COVID-19 死亡者数は、40 万人を超えた。アメリカは、世界の人口の 4%であるのに、世界の COVID-19 全症例の 25%、COVID-19 全死亡者の 20%を占めている。

　本国家戦略は、アメリカに 100 年の中で最悪の公衆衛生危機から抜けだすガイドとなるロードマップを提供する。バイデン大統領が執務に当たった最初の 2 日間で発出した 12 件の最初の大統領権限の行使を含めた、COVID-19 パンデミックに対処する連邦政府全体に渡っての実効性のある計画の概略を示している。

　国家戦略は、7 つの目標に対して、体系化されている。

　1) アメリカ国民との信頼回復

　2) 安全で、有効な、そして包括的なワクチン接種キャンペーンの開始

　3) マスク着用、検査、データ、治療、医療従事者及び明確な公衆衛生標準を通した感染拡大の軽減

4) 緊急救助の迅速的拡大及び国防生産法の実施

5) 労働者を守りながらの学校、ビジネス、及び旅行の安全な再開

6) 最もリスクの高い人の防御と人種、民族、及び田舎 / 都市部全体に渡る公平性の展開

7) 世界における米国のリーダーシップの回復及び将来の脅威に対する優れた準備の構築

　この国家戦略を遂行するために、ホワイトハウスは、全ての連邦の部局及び機関にわたるパンデミック対応の協調に対する責任ある COVID-19 対応事務局を開設する。

　米国 CDC（疾病対策センター）は、新型コロナウイルスのワクチンの接種が進んでいるとして、接種が完了した人は自主隔離や検査なしに国内を旅行できるとする指針を、CDC のワレンスキー所長が 2021 年 4 月 2 日、記者会見で発表。

　4 月、新型コロナの変異株が猛威を振るっているブラジルでは、感染拡大が加速している。1 日あたりの死者は連日 3,000 人を超え、感染者が 10 万人を上回る日もでてきた。第 2 の都市リオデジャネイロでは医療崩壊が迫るが、ビーチは市民らでにぎわい、感染防止策は徹底されないままだ。ジャイル・ボルソナロ大統領は、自分自身も新型コロナに感染したが、「ただの風邪だ」と影響を軽視してきた（読売新聞 2021 年 4 月 3 日）。

　インドでは、インドのパラドックスと言われ、感染者数が抑制されていたが、新型コロナウイルスの二重変異株が、インドで確認された（英国 BBC ニュース、2021 年 3 月 25 日）。インドでは、24 日、新型コロナウイルス感染者数 47,262 人と、死者 275 人が新たに報告された。インド政府は、西部マハラシュトラ州で採取された検体で、2020 年 12 月に比べて、「L452R と E484Q の変異が見られるものの割合増加」が認められたと言っている。インドの各州は、夜間外出禁止や断続的なロックダウンなど、制限措置を再導入している。2021 年 4 月 26 日付けのウォール・ストリート・ジャーナル紙は、「インド［二重変異株］猛威、何がおきているのか」の記事を配信した。4 月 23 日には、新規感染者数が過去最高となり、インドの医療システムは機能マヒに陥る危険に直面している。感染が激増している都市の病院では酸素が不足し、患者を受け入れら

れない。インドでは多くの人がマスク着用などの安全対策をやめ、政府が大型の政治集会や宗教行事を許可していたため、感染再燃の下地が整っていたと科学者は指摘した。インド型の変異株は 13 の変異があるが、そのうち 2 つの変異が、他の変異株で別々に発見されたものと類似性があることから、二重変異と呼ばれている。この時点で、二重変異株は、21 カ国以上に広がっていた。

　4 月 28 日（日本時間 29 日午前）、米国バイデン大統領は、米連邦議会の上下院合同本会議で初めての施政方針演説を行った。「危機に直面した国家を引き継いでからまもなく 100 日になる。100 年に一度のパンデミック、大恐慌以来最悪の経済危機、南北戦争以来最悪の民主主義に対する攻撃といった危機に直面していた。今、100 日がたち、アメリカは再び動き出した。危険を可能性に、危機を機会に、挫折を力にする。われわれはともに経済対策『レスキュー・プラン』を成立させた。アメリカ史上、もっとも重要な救済策だ。われわれはすでに成果をあげている」と演説した（NHK ニュース 2021 年 4 月 29 日）。この中で、対中競争力を強化することを鮮明にした。

　2021 年 5 月 9 日、スペイン政府は、新型コロナウイルスの感染拡大を受けて昨年 10 月に発出した非常事態宣言を約半年ぶりに解除した。地域間の移動が原則自由となるが、パイス紙（電子版）によると、感染再拡大を懸念する一部自治州は、夜間外出禁止令などの独自規制を継続する方針（日本経済新聞 2021 年 5 月 10 日）。

　2021 年 5 月 24 日、ＣＮＮは、「英政府が最大級空母クイーン・エリザベスをインド太平洋地域に派遣する」との記事を配信した。クイーン・エリザベスを中心とする空母打撃群は米蘭の艦艇とともにアジア方面に向かうが、同空母にとっては初の本格的な航海となる。空母打撃群は、地中海やインド洋を抜けて、中国など各国が領有権を主張する南シナ海を通過し、フィリピン海へ向かう。政治的軍事的に世界と対峙することになった中国の包囲網の一環としての行動であった。

第4章
新型コロナウイルスの遺伝子構造及び感染メカニズム

　新型コロナウイルス SARS-CoV-2 は、第7番目のコロナウイルスであったが、その他にも2種類のコロナウイルスが、人に感染したとの研究結果を Science 誌（2021年5月20日）が紹介した（4001）。

コロナウイルスの分類

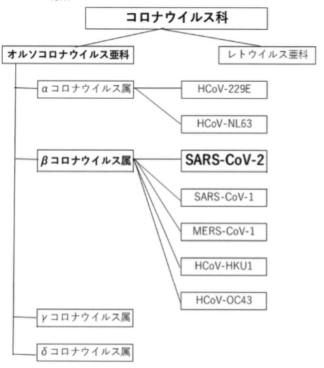

　数年前にマレーシアで肺炎入院した8人の子供が、イヌで検出されたコロナウイルスと類似の新規なコロナウイルスで感染したと、米国 Ohio 州立大学の

Anastasia N. Vlasova らが、2021 年 5 月 20 日に報告した（4002）。マレーシアで、2017 年から 2018 年の間に、肺炎で入院した 301 人の患者のうち 8 人（2.5%）の鼻咽頭スワブ検体でイヌのコロナウイルス RNA が検出された。ほとんどの患者は田舎に住んでいて、家畜や野生動物との頻繁な接触があった。ウイルスのゲノム配列解析により、新規なイヌ - ネコ組換え型アルファコロナウイルス（2 型遺伝子）であった。このキメラ遺伝子は、以前に同定された 2 種類のイヌのコロナウイルス、既知のネコのコロナウイルス、そして、ブタウイルス様のものからの 4 種類からなっていた。本報告は、イヌ様コロナウイルスが人で増殖することができることを示唆する初めての報告である。イヌの腫瘍細胞で増殖したが、ヒト細胞での報告はない。このキメラ遺伝子は、突然に出現したようには思えず、異なるコロナウイルス間で、時間とともに、遺伝子の入れ替えの繰り返しから生じたと思える。「今まで、3 種類のイヌコロナウイルスのサブタイプが簡単にネコ及びブタコロナウイルスと交じり合うことは知られていたが、さらに驚くべきことは、これらの動物ウイルスが実際にヒトで疾患を引き起こすことができることである」と Iowa 大学のウイルス学者、Stanley Perlman 氏は、述べている。コロナウイルスは、4 種類の属（アルファ、ベータ、ガンマそしてデルタ）に分かれる。ヒトに感染する、2 種類のアルファコロナウイルスは通常の風邪を引き起こすが、ほとんどの人は、子供のときに暴露している。このパターンから考えて、どうして、子供だけが、この新規のウイルスで病気になるかが説明されると思われる。もし、病原体であると確定されたならば、人に疾患を引き起こすことが知られているコロナウイルスの 8 番目のコロナウイルスになる。

　今まで、もっとも危険なヒトコロナウイルス、SARS-CoV-1、SARS-CoV-2 及び MERS-CoV は、ベータコロナウイルスであり、アルファコロナウイルスが人で重症疾患のアウトブレイクを引き起こすことはなかった。Florida 大学の John A. Lednicky らは、「ブタデルタコロナウイルスの病原性感染が、ハイチの子供の間で、独立的な人獣共通感染及び収斂進化を通して、出現したこと」を報告した（4003）。

　ブタデルタコロナウイルスは、デルタコロナウイルス属の一員で、このウイルスは、2012 年に香港で初めて報告され、その後、2014 年に米国で報告された。

2014年から2015年で、発熱のあった3人のハイチの子供からの血清に、ヒトに感染するブタデルタコロナウイルスが初めて検出された。この血清検体をサルの細胞に移したところ、ウイルスが増殖して。これらのウイルスは、遺伝子的に、既知のブタコロナウイルスに合致した。

デルタコロナウイルスはかつて鳥のみに感染すると思われていたが、2012年、デルタコロナウイルスが香港でブタに感染した。オハイオ州立大学のコロナウイルス学者、Linda Saif 氏は、「それは、鳴き鳥から飛び移ったように思える」と言っている。この同じウイルスは、2014年、米国で子豚に重大な致死的な下痢性のアウトブレイクを引き起こした。これ以降、ヒト、ブタ、及びニワトリ由来の細胞株に感染することが示されてきた。

あるウイルス学者は、この香港でのデルタコロナウイルスをパンデミックの脅威に分類した。ハイチのウイルスは、かなり異なっていて、ウイルス学者は、地元の子供と成人にそれに対する抗体検査をしたかった。「ヒトに感染する能力がもしあるならば、これもまたパンデミックの脅威に分類されるであろう」とSaif 氏は述べた。

また、ハイチでブタデルタコロナウイルスに感染した子供は軽症である。興味深いことは、ハイチは、SARS-CoV-2 感染が高いレベルにあるにもかかわらず、最初懸念されたよりも COVID-19 の重症化はより少ないように思えた。この理由として、SARS-CoV-2 以外のコロナウイルス株に対する既存の免疫があったためと考えられる。

4.1　遺伝子構造

4.1.1　SARS-CoV-2 遺伝子の人工合成

2019年12月に中国・武漢で SARS-CoV-2 が出現した時、当時のトランプ米国大統領は武漢ウイルス研究所から流出した可能性もあると指摘し、そのウイルスの起源に関して、WHO が調査を開始したが、その起源に関しては、未だ、解明されていない。このような中、大阪大学微生物病研究所の鳥居志保氏らは、2021年4月20日の英国科学雑誌 Cell Reports に、SARS-CoV-2 の人工合成の論文を発表した（4111）。

鳥居氏らは、迅速・簡便な新型コロナウイルス人工合成技術を開発した。大阪

大学ホームページには、概要が記されている。

1）これまでのコロナウイルスの人工合成は、複雑な遺伝子組操作技術と作製に数ヵ月間を要するという問題があったが、本方法ではわずか2週間で新型コロナウイルスを作製可能。

2）CPER（Circular Polymerase Extension Reaction）法を用いればウイルスの遺伝子改変も容易であることから、世界各地で次々と確認されている変異ウイルスに対しても迅速に対応し解析することが可能。

3）本技術で新型コロナウイルスを迅速に合成することで、感染機構や変異ウイルスの病原性の解析、そして治療法や予防法の開発の加速が期待される。

　具体的な手順は図示されているように、簡単かつ迅速に（2週間）で人工合成が可能である。

Step 1）PCR法にて、SARS-CoV-2遺伝子の各断片を増幅

Step 2）PCR法にて、ウイルス遺伝子全長をコードする環状DNAの合成

Step 3）細胞への環状DNAの導入

　本研究は、BSL3の実験室で行われている。BSLとは、バイオセーフティーレベル（biosafety level）の略号であるが、細菌・ウイルスなどの微生物・病

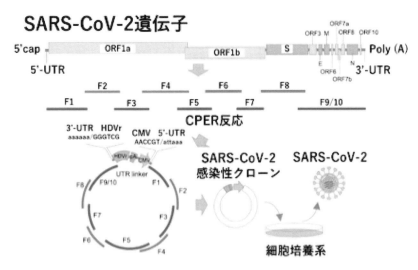

（出典：Cell reports誌ホームページ 1 Apr. 2021, doi:10.1016/j.celrep.2021.109014 より）

原体等を取り扱う実験室・施設の格付けで、BSL1から4まである。BSL4実験室は、毒性や感染性が最強クラスであるエボラウイルス、マールブルグウイルス、天然痘ウイルス等を扱う時に使用される。鳥インフルエンザウイルス、SARS、MERS、SARS-CoV-2、HIV等は、BSL3以上の実験室で，インフルエンザウイルス、コロナウイルス、アデノウイルス等はBSL2以上の実験室で行う。

　日本におけるBSL4施設としては、国立感染症研究所の村山庁舎（東京都武蔵村山市）に、感染症の診断を主な目的としたBSL-4施設がある。長崎大学もBSL4の研究施設の計画中である。

4.2　SARS-CoV-2変異株はどのようにして現れるのか？

　重度の免疫抑制状態のCOVID-19患者が、慢性的COVID-19となり、そして、ウイルス変異株の温床となる可能性が示唆された（4201）。

　2020年の夏、70歳代の英国男性が、アデンブルックズ病院に、COVID-19肺炎のため、入院した。1カ月以上前に、PCR検査陽性となってから、この病気を振り払うことができなかった。レムデシビルと回復者血漿を何度も投与したが、入院から9週間後に死亡した。入院中、ウイルス検査は陽性のままで、高いレベルのウイルス量を保持した。2012年に、この男性は、辺縁帯 B細胞リンパ腫と診断された。この血液がんは、その治療にともない、B細胞及びT細胞を一掃してしまい、そして、その男性は、重度の免疫抑制状態となった。

　ケンブリッジ大学の臨床微生物学教授のRavindra Guptaが、この患者の治療に関わることになった。Gupta氏らは、この男性の最初の鼻咽頭スワブ検体から始まり、23回の検体を採取して、そのSARS-CoV-2ゲノム配列を解析した結果をNature誌に（2021年2月5日）発表した（4202）。3カ月間もの長い間の治療に対して、ウイルスは進化し、適合するようになった。この間、この患者は、感染性をずっと保持し続けたように思えた。最初の57日間は、2コースのレムデシビル治療を行ったが、ウイルス集団の全体的な構造はほとんど変化しなかったが、回復者血漿治療の後、ウイルス集団の大規模なダイナミックな変化が起こり、S2サブユニットタンパク質にD796H置換とS1サブユニットタンパク質のN末端ドメインの欠失（ΔH69/ΔV70）を含むウイルス株

が優勢となった。

　このような症例研究がたくさん報告され、極度に弱くなった免疫システムをもつ患者の一部は、新型コロナウイルスを排除するのに、何カ月もかかっている。これらの患者は、平均よりもはるかに長い間、感染力をもっている可能性がある。彼らの長期間の感染と治療不足により、変異株が出現するための時間と進化圧を提供してしまうことになる。恐るべきは、これらの変化が、例えば、英国 B.1.1.7 変異株のような、より感染力の強いウイルスを産生することであり、そして、その産生される変異株が、B.1.351 や P.1 変異株に対して観察されたような、治療またはワクチンに抵抗性を示すことである。ピッツバーグ大学感染症部門長の John Mellors 氏は、「私たちは、真実を知る必要がある。このグループのウイルスこそ、感染伝播を支え、そして、ウイルスに対する新規なウイルスを生み出すことができるであろう」と述べた。Mellors 氏と Gupta 氏は、「世界中に蔓延している SARS-CoV-2 の懸念される変異株（VOC）は最初に免疫抑制状態の患者で生じた」と信じているウイルス学者である。Gupta 氏は、「これ以外に、このような変異株がどのようにして生じるのかを説明することができない。それは、慢性的感染の産物なのである」と述べた。

　米国 CDC は、多くの COVID-19 成人は、発症後 10 日で隔離を解除することができるが、重症者の一部は 20 日まで隔離する必要がある。COVID-19 で重度の免疫抑制状態の患者は、さらに長い間、感染性があるとの認識から、CDC は、今日では、

代表的変異株の名称

変異株	系列群	変異略称	別名
英国変異株	20I	501Y.V1	B.1.1.7
南アフリカ変異株	20H	501Y.V2	B.1.351
ブラジル変異株	P.1	501Y.V3	B.1.1.248
カリフォルニア変異株	20C	S:452R	B.1.429

「医師は、こられの患者の隔離をいつ解除するかに関しては、検査をベースにした戦略を用いることを考慮してはどうか」と言っている。

4.2.1　カリフォルニア変異株（イプシロン株）

　2020 年 10 月以来、米国南カリフォルニアで、COVID-19 の急激な増加が、起こった。10 月以前の南カリフォルニアの SARS-CoV-2 の多くの分離株は、パンデミックの初期に見られた欧州を経由して New York で出現したように見

えた系統群 20C から生じたものであった。それ以来、英国、南アフリカ及びブラジル変異株が全世界で検出されるようになった。

　米国・カリフォルニアのシダーズ サイナイ医療センター（CSMC）の Wenjuan Zhang らは、「南カリフォルニアでも新規な変異株が出現したこと」を、2021 年 2 月 11 日の JAMA 誌に報告した（4211）。　CSMC で、2020 年 11 月 22 日から 12 月 28 日までに採取した SARS-CoV-2 陽性検体を用いて、SARS-CoV-2 の配列解析を行った。

　CSMC の 2311 検体のうち、192 検体を選択し、そして、185 検体（入院患者 67 検体、外来患者 118 検体）で、NextStrain を用いた 1480 の代表的ゲノムとともに、系統樹解析を行った。結果として、2 つの主要なクラスターをもった系列が同定された。2 つのクラスターの小さいものは、20G 系列からのもので、検体の 22%（40/185）を占めた。大きなクラスター（36%、67/185）は、20C クラスターからの新規変異株であった。この新規変異株は、5 つの変異（ORF1a：I4205V、ORF1b：D1183Y、S：S13I：W152C：L452R）を持ち、CAL20C（20C ／ S:452R; ／ B.1.429）と名付けられた。

　本変異株は、2021 年 1 月 22 日時点で、カリフォルニア州で、35%（86/247）、南カリフォルニアで 44%（37/85）に達した。

　この変異株は、スパイクタンパク質の L452R 変異を持っているが、この変

図　南カリフォルニアでのカリフォルニア変異株（CAL.20C）の検出頻度（%）

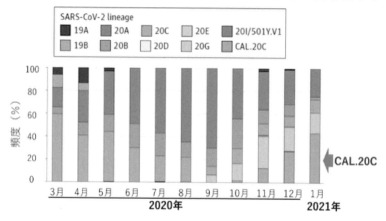

（出典：JAMA ホームページ February 11, 2021. doi:10.1001/jama.2021.1612 より）

異は、受容体結合ドメインの中にあり、スパイクタンパク質に対するモノクロー
ナル抗体のいくつかには耐性であることもわかっている。

4.2.2　英国変異株（アルファ株）

　米国コロンビア大学の Pengfei Wang らが、B.1.351 と B..1.1.7 変異株の
抗体抵抗性に関する論文を発表した（4221）。

　英国変異株 B.1.1.7（別名、501Y.V1）は、南東イングランドで 2020 年
9 月に初めて検出された。そして、英国で、恐らく、高い感染力のために、急速
に優勢な変異株となった。B.1.1.7 変異株は、D614 置換の他に、S タンパク
質に 8 つの変異を持っている。これらの変異は、S タンパク質の N 末端領域の
2 つの欠失（Δ H69/ Δ V70）を引き起こす変異、RBD（受容体結合ドメイ
ン）の N501Y 置換及びフリン切断部位近傍の P681H 置換を含んでいる。南
アフリカ変異株 B.1.351（別名、501Y.V2）は、2020 年末に、南アフリカ、
東ケープ州で初めて検出された。B.1.351 は、D614G 置換を引き起こす変異
に加えて、S タンパク質に 9 つの変異を持っている。S タンパク質の N 末端領
域に変異のクラスター（例えば、Δ 242―Δ 244 及び R246I）、RBD に 3
つの置換（K417N、E484K 及び N501Y）、そして、フリン切断部位近傍の
A701V 置換が含まれる。

　Moderna 社 mRNA-1273 ワクチンまたは Pfizer-BioNTech 社 BNT162b2
ワクチン接種を受けた人の血清を用いて、変異株に対する中和活性の評価を行っ
た。全体的には、B1.1.7 に対する中和活性は変化がなかったが、B.1.351 に
対しては有意に活性の低下が認められた。Moderna 社ワクチン接種者検体で、
12.4 倍の中和活性低下、Pfizer-BioNTech 社ワクチン接種者検体で、10.3
倍の低下であった。

　変異の観点から言えば、この SARS-CoV-2 ウイルスは、現行のウイルスス
パイクタンパク質に対する治療用及び予防用医薬を最終的には回避する方向に向
かっている。このウイルスの凶暴な感染拡大が続き、そして、さらにもっと重大
な変異が蓄積されるならば、そのときには、私たちがインフルエンザウイルス
に対して長らく対処してきているように、継続的に進化している SARS-CoV-2
を追跡し続けることになるかもしれない。感染伝播をできるだけ早く抑制させる

ためには、感染拡大軽減対策を 2 倍に強化し、そして、ワクチン接種の本格展開を迅速化することである。

4.2.3 南アフリカ変異株（ベータ株）

　南アフリカ変異株 501Y.V2（B.1.351 または 20H としても知られている）は、スパイクタンパク質に 8 つの変異を持ち、機能的に重要な RBD（受容体結合ドメイン）に 3 つの置換（K417N、E484K 及び N501Y）を持つ。この変異株は、ネルソン・マンデラ湾地域で、第 1 波の後に同定された。ゲノムデータから、この系列は、急速な拡大をし、そして、いくつかの地域でその他の系列を置き換えた。南アフリカ、クワズール・ナタール大学の Houriiyah Tegally らは、南アフリカでの変異株の検出に関する論文を発表した（4231）。

　SARS-CoV-2 流行の初期に、S タンパク質の D614G 置換が出現して、特に欧州及び北米で急速に拡大した。この変異株は、感染力が増加していた。より最近での流行は、S タンパク質の RBD に N439K 置換を持ったいくつかの系列が、独立的に、たぶん、一連の欧州諸国と米国で出現した。この変異は、モノクローナル抗体またはポリクローナル血清による中和からの逃避と相関している。

　南アフリカの第 2 波は、2020 年 10 月頃に始まった。国全体の推定有効再生産数は、2020 年 10 月末で、1 を超えた。7 月中旬での感染数のピークは、1 日当たり 13,000 人を越え、1 週間当たりの過剰な死亡者数は、ほぼ 7,000 人であった。本研究は、3 つの州（東ケープ州、西ケープ州及びクワズール・ナタール州）に焦点を当てて解析した。12 月初めに、3 つの州は、第 2 波に襲われた。

　空間経時的な系統樹解析によれば、501Y.V2 系列は、2020 年 8 月初めにネルソン・マンデラ湾で出現した。第 1 波の時、南アフリカで同定された主要な系列（B.1.1.54、B.1.1.56 及び C1）は、ただ 1 つの S タンパク質変異（D614G）を含むのみであった。

　501Y.V2 系列は、以前に流行していた変異株よりも約 50％高い感染力があり、RBD（K417N、E484K 及び N501Y）の 3 箇所に置換をもっている。N501Y 置換は、英国変異株 B.1.1.7 の系列で同定され、この変異は、感染力の増加に関連した。N501Y 置換は、ヒト ACE2 への結合親和性を高める。

E484K 置換もまたヒト ACE2 への結合親和性を増加させるかもしれない。そして、N501Y と E484K の組合せがその結合親和性をさらに高める。

　501Y.V2 の選択的優位性に関して、その他の理由として、再感染の原因となる免疫逃避である。ケープタウン市の一部の血清陽性率は、この地域での第 1 波の終わりの 2020 年 7 月と 8 月で、約 40％であった。東ケープ州は、ケープタウン市よりも第 1 波の時、感染はさらに酷かったので、集団免疫レベルまでの抗体陽性率であったと推測される。

　たくさんの変異を持っているこの系列は、宿主内進化を通して、出現した可能性がある。N501Y 置換に至る変異は、ウイルス増殖が 20 週間以上続いた米国の免疫抑制状態の COVID-19 患者に生じたいくつかの S タンパク質変異の 1 つである。南アフリカでは、世界でも HIV 流行が最大の国でもあるが、気がかりなことは、HIV 感染と関連して、長期間のウイルス増殖と宿主内進化の可能性である。但し、現時点では、HIV 感染が持続的な SARS-CoV-2 増殖と関連している証拠はない。しかしながら、この系列における多様性は、1 個人の 1 回の長期感染で説明できるものではない。なぜなら、この系列は、この系列を特長付ける主要な変異のサブセットをもった、循環している中間的な変異ウイルスを含んでいるからである。この系列の進化が、長期感染者における進化であるとするならば、複数の個々人を通して感染を伝播させる連鎖を引き起こす必要がある。さらに、抗原進化が、免疫抑制状態でない人においてでも、別の説明となるかもしれない。なぜなら、S タンパク質の個々の部位のいくつかは、世界中で選択圧を受けているように思われ、そして、同定された変異のいくつかは、世界中で独立的に出現し、そして循環している系列に一緒に検出されているからである。

4.2.4　ブラジル変異株（ガンマ株）

　ブラジル・マナウスでは、2020 年末に、SARS-CoV-2 の感染の再燃が起こった。2020 年 10 月には、累積発病率が 67％以上であることが示唆されたマナウスでは集団免疫が達成されたと思われていた。それにもかかわらずの再燃であった。マナウスでの以前の感染レベルでは、SARS-CoV-2 感染伝播の急速な再燃を防止するには明らか不十分ではなかった。ブラジル・サンパウロ大学の Nuno Faria、Ester Sabino らは、ブラジル・マナウスでの P.1 SARS-CoV-2

系列のゲノミクスと疫学に関する報告をした（4241）。

　2020 年 10 月から 2021 年 1 月の間、マナウスで採取した検体のゲノム解析から、P.1 系列は、17 箇所の変異を持ち、スパイクタンパク質に 10 箇所の変異があるが、そのうちの 3 つの変異（K417T、E484K 及び N501Y）が重要である。K417T は、S タンパク質の 417 番目のアミノ酸が K（リジン）から T（スレオニン）、E484K は、484 番目のアミノ酸が E（グルタミン酸）から K（リジン）、そして、N501Y は、501 番目のアミノ酸が N（アスパラギン）から Y（チロシン）に変化した変異。これらの 3 つの変異により、ヒト ACE2 受容体との結合性が増加する。分子時計解析から、P.1 出現は、2020 年 11 月中旬（高い発病率が報告されていた時期）ごろに、おこった。ゲノムと移動度データを統合したモデル解析から、P.1 変異株は、感染力が、約 1.7 倍から 2.4 倍、そして、以前に非 P.1 ウイルスに感染している場合、その感染者の P.1 ウイルス株感染に対する防御能は、54%から 79%であることがわかった。

　P.1 変異株はブラジル全体に拡大して、36 カ国以上で検出されている（2021 年 5 月）。

4.2.5　インド変異株（デルタ株）

　英国 Nature 誌（2021 年 5 月 11 日）に、ライターの Gayathri Vaidyanathan 氏が、インドでの変異株の感染拡大に関する記事を配信した（4251）。

　インドで、2021 年 5 月 9 日、SARS-CoV-2 新規感染者数がほぼ 40 万人（一日当たり）を超え、累積感染者数は 2200 万人以上となった。

　B.1.617 変異株は、インドで、最初発見されたが、わずか 2、3 週間で、インド全土で、優勢株となった。そして、英国、フィジーそしてシンガポールを含めて約 40 カ国に拡大した。2, 3 週間前には、英国変異株 B.1.1.7 が、デーリーとパンジャブ州で優勢であり、新規変異株 B.1.618 が西ベンガル、B.1.617 がマハーラーシュトラで優勢であった。その後、西ベンガルで、B.1.617 が B.1.618 に取って代わり、多くの州で、トップに躍り出て、そして、デーリーで急速に増加した。WHO は、5 月 10 日、B.1.617 を VOC（Variants of

Concern; 懸念される変異株) に分類した。5 月 7 日、英国政府は、B.1.617.2 サブタイプを VOC と公表した。英国では、B.1.617.2 の感染者数が、202 人から 1 週間で 520 人に増加した。

　B.1.617 は、インドで、2020 年 10 月に、2，3 の検体で初めて検出された。2021 年 1 月末には、マハーラーシュトラで増加し始めて、2 月中旬には、そこでの症例の 60％を占めるまでになった。マハーラーシュトラ州プネーにある国立ウイルス研究所（NIV）は、B.1.617 は、ウイルスの S タンパク質に 8 つの変異を同定した。これらの 2 つは、他の VOC がより感染力を増すことになった変異に類似していて、そして、3 番目の変異は、P.1 変異株が部分的に免疫逃避を可能にさせたかもしれない変異に似ている。ドイツの研究者によると、B.1.617 は、実験室でのヒト小腸及び肺細胞に侵入するとき、以前の変異株よりもやや優れている。また、動物実験では、小スケールではあるが、この変異株は、より重症化させることが示唆された。NIV のウイルス学者、Pragya Yadav 氏は、B.1.617 で感染させたハムスターは、他の変異株で感染させたハムスターよりも、それらの肺で、炎症がより多く観察されたことを報告した。英国ケンブリッジ大学のウイルス学者、Ravindra Gupta 氏は、「このドイツの研究は、B.1.617 が COVID-19 疾患を引き起こす可能性を高めたことを示している。そして、ヒトでの重症化に関する研究が必要である」と述べた。

　Gupta 氏自身の研究室からは、「抗体が、他の変異株に比べて、このインド変異株に対しては幾分有効性が低下する」とのデータが示された。Pfizer-BioNTech 社ワクチン接種を 1 回受けた 9 人からの血清を用いて検討を行った。「ワクチン接種を受けた人の血清中の中和抗体は、B.1.617 変異株のいくつかの変異に対して約 80％中和能力が落ちるが、ワクチン接種が役に立たないということではない」と言っている。さらに、アストラゼネカ社のインド版ワクチン Covishield を接種したデリーの医療従事者の一部で再感染が起こった。ほとんどのケースが B.1.617 に関連していた。

　また、ドイツのチームは、SARS-CoV-2 感染歴のある 15 人の血清を検査したところ、それらの血清中の抗体が、B.1.617 変異株に対しては、約 67％活性が低くなったことを明らかにした。

　血清を用いた実験は、必ずしも、変異株が実社会でワクチンから免疫逃避する

ことができるかどうかの優良な指針ではない。ワクチンは、大量の抗体産生を誘導するので、その抗体の能力の低下は重要ではないのかもしれない。さらに、免疫システムの他のパーツである例えば T 細胞は、影響を受けていない可能性もある。

　例えば、B.1.351 南アフリカ変異株は、試験管内の評価で、中和抗体力価がはるかに急激に低下しているが、ヒトでの研究で、多くのワクチンは、この変異株に対して極めて有効であり、特に、重症化予防に関しては、極めて有効である。「これらの理由から、ワクチンは、B.1.617 に対して有効であり、重症化を予防するように思える」と Yadav 氏は述べている。

　それにもかかわらず、「インドでの症例数の急上昇と状況を見ていると、国際的に重大な懸念事項ではある。そして、この変異株は今や注意深く見守る必要がある 1 つである」と、英国で B.1.617.2 が VOC と宣言された後、英国バーミンガム大学の微生物遺伝子学者 Nick Loman 氏は、述べた。

4.3　第 3 の侵入経路

4.3.1　可溶型 ACE2

　SARS-CoV-2 ウイルスがヒト細胞に侵入する際、ACE2 受容体に結合して侵入することが明らかにされてきた。そして、第 2 の経路として、ニューロピリン 1 の関与も報告された（本シリーズ Part2）。ニューロピリン (NRP1) は分子量約 130kDa の膜貫通型タンパク質であり、VEGF-A の受容体として血管内皮細胞に発現している物質。そして、今回、香港大学から、驚くべき第 3 の経路があることが報告された。香港大学の Man Lung Yeung らは、「可溶型 ACE2 を介した SARS-CoV-2 の細胞侵入がレニン－アンジオテンシン系を利用して起こる」ことを発見した（4411）。

　呼吸器系ウイルスである SARS-CoV-2 は、実質的に肺疾患を引き起こす。心臓及び腎臓合併症のような多くの肺外疾患が COVID-19 患者の死亡リスクを増加させることも報告されている。SARS-CoV-2 感染に関する宿主側因子は、SARS-CoV-2 感染を研究するための感染感受性の高いヒト細胞株が無いために、あまり、知られていなかった。

　アンジオテンシン変換酵素である ACE2 は、SARS-CoV-2 に対する宿主

側の受容体であるが、レニンーアンジオテンシン系（RAS：血圧調節機構）の
重要な調節因子としても機能する。RAS で調節機能を果たすために、細胞内
ACE2（cACE2）は、最初、細胞表面に輸送される必要がある。そして、その
表面で、宿主のタンパク質分解酵素で切断され、血漿中に酵素的に活性な可溶
型（soluble）ACE2（sACE2）を遊離する。この sACE2 は、SARS-CoV-2
と相互作用する完全な部位を保持しているので、SARS-CoV-2 と結合すること
ができる。ACE2 の放出は、COVID-19 感染に影響を受けて、調節経路によっ
て誘導される。そして、sACE2 濃度が全身性炎症のレベルと相関するらしい
こともわかった。しかしながら、今までの研究は、SARS-CoV-2 病変における
cACE2 の機能に焦点が当てられ、循環している sACE2 のウイルス侵入に対す
る影響はほとんど知られていなかった。

　SARS-CoV-2 の組織指向性は、cACE2 の発現パターンのみでは、完全には
説明できない。大部分の細胞感受性研究は cACE2 の mRNA レベルにのみに基
づいており、タンパク質発現レベルの研究は限定的であった。ヒト組織におけ
る SARS-CoV-2 の指向性の最近の研究では、多くの組織で ACE2 の mRNA
とタンパク質発現の間の不一致が観察された。わずかな割合の肺細胞のみが、
cACE2 の検出可能な発現レベルであった。即ち、肺が感染の主要な部位であ
るとの共通認識とは対照的な結果であった。恐らく、SARS-CoV-2 と結合でき
る循環している sACE2 が細胞外部分で SARS-CoV-2 と相互作用し、複合体
を形成して、感染に影響を及ぼすのかもしれない。本研究では、SARS-CoV-2
に対して非常に感受性の高い腎臓由来細胞株 HK-2 の同定をし、そして、こ
の HK-2 細胞を用いて、全ゲノムでの RNAi スクリーニングを行い、SARS-
CoV-2 感染に必要なウイルス依存性因子の同定に成功した。RNAi（RNA
interference; RNA 干渉）とは、二本鎖 RNA と相補的な配列を持つ mRNA が
特異的に分解される現象。

　ウイルス依存性因子の経路解析により、有意に影響をうけた生物学的経路の
約 70%が、心疾患に関連していた。最も影響を受けた経路は心不整脈に関連し
ていて、この疾患は、しばしば、SARS-CoV-2 感染患者、特に、重篤症例で観
察される。さらに、３つの腎疾患関連経路も同定された。SARS-CoV-2 患者の
死亡者の腎臓バイオプシーの 75%以上でコロナウイルス様粒子の報告もなされ

た。豊富なウイルス依存性因子の経路解析から、最大の影響を受けた分子経路として バソプレシン関連経路を同定した。バソプレシンは、幹細胞の心筋細胞への分化を誘導して、心筋ホメオスタシスを促進することがわかっていた。それは、血圧を制御できるアルギニンバソプレシン（AVP）に転換することにより、体液の調性を調節することもできる。腎臓及び心臓のホメオスタシスを維持する調節的役割のために、バソプレシン及びアルギニンバソプレシンの無調節な発現もまた腎不全及び心血管系疾患の展開に直接的にリンクしている。

　sACE2 とバソプレシンは、SARS-CoV-2 感染において、重要な役割を果たしているが、SARS-CoV-2 の受容体としての ACE2 は、RAS を介して、血圧のホメオスタシスの維持のために、バソプレシンの血漿中への遊離を制御する重要な調節因子の 1 つとして作用している。RAS で調節的役割を果たすため、ACE2 の組織結合フォーム（cACE2）は、プロテアーゼにより放出されて、産生された sACE2 が循環系に入ることができる。sACE2 は、SARS-CoV-2 に対する結合部位を保持しているので、sACE2 による SARS-CoV-2 の隔離が、cACE2 の発現が少ない組織の細胞侵入を可能にさせているかもしれない。実際、試験管内実験で、内因性の sACE2 が細胞外部分で SARS-CoV-2 の S タンパク質と相互作用できることが示された。結果として形成される sACE2-S 複合体は、AT1 細胞表面受容体を介して、受容体介在エンドサイトーシスで細胞に

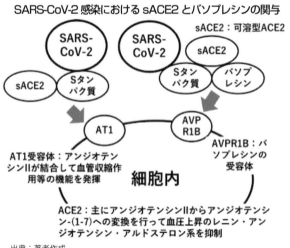

SARS-CoV-2 感染における sACE2 とバソプレシンの関与

出典：著者作成

侵入できる。さらに、SARS-CoV-2 の S タンパク質は、バソプレシンと相互作用して、sACE2-S- バソプレシン複合体を形成し、その複合体が、もう 1 つのバソプレシン受容体 AVPR1B を介して、細胞侵入を容易にしていることも見いだした。

　sACE2 発現は、SARS-CoV-2 に対する細胞株の感受性に寄与している。全ての検討した HK 細胞株以外の細胞株において、SARS-CoV-2 の感染性は低いかほとんどなかった。HK-2 細胞とは対照的に、SARS-CoV-2 は、293T 細胞株（どちらもヒト腎臓由来の細胞株である）では効率的に増殖することはできない。この異なった感受性は、sACE2 レベルの差異と関係しているかもしれない。高い感受性を有する HK-2 細胞は、cACE2 と sACE2 の両方とも、強い発現をしている一方、cACE2 のみが検出される HepG2 と 293 細胞株で示されるように、cACE2 のみの発現では、細胞が SARS-CoV-2 に感受性を持たないことも明らかとなった。対照的に、sACE2 のみの発現をしている Caco-2 及び Calu3 細胞株では、SARS-CoV-2 感染をサポートすることができた。また、細胞株に、組換え型 sACE2 を添加すると、用量依存的に SARS-CoV-2 の感染性が増強されることもわかった。これらの結果から、SARS-CoV-2 感染における sACE2 の重要な役割が明らかとなった。

4.3.2　CD147（別名、バシジン Basigin）は受容体なのか否か？

　ACE2 は、SARS-CoV-2 に対するヒト宿主の受容体であり、肝臓、胚、胃、腎臓、回腸と大腸で発現しているが、発現レベルに関して、特に肺ではむしろ低い。CD147 は、免疫グロブリンスーパーファミリーの膜貫通型糖タンパク質で、腫瘍の増殖、マラリア原虫の侵入、及び細菌性とウイルス性感染に関与している分子である。

　中国・西安の第 4 軍事医科大学の Ke Wang らは、宿主細胞の CD147 分子と SARS-CoV-2 のスパイクタンパク質との相互作用を発見して、「CD147 分子が SARS-CoV-2 感染の新規な経路であること」を報告した（4421）。細胞株を用いた実験で、CD147 が SARS-CoV-2 のスパイクタンパク質と相互作用することを明らかにした。そして、COVID-19 患者の肺細胞を用いて、2 種類のタンパク質の共在の検討をした結果、1）CD147 分子とスパイクタン

パク質、2）ACE2 分子とスパイクタンパク質の共在が、肺細胞で観察されたが、CD147 と ACE2 の共在は観察されなかった。

　その後、直ぐに、この知見と全く異なる論文も発表された。

　英国 Wellcome Sanger 研究所の Jarrod Shilts らは、2021 年 1 月 11 日、「バシジン／ CD147 が直接的な SARS-CoV-2 スパイクタンパク質の受容体である証拠はない」との報告をした（4422）。

　Shilts らは、SARS-CoV-2 スパイクタンパク質とヒトバシジンとの間の相互作用の正当性を立証しようとした。種々の方法を用いたが、結果的に、その直接的な相互作用を支持する証拠を得ることはできなかった。

　1）SARS-CoV-2 スパイクタンパク質の組換え型は、ヒト細胞表面で発現しているバシジンと相互作用しなかった。

　2）ヒト肺上皮細胞表面から CRISPR/Cas9 システムでバシジンを除去しても、それらの細胞の SARS-CoV-2 感染に対する感受性に変化はなかった。
など、実験を行ったが、SARS-CoV-2 スパイクタンパク質とバシジンの相互作用を示す結果は得られなかった。

　このように、CD147 分子が、SARS-CoV-2 ウイルスの受容体であるかどうかの更なる検討が必要となった。

第 5 章

新型コロナウイルスの性質

5.1 SARS-CoV-2 のエアロゾル感染

　2021 年 5 月 7 日、米国 CDC（疾病予防管理センター）は、SARS-CoV-2 の感染伝播に関するガイダンスを改訂した（5101）。

　SARS-CoV-2 感染の様態は、1）ウイルスの吸入、2）暴露された粘膜上へのウイルスの沈着、そして、3）ウイルスで汚染された手で粘膜に接触すること、である。今回の改訂で、感染がどのようにして起こるかに関しては変更されたけれども、ウイルス感染の予防法は変更されていない。CDC が推奨するすべての予防対策は、これらの感染形態に対しても有効である。これらの経緯を MedPage Today 誌（2021 年 5 月 13 日配信）に、Amanda D'Ambrosio が纏めている（5102）。

　この CDC のガイダンスで、「エアロゾルの吸入が COVID-19 感染拡大する 1 つの様態である」ことを認めた。感染者が 6 フィート（1.8m）以上離れていても、エアロゾルは、移動して、他の人に感染させる能力を持っている。同様な変更が WHO でもなされたが、CDC ガイダンスは、SARS-CoV-2 感染伝播の 3 つの主要な経路があることを認めた。1）肺への吸入、2）小滴の顔面への沈着、あるいは、3）媒介物として知られる感染表面への接触による経路である。

　「今回の改訂で、最も重要な側面の 1 つは、最終的に、あいまいな "濃厚接触「Close-contact」" なる言葉を削除したことである」と米国 Denver 大学のエアロゾル及び生体エアロゾルの専門家である Alex Huffman が述べている。"濃厚接触" は、人と人との間の距離を言い、感染の形態ではない。「改訂前のガイダンスでは、吸入が短距離及び長距離の両方でも生じることを区別しなかったので、明確ではなかった」と述べている。

5.2 SARS-CoV-2 の特徴

5.2.1 SARS-CoV-2 スパイクタンパク質

　SARS-CoV-2 は、30kb のウイルス RNA ゲノムを持ち、スパイクタンパク質（S）、エンベロープタンパク質（E）、膜タンパク質（M）及び核カプシドタンパク質（N）の４種類の重要な構造タンパク質もコードされている。SARS-CoV-2 は、同じ β コロナウイルス属である、主に小児が冬季にかかる風邪の原因ウイルスである HCoV-OC43（同 OC43）及び HCoV-HKU1（同 HKU1）とは遺伝子的に顕著な違いがある。N タンパク質はウイルス粒子の中で、もっともたくさん存在するタンパク質で、その主要な役割は、ウイルス RNA ゲノムをリボ核酸タンパク質複合体の中にパッケージさせる働きをする。SARS-CoV-2 N タンパク質は、アミノ酸レベルで、OC43 及び HKU-1 と約 35％の相同性である。コロナウイルスの感染は、この N タンパク質に対する強力な抗体応答を誘導するけれども、これらの抗体は、中和活性をもたない。他のコロナウイルスと同様に、SARS-CoV-2 ウイルスが宿主細胞に侵入するときは、ウイルス表面上に突き出した形態で３量体を形成する S タンパク質で仲介されている。S タンパク質は、宿主細胞受容体を認識する S1 サブユニット（A、B、C及びD ドメインと分割される）と感染を開始するためのウイルスと細胞膜の融合を促進する S2 サブユニットから構成されている。SARS-CoV-2 S のドメイン B（いわゆる、受容体結合ドメイン、RBD）は、宿主細胞への侵入時に役目を果たす ACE2 に結合する。

図　スパイクタンパク質の構造（SARS-CoV-2 [2019-nCoV] と SARS-CoV）

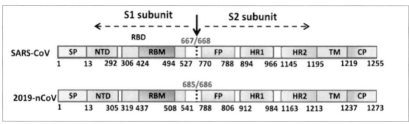

（略号：SP、シグナルペプチド;NTD、N 末端領域；RBD、受容体結合ドメイン；RBM、受容体結合モチーフ；FP、融合ペプチド；HR、ヘプタッドリピート；TM、膜貫通領域；CP、細胞質領域）
（出典：Cell Mol Immunol ホームページ　11 Feb 2020　doi.org/10.1038/s41423-020-0374-2 より）

　中和抗体の主要な標的が、S タンパク質で、治療薬及びワクチンのデザイン時のターゲットとなる。4 つの季節性コロナウイルス（OC43、HKU1、229E 及び NL63）の 1 つによる再感染は、最初の感染から 12 ヵ月後にはしばしば観察され、そして、抗体力価の実質的な減少は、感染後 6 ヵ月もすると観察される。

5.2.2　SARS-CoV-2 感染患者の回復者血漿中の抗体

　スイスの Vir Biotechnology 社の Luca Piccoli らは、SARS-CoV-2 の S タンパク質の RBD 上の中和抗体が作用する部位に関する検討を行った（5221）。2020 年の 3 月から 7 月の間、イタリア、スイス及び米国の 647 人の SARS-CoV-2 感染者（入院、有症状及び無症状患者）から、1078 検体を採取して解析した。要約すると、1）SARS-CoV-2 RBD が免疫優勢で、血清中の中和活性の 90％を占めていた、2）RBD 抗体は半減期が約 50 日で低下したが、それらの親和性は増加した、そして、3）ACE2 結合サイトが SARS-CoV-2 ポリクローナル中和抗体応答で優勢であった。

5.2.3 変異株

　WHO は、変異株の名称に国名が使用されていることに懸念を示し、ギリシア文字で置き換えることにした（2021 年 5 月 31 日）。本書では、従来使用されていた表記は変更していない。

　SARS-CoV-2 ウイルスに感染した患者は、何ヵ月も持続的な中和抗体を産生して、その中和抗体が SARS-CoV-2 ウイルスの再感染を防御する主役であると考えられている。

　多くのワクチン開発は、SARS-CoV-2 の S タンパク質に対する抗体（及び T 細胞）応答を誘導することを目指してきた。この S タンパク質配列として、初期の武漢株由来のものが使用されて、組換えタンパク質、不活化ウイルス、RNA 及びウイルスベクター技術を用いたワクチン開発が行われてきた。Moderna 社及び Pfizer 社 -BioNTech 社の mRNA ワクチン、AstraZeneka-Oxford のチンパンジーアデノウイルスベクターワクチン、Novavax 社の組換え S タンパク質、そして、Johnson & Johnson 社のアデノウイルスベクターワクチン等が開発されてきた。

SARS-CoV-2 の変異株

WHO 名	Pango 系列	GISAID クレード/系列	Nextstrain	最初の検体記録日	指定日
Alpha	B.1.1.7	GRY (以前 GR/501Y.V1)	20I/S:501Y.V1	英国	2020/12/18
Beta	B.1.351	GH/501Y.V2	20H/S:501Y.V2	南アフリカ	2020/12/18
Gamma	P.1	GR/501Y.V3	20J/S:501Y.V3	ブラジル	2021/1/11
Delta	B.1.617.2	G/452R.V3	21A/S:478K	インド	VOI: 2021/4/4 VOC: 2021/5/11
Epsilon	B.1.427 /B.1.429	GH/452R.V1	20C/S.452R	米国 2020年3月	2021/3/5
Zeta	P.2	GR	20B/S.484K	ブラジル 2020年4月	2021/3/17
Eta	B.1.525	G/484K.V3	20A/S484K	多くの国 2020年12月	2021/3/17
Theta	P.3	GR	20B/S:265C	フィリピン 2021年1月	2021/3/24
Iota	B.1.526	GH	20C/S:484K	米国 2020年11月	2021/3/24
Kappa	B.1.617.1	G/452R.V3	21A/S:154K	インド 2020年10月	2021/4/4

（出典：WHO ホームページ　https://www.who.int/en/activities/tracking-SARS-CoV-2-variants/ より）

　ワクチンや治療薬の開発の陰で、SARS-CoV-2 の種々の変異株が世界中で出現し始めた。英国の B.1.1.7 変異株（最初、2020 年 10 月に英国で検出）、南アフリカの B.1.351 変異株（最初、2020 年 10 月に南アフリカで検出）、ブラジルの P.1 変異株（最初、2020 年 12 月にブラジルで検出）、そして、米国南カリフォルニアの 20C/S：452R 変異株などである。これらの変異株は、S タンパク質に複数の変異を持っており、B.1.1.7 で 9 箇所、B.1.351 で 10 箇所、そして、P.1 で 12 箇所の変異を持っている。特に、S タンパク質の RBD の変異が非常に懸念のある変異である。RBD が ACE2 受容体と相互作用する表面は、RBD の先端にある比較的小さな 25 アミノ酸配列部分である。ウイルスが付着する場合、この部分が重要な役割を果たすので、多くの中和抗体の結合部位でもある。RBD と ACE2 との相互作用を阻害することが、SARS-CoV-2 感染からの自然及びワクチン誘導防御における重要な役割を果たすと考

えられている。

　ACE2 結合表面は、いくつかの中和抗体で阻止されるので、ウイルスにとっ
ては、ある程度、アキレス腱となっている。しかしながら、その部分は非常に小
さいので、わずかな変化でも中和抗体を取り払ってしまい、そして、ウイルス増
殖を封じ込めるべき自然またはワクチンで獲得された免疫能力を減少させること
ができる。すなわち、免疫逃避の脅威となる。

　SARS-CoV-2 変異株は、RBD の ACE2 と相互作用する表面における変異を
獲得した。英国変異株 B.1.1.7 は、N501Y、南アフリカ変異株 B.1.351 は、
K417N、E484K 及び N501Y、ブラジル変異株 P.1 は、N501Y 変異を獲
得している。これら 3 種類の変異株は英国変異株 B.1.1.7 で観察されたように、
感染力の増加にリンクしているように思える。

5.2.3.1　英国変異株とワクチン

1) 英国変異株 B.1.1.7 の感染性の推定

　英国ロンドン大学衛生・熱帯医学大学院の Nicholas G. Davies らは、英国
変異株 B.1.1.7 の感染性の推定を行った（52311）。

　英国変異株、VOC202012/01（B.1.1.7 系列）は、2020 年 11 月に、
南東イングランドで出現して、急速に世界中に拡大した。種々の統計的及び動
的モデリングアプローチ法を使用して、この変異株の推定再生産数は、従来の
変異株よりも、43 ～ 90%（95% CI、38 ～ 130%）高かった。複数の行
動及び疫学データを統計的動的モデリングと組合せることにより、B.1.1.7 は、
COVID-19 の大規模な感染の再燃に至ることが示された。さらなる懸念事項と
して、B.1.1.7 変異株は、世界的に拡大して、デンマーク、スイス及び米国で
同様な感染力の増加（59 ～ 74%）を示している。

　2020 年 12 月、Variant of Concern 202012/01（B.1.1.7、VOC
202012/01）変異株が南東イングランドで出現した。この変異株は、2020
年 11 月の英国でのロックダウン中に発生率が増加した。この変異株への懸念か
ら、英国政府は、2020 年 12 月 20 日、この地域にさらに強力な制限を強き、
2021 年 1 月 5 日には、3 度目の全国的なロックダウンを課した。2021 年
2 月 15 日時点で、B.1.1.7 は、イングランドでの新規 SARS-CoV-2 感染の

約 95％を占めた。そして、少なくとも、82 カ国で同定された。

　B.1.1.7 は、17 箇所の変異（14 箇所は、非同義突然変異、3 箇所は欠失変異）で定義され、そのうちの 8 箇所は、SARS-CoV-2 がヒト細胞に付着し、そして、侵入する過程を仲介する S タンパク質にある。少なくとも、3 つの変異がウイルス感染に影響を与える可能性がある。N501Y 変異は、RBD 中の重要な、ヒト ACE2 受容体と接触するアミノ酸残基で、その受容体へのウイルス結合親和性を高める。P681H 変異は、S タンパク質のフリン切断部位に非常に近接していて、感染及び感染伝播に対して重要な領域である。S タンパク質のΔ H69／Δ V70 欠失は、SARS-CoV-2 の複数の独立的な系列で出現し、免疫不全患者において免疫逃避にリンクしていて、試験管内試験でのウイルス感染性を高めている。この欠失は、いくつかの市販の検査キットでこの S タンパク質を検出できない原因ともなっている。

　COVID-19 症例の中で B.1.1.7 の検出割合は、全てのイングランドの領域で急速に増加している。このイングランドでの拡散の説明としては、"創始者効果"がある。即ち、ある地域で、より多くの社会的交流の結果として、より高いレベルの感染伝播があれば、これらの地域内でより多く拡散している変異株が、全体として、より多く普通に見られることになる。

　しかしながら、2020 年 9 月から 12 月までの Google 移動度及び社会的接触調査データで調べた限り、高い B.1.1.7 検出割合と低い B.1.1.7 検出割合の地域の間での実質的な差異はなかった。従って、2020 年後半における人の接触率と感染伝播の見かけ上の分断は、B.1.1.7 の感染伝播性の特性が変化したことを示唆しているのかもしれない。

　B.1.1.7 の増殖有利性を定量化するために、COVID-19 Genomics UK (COG-UK) データを用いた一連の多項ロジスティック回帰分析を行った。B.1.1.7 の増殖率は、＋ 0.104/ 日（以前に優勢であった B.1.177 に比べて）と推計され、この値は、世代時間を 5.5 日と仮定すると、再生産数 R が 77%（73 ～ 81%）増加したことに相当する。他の国のデータを使用しても同様な値が得られ、B.1.1.7 に対する R は他の系列に比べて、デンマークでは、55%（45 ～ 66%）、スイスでは、74%（66 ～ 82%）、そして、米国では 59%（56 ～ 63%）高く推計された。

　結論として、本研究により、B.1.1.7 変異株が今までの変異株よりも実質的により早く拡散しているのは、B.1.1.7 変異株が、より短い世代時間または免疫逃避だけの理由よりも、全体的により高い感染伝播力を持っていることにより説明できることが示唆された。

2) 日本（変異株）

　2021 年 3 月 1 日、神戸市は、久本喜造市長が、臨時会見を開き、「神戸市における変異株サーベイランスの状況」に関して説明した（52312）。

　英国変異株が、2021 年 2 月 12 日から 18 日の間で、検査数に占める英国変異株の割合が 15.2%という高い数値が発表された。そして、4 月 8 日のプレスリリースでは、3 月 22 日から 28 日の州で、割合は、69.7%まで上昇した。また、東京都では、5 月 3 日から 9 日のスクリーニング検査で、感染の約 75%が感染力が強い変異株「Ｎ５０１Ｙ」の感染者だった。

5.2.3.2　南アフリカ変異株とワクチン

　英国 Oxford 大学の Daming Zhou らは、南アフリカ変異株 B.1.351 の免疫逃避に関する報告をした（52321）。

　B.1.351 変異株は、武漢株に比べて、10 箇所の変化を有している。L18F、D80A、D215G、L242-244 欠失、R246I、K417N、E484K、N501Y、D614G 及び A701V である（52322）。

　Zhou らは、英国での SARS-CoV-2 感染の第 1 波の期間に感染者患者のコホートから血漿を採取した。これらの検体は、B.1.1.7 が出現する前、2020 年 6 月に感染した後 4 〜 9 週後に、採取した（n=34 検体）。同様に、B.1.1.7 に感染した患者の血漿も採取した。

　初期の SARS-CoV-2 武漢株関連株である Victoria 株（オーストラリア）に対する中和活性力価を、B.1.351 と比較した。検定方法は、フォーカス減少中和活性検査（FRNT）を用いた。その結果、初期の回復者血漿に対して、B.1.351 に対する中和活性力価は、Victoria 株に比べて、平均で 13.3 倍（p ＜ 0.0001）減少した。

　B.1.1.7 感染患者の回復者血漿（n=13）を用いて評価した結果、全体として、

図　回復者血漿による Victoria ウイルスと B.1.351 ウイルスの中和活性）

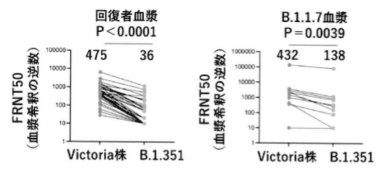

（出典：Cell, 23 Feb. 2021, doi:10.1016/j.cell.2021.02.037 より）

中和活性力価は、Victoria 株に対して B.1.351 株では、3.1 倍減少した。

　Pfizer-BioNTech ワクチン BNT162b2 または Oxford-AstraZeneca AZD1222 ワクチンで接種を受けた人から取得した血清を用いて、Victoria 株と B.1.351 株に対する中和活性力価を比較検討した。Pfizer-BioNTech に対しては、接種を受けた医療従事者 (n=25 人) の血清は、2 回目の接種から 4 〜 17 日後に採取。AstraZeneca ワクチンでは、検体（n=25 人）は、投与間隔が 8 〜 14 週間で、2 回目の接種を受けてから 14 日または 28 日後に取得した。

　その結果、Pfizer-BioNTech ワクチン血清に対しては、B.1.351 に対する幾何学的平均中和力価は、Victoria 株に比べて、7.6 倍低かった（p =＜ 0.0001）。

図　回復者血漿による Victoria ウイルスと B.1.351 ウイルスの中和活性

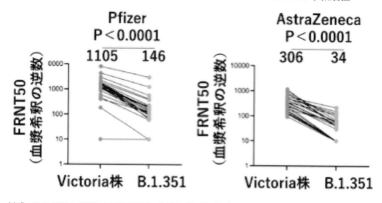

（出典：Cell, 23 Feb. 2021. doi:10.1016/j.cell.2021.02.037 より）

Oxford-AstraZeneca ワクチン血清に対しては、B.1.351 の幾何学的平均中和力価は、ビクトリア株に比べて、9 倍低かった（p ＜ 0.0001）。

　Pfizer-BioNTech ワクチン血清は、Oxford-AstraZeneca ワクチンよりも、Victoria 株に対して、3.6 倍高い中和活性力価を誘導した（p= ＜ 0.0001）。全体的な中和活性力価の減少は、ほぼ同様で、それぞれ、7.6 倍及び 9 倍であった。

　英国 B.1.1.7、南アフリカ B.1.351 及びブラジル P.1 で検出された N501Y と B.1.351 と P.1 で検出された E484K 変異は、特に、重要な懸念すべき変異である。これらの変異は、B.1.1.7 に対して、その RBD の ACE2 対する親和性を 2.7 倍、B.1.351 に対しては、19 倍、増強させる。この結果は、E484K と N501Y 変異を持つウイルスは感染力を増加させたように思えた観察結果とも一致している。

　また、Novavax ワクチンは、従来の SARS-CoV-2 株に対しては、95.6%、英国 B.1.1.7 に対しては、85.6% の有効性を示したが、南アフリカ（感染の 92.6% が B.1.351 によると推定）では、有効性は、60% に減少した。南アフリカでの Novavax の臨床試験のデータでは、試験の登録時に参加者の約 3 分の 1 が抗体陽転であったが、本試験のプラセボ群では、血清陰性ボランティアと血清陽転ボランティアでの感染率の差異は無かった（3.9% vs 3.9%）。このことは、以前の SARS-CoV-2 暴露による獲得された防御能は、B.1.351 感染に対してほとんどその効果がないことを意味している。Johnson & Johnson の単回投与ワクチンは、中等度及び重症症状を防止する有効性が 72% であったが、南アフリカでは、57 に減少した。また、症例数は、少ないが、Oxford-AstraZeneca ワクチンの B.1.351 感染に対する有効性は実質的に失われた（軽度から中等度疾患に対しては、10.6% の有効性）。

　結論として、多くの変異株が出現してきたために、現行のワクチンが感染に対して長期の防御能を提供できるのかどうかに関する信頼は確かに揺らいできた。新規変異株に対する抗体応答が感染を防御できないとしても、重症化を軽減できるかもしれない。そして、S タンパク質に対する T 細胞応答は、変異的変化により、破壊されないかもしれないので、下気道への拡散を限定的にして、重症化を防御できるかもしれない。

5.2.3.3　ブラジル変異株とワクチン

ドイツ霊長類センターの Markus Hoffmann らは、SARS-CoV-2 変異株 B.1.351 と B.1.1.248（P.1）が、治療用抗体及び感染及びワクチン接種によって誘導された抗体から逃避するとの論文を、査読前ではあるが、発表した（52331）.

　Hoffmann らは、英国変異株（B.1.1.7）、南アフリカ変異株 B.1.351 とブラジル変異株 B.1.1.248（別名、P.1）の S タンパク質が、ヒト細胞株に安定した侵入を仲介して、その侵入は、可溶性 ACE2（sACE2）、TMPRSS2 に対するプロテアーゼ阻害剤及び膜融合阻害剤により阻害されることを明らかにした。これとは対照的に、COVID-19 治療用として EUA（緊急使用許可）を取得したモノクローナル抗体は、部分的または完全に、南アフリカ及びブラジル変異株の S タンパク質によって引き起こされる侵入を阻止することができなかった。同様に、これらの変異株は、回復者血漿及び Pfizer-BioNTech のワクチン BNT162b2 で接種された人からの血清により効率的には阻害されなかった。これらの結果から、SARS-CoV-2 は、中和抗体による阻害を逃避できることが示唆された。

　BNT162b2 ワクチン接種者の血清（n = 15 人）を用いて、各変異株に対する中和活性の評価を行った。その結果、全ての血清は、武漢株の S タンパク質を利用した細胞への侵入を効率的に阻止し、そして、英国変異株の S タンパク質を利用した侵入に対する阻止能はわずかばかり減少した。対照的に、血清

図　各変異株の S タンパク質の回復者血漿及び BNT162b2 ワクチン接種者の血清への影響

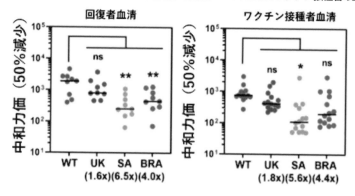

（出典：bioRxiv February 11, 2021. doi: https://doi.org/10.1101/2021.02.11.430787 より）

15 検体中 12 検体において、南アフリカ及びブラジル変異株の S タンパク質を利用した侵入に対する阻止能は、著しく減少した。

　これらの結果は、回復者血漿で観察された結果と同様で、回復者血漿及びワクチン接種者血清の両方とも、特に、南アフリカ及びブラジル変異株に対する中和活性が著しく減少したことが明らかとなった。

5.2.3.4　カリフォルニア変異株とワクチン

　「California コロナウイルス株は、もっと感染性が高く、そして、致死的かもしれない」との表題で、米国 Science 誌のライター Meredith Wadman がカリフォルニア変異株に関して説明している（52341）。

　カリフォルニアの新規変異株は、California 大学サンフランシスコ校（UCSF）によれば、2020 年 9 月には、0％であったが、2021 年 1 月末には、50％以上に増大した（52342）。「この変異株は、感染性がさらに高く、重症化と関連していて、さらに、少なくとも特に中和抗体に対して抵抗性を示しているようなので、非常に気になる株である」と UCSF の感染症医かつ遺伝子配列の専門家の Charles Chiu は述べている。彼らは、2020 年 9 月 1 日から 2021 年 1 月 29 日の間、California の 44 の郡の患者から得たウイルス検体のゲノム 2172 個の配列を解析し、新規変異株を同定し、B.1.427 及び B.1.429 と命名した。これらの変異は別の命名法では、20C/L452R と呼ばれる。UCSF クリニックまたは医療センターで治療を受けた 324 人の COVID-19 患者の治療歴を調べた結果、この変異を持っている患者は、ICU 入院する可能性が 4.8 倍高く、死亡する可能性が 11 倍高かった。さらに感染性を増加させているデータもあり、この変異株で感染を受けた患者の鼻で、約 2 倍のウイルス量を持っていた。さらに、B.1.429 は、抗体の有効性へも影響を及ぼした。この変異株に対する COVID-19 から回復した血液の中和抗体の効果が、従来のコロナウイルスに比べて、4 倍低下し、そして、Pfizer-BioNTech 社や Moderna 社ワクチン接種を受けた人の血液の抗体の効果も、2 倍低下した。さらに、この変異株は、より悪い予後にも関連しているかも知れないとの患者データもある。

　その他の変異に加えて、B.1.427 及び B.1.429 は S タンパク質の中に、2 つの同一の変異を持っている。それらの変異の中の 1 つが、L452R と呼ばれ

61

る変異であるが、Sタンパク質とその受容体タンパク質との相互作用を安定化させると考えられている。これらの3つの変異は、英国、南アフリカ及びブラジル変異株では見つかっていない。

California 変異株の変異箇所は、米国 Cedars-Sinai メディカルセンター（CSMC）の Wenjuan Zhang らから、報告された（52343）。

2020年11月22日から12月28日の間、CSMC で採取した SARS-CoV-2 陽性検体2311検体のうち、192検体を選び、そのうち、185検体の系統樹解析を、NextStrain データベースの代表的1480ゲノムとともに、行った。その結果、2つの主要なクラスターの系統樹が同定され、そのうち、小さい方のクラスターは20C系統からきていて、検体の22%（40/185）を占めた。大きい方のクラスター（36%、67/185）は、クラスター20C由来の新規な変異株を含んでいる。その変異は、5つの変異（ORF1a：I4205V、ORF1b：D1183Y、S：S13I；W152C；452R）であり、CAL.20C（20C/S：452R；B.1.429）と名付けた。

SARS-CoV-2のSタンパク質の受容体 ACE2 結合インターフェースのL452R変異の獲得により、SARS-CoV-2変異株が大規模な感染拡大に引き金となることが、米国 Washington 大学の Veronika Tchesnokova らにより、査読前の論文で紹介された（52344）。

前述したように、L452R変異は、他の主要な3つの変異株では検出されなかった新規の変異部位であるが、L452R変異のみが、SARS-CoV-2に対する優位な適合価値をもっていて、この変異に対するポジティブな選択は、特に、最近強くなり、恐らく、封じ込め対策または集団免疫の増加に対するウイルスの適合を反映していることを意味している。L452R の機能的影響に関しては、詳細にまだ評価されてはいないが、ロイシン-452は、ACE2受容体と直接結合するインターフェースの中の RBD の授与体結合モチーフの中に位置している。そのロイシンLのアルギニンRへの置換は、受容体へのより強い結合と中和抗体からの逃避となることが予測される。

5.2.3.5　インド変異株

インドでの SARS-CoV-2 感染の第2波が勢いを増している。米国 Science

誌にライターの Jon Cohen 氏が、2021 年 5 月 7 日、インドの感染状況を解
説した（52351）。

　2021 年 2 月初め、感染症例数が 1 日あたり 1 万件を下回り、政治的リー
ダーは、大集会を開催し、マスクが多くの混雑した場所でまれに見られるばかり
となった。しかしながら、3 月末に始まった破滅的な感染の波が、インドは集団
免疫に近づいているのであろうとの示唆が嘘であることがはっきりとした。2,
3 週間後には、たったの 1 日で、感染症例数が 40 万件に跳ね上がった。今ま
で、インドの COVID-19 死亡率は少なく、"インドのパラドックス" と言われ
ていた。カナダ・トロント大学の疫学者、Prabhat Jha 氏は、「インドのパラドッ
クスは全く困惑させるものである。この説明として、死亡者の過小推定、人口構
成の効果（若い集団が圧倒的に多い）、そして、インドの気候からくる豊富なビ
タミン D のような環境的要因が挙げられていた。しかしながら、今や、病院は、
COVID-19 患者のための酸素が不足し、火葬場が対処不可能と成り、そして、
メディアによる意図的に少なめの死亡者数見積もりの発表があり、インドのパラ
ドックスは消失寸前である」と述べた。

　インドの第 1 波は、2020 年 6 月から 11 月であったが、感染症例数は、1
日当たり 1 万件を超えることはなかった。2020 年 3 月の報告では、10 万人
あたりの COVID-19 死亡者数は約 41 人であった。インドの人口の 10％を占
める 2 つの南の州（Andhra Pradesh と Tamil Nadu）での 2020 年春と夏
の感染者数と死亡者数の報告では、75 歳以上の高齢者の死亡は全体の死亡数の
17.9％で、米国の 58.1％に比べると劇的に低い数値であった。

　インドの最新の統計である 2011 年のデータでは、人口の 45％が 19 歳以
下の若者で、65 歳以上はわずか 4.8％である。

　インド型変異株に関して、英国 Nature 誌（2021 年 5 月 24 日）に、
David Adam 氏がその感染力の強さについて述べている（52352）。

　B.1.617 インド型変異株は、2020 年末に、インドで初めて報告された。そ
の後、米国、シンガポール、そして英国などに感染拡大した。その変異株のサ
ブタイプとして、B.1.617 オリジナル株（B.1.617.1）、B.1.617.2 そして
B.1.617.3 が同定された。

　B.1.617.2 サブタイプ株は、L452R と T478K の変異を持っていて、両方

とも、感染性の増加にリンクしている。英国では、B.1.617.2 インド型変異株が、B.1.1.7 英国変異株に置き換わっている。2021 年 5 月 18 日時点では、感染の 50%が、B.1.617.2 であると、ベルギーの Leuven カトリック大学の Tom Wenseleers 氏は述べている。B.1.617.2 感染数は、B.1.1.7 感染数よりも 1 日あたり 13%も早く増えていると思われると述べた。5 月 12 日に公表された報告では、B.1.167.2 は、B.1.1.7 よりも、感染力は 50%高い可能性がある。

　北西イングランドでの 2021 年 5 月中旬の予備的なデータでは、B.1.617.2 感染による COVID-19 で入院した 18 人のうち 5 人が 1 回のワクチン接種を受けていた。1 人だけが、2 回のワクチン接種を受けていた。これとは別のデータでは、北西イングランドの B.1.617.2 変異株の感染のクラスターが最初、ワクチン接種を受けていないティーンエイジャーで起こり、30 歳代と 40 歳代、そして、50 歳代に感染が拡大した。50 歳代は、2 回のワクチン接種を受けていたと思われるが、感染率はより低い値であった。B.1.617.2 で同定された L452R と T478K の変異は、感染力の増加同様にワクチン逃避にリンクしている。しかしながら、B.1.617.1 は、484Q 変異を持っていて、ワクチン逃避にさらに強力に相関している。この変異は、B.1.617.2 には見つかっていない。但し、いかなる B.1.617 変異株のサブタイプにも、重症化の増加との関連性はないと思われる。5 月 23 日のイングランド公衆衛生局のデータでは、Pfizer-BioNTech 社及びアストラゼネカ社ワクチンは両方とも 2 回の接種後、B.1.617.2 に対しては有効であると示唆された。

5.3　COVID-19 患者の特徴

5.3.1　性差

　COVID-19 の重症化及び死亡率が、男性の方が女性よりも高いことが報告されてきた。

　世界的には、COVID-19 の死亡者数の約 60%は男性で、England の 1700 万人成人のコホート研究では、男性と COVID-19 死亡リスクとの間には強い相関関係が見られた（ハザード比、1.59；95% CI、1.53 ～ 1.65）。

　従来の研究でも、性別が、感染の予後に多大なる影響を与えることが報告されてきた。例えば、A 型肝炎や結核の罹患率は、男性の方が女性よりも顕著により

高い。C 型肝炎ウイルス及び HIV（ヒト免疫不全ウイルス）の患者では、男性の方が、ウイルス量が著しく多い。対照的に、女性は、ワクチンに対してより強固な免疫応答を誘導する。これらの知見を総合的に考えると、感染性因子の制御において、女性の方がより強固な能力があることが示唆される。SARS-CoV-2 が、「男性が女性に比べより重症化をなぜ起こすか」に関しては、まだ、知られていない。この疑問に答えるべく、米国 Yale 大学の岩崎明子氏らは、COVID-19 中等症患者のウイルス量、血漿中サイトカインレベル、及び血液細胞の表現型に関する性差の検討を行った（5311）。

　Yale-New Haven 病院に 2020 年 3 月 18 日から 5 月 9 日の間に入院して、RT-PCR で SARS-CoV-2 陽性と確定された患者を対象とした。

　結論として、1）いくつかの重要な炎症性生得免疫ケモカイン及びサイトカイン、例えば、IL-8、IL-18（ベースライン）や CCL5（経時的解析）が、男性患者でより高いレベルであった。2）ベースライン時に、より強固な T 細胞応答が、男性患者よりも女性患者で見られた。特に、活性化 CD8 陽性 T 細胞が女性患者のみで、有意に増加した。

5.3.2　COVID-19 と他疾患による死亡率の比較

　COVID-19 による死亡者数が、他の死亡の主要要因と比較した場合、年齢層別でどのようになるのか？米国バージニア・コモンウェルス大学の Steve Woolf らは、COVID-19 による死亡者数とその他の疾患等による死亡者数との比較を米国 CDC のデータを用いて行った（5321）。

　COVID-19 の死亡率は、2020 年 3 月から 10 月までのデータ、他の疾患等の死亡率は、2018 年 3 月から 10 月までのデータを用いて解析した。

　COVID-19 による 100 万人あたりの死亡率は、45 歳から 84 歳までの人では、第 3 位、85 歳以上では、第 2 位となっている。45 歳以上成人では、COVID-19 による死亡が、下気道疾患、交通事故、薬物過剰摂取、自殺または殺人による死亡よりも、より多いように思える。これと対照的に、45 歳以下の人では、薬物過量摂取、自殺、交通事故、がん、殺人のような死亡が、COVID-19 よりも、多かった。

表　年齢層別100万人あたりの死亡率

年齢	COVID-19	心疾患	悪性腫瘍	慢性下気道疾患	故意ではない死亡		意図的死亡		幼児死亡の主要原因		
					交通事故	偶発的薬物過量摂取	自殺	殺人	先天性異常	短い妊娠期間	突然死
<1	7.4	51.6	8.6	2.9	15.5	1.6	0.0	46.7	773.7	682.2	603.4
1-4歳	1.0	4.8	13.1	2.0	17.5	0.3	0.0	15.6	15.9		
5-14歳	1.0	2.7	13.5	2.0	14.6	0.4	9.4	4.7	6.4		
15-24歳	9.9	13.8	20.9	2.8	108.3	66.1	97.0	72.1	5.5		
25-34歳	38.6	52.1	53.7	4.2	113.2	220.7	110.9	78.8	6.4		
35-44歳	109.9	169.1	172.0	10.1	93.8	234.0	128.1	54.7	7.2		
45-54歳	294.8	509.7	597.5	56.1	100.7	208.2	140.3	33.9	11.2		
55-64歳	683.3	1239.8	1802.4	285.8	105.0	161.2	139.8	23.7	17.8		
65-74歳	1574.6	2516.9	3702.0	809.9	99.2	50.8	114.1	15.7	13.4		
75-84歳	3832.4	6478.5	6845.7	2117.3	129.9	16.0	129.6	13.2	14.9		
≧85歳	10699.7	24530.2	10442.4	4278.4	139.1	14.7	133.4	13.3	31.2		
全体	698.8	1287.7	1219.8	307.5	89.2	122.3	102.3	39.0	19.4		

＊COVID-19 の死亡率：2020 年 3 月～10 月
＊その他の死亡率：2018 年 3 月～10 月
(出典：JAMA ホームページ　December 17, 2020. doi:10.1001/jama.2020.24865 より)

5.3.3　COVID-19 重症化を防ぐ遺伝子（ネアンデルタール人）

　ドイツ・Max Planck 進化人類学研究所の Hugo Zeberg, と Svante Pääbo は、「COVID-19 の重症化の予防に関連したゲノム領域をネアンデルタール人から引継いだ」との論文を発表した（5331）。

　旧人類から現生人類に与えられたいくつかの遺伝子変異は、免疫に関与することが明らかにされてきた。特に、自然免疫に関わる遺伝子を含んだいくつかの座位での変異は、ネアンデルタール人及びデニソワ人から由来した。例えば、Toll 様受容体（TLR：動物の細胞表面にある受容体タンパク質で、種々の病原体を感知して自然免疫を作動させる機能がある）遺伝子変異である。この遺伝子変異は、胃がんの原因とも言われているヘリコバクター・ピロリ菌に対する感受性やアレルギーに対するリスクを減少させる。さらに、RNA ウイルスと相互作用するタンパク質が、ネアンデルタール人から遺伝子移入された DNA 領域でコードされていることも示されてきた。RNA ウイルスは、SARS-CoV-2 も RNA ウイルスの 1 種であるが、人において多くの適合イベントを生じさせていたのかもしれない。

　最近、3 番染色体上のある領域のハプロタイプが、SARS-CoV-2 の重篤化に関連していることが示されたが（本シリーズ Part2）。Zeberg らは、2,244 人の重篤 COVID-19 患者と対照者の遺伝子を解析して、3 番染色体上のリスク

図　相同染色体遺伝子の概念図

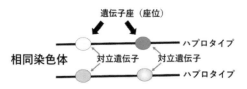

相同染色体：生物において父方および母方から由来した形態
　　　　　　　の相等しい一対の染色体
座位（遺伝子座）：染色体やゲノムにおける遺伝子の位置
対立遺伝子（アレル）：接合体で対をなしている遺伝子
ハプロタイプ：二倍体生物の場合、ハプロタイプは各遺伝子
　　　　　　　座位にある対立遺伝子のいずれか一方の組合せ

出典：著者作成

座位以外に、6 番、12 番、19 番そして 21 番染色体にある 7 つの座位をリスク座位として同定した。これらの座位の 1 つで、SARS-CoV-2 感染で重篤化するリスクの軽減に関連したハプロタイプがネアンデルタール人から由来していることが明らかとなった。

5.3.3.1 推定機能変異

　COVID-19 重篤化を予防する 12 番染色体上のネアンデルタール人ハプロタイプは、3 種類の遺伝子 OAS1、OAS2 及び OAS3 の一部または全部を含んでいる。OAS は、オリゴアデニ酸合成酵素をコードしていて、これらの酵素は、インターフェロンによる誘導及び 2 本鎖 RNA による活性化を受ける。これらの酵素は、短鎖のポリアデニ酸を産生して、そして、リボヌクレアーゼ L を活性化して、細胞内の 2 本鎖 RNA を分解し、ウイルス感染細胞内の他の抗ウイルスメカニズムを活性化する。

　結論として、12 番染色体上のネアンデルタール人ハプロタイプは、SARS-CoV-2 パンデミックでの重症化に対して予防的である。このハプロタイプは、ユーラシアとアメリカで、時折、50％を超える頻度で存在している。祖先のネアンデルタール人の OAS 座位の変異は、ユーラシア中で、現生人類に有利に作用した。この変異は、特にネアンデルタール人ハプロタイプが少なくとも 3 種の RNA ウイルス（西ナイルウイルス、C 型肝炎ウイルス、SARS）に対して防御的であったことから考えて、恐らく、RNA ウイルスを含む 1 つまたは多くの流行病のために、有利であった。ネアンデルタール人 OAS ハプロタイプは現生人類において正の選択圧下にあったことが推測された。驚くべきことに、現生人類の OAS ハプロタイプでコードされる OAS1 タンパク質は、ネアンデルタール人ハプロタイプでコードされるものよりも、酵素活性がより低く、アフリカで

は、OAS1 座位の機能喪失変異が霊長類の間で何度も生じたため、ある時点で、有利であったのかもしれない。このことは、OAS1 活性の維持は、生物体にとって、負担のかかるもであったことを示唆している。現生人類が、アフリカ以外で、新規な RNA ウイルスに遭遇した時は、ネアンデルタール人との遺伝子的相互作用を通して獲得した祖先変異のより高い酵素活性が有利であったのかもしれない。

5.3.4 ABO 式血液型と COVID-19 重症化の関係は？

米国 Intermountain メディカルセンターの Jeffrey L. Anderson らは、「米国における血液型と COVID-19 リスクとの相関関係性を調べた（5341）。

今まで、中国での初期の研究では、A 型は、SARS-CoV-2 感染に対する感受性増加に、そして、O 型は、感受性の低下に関連していることが報告されてきた。その後、イタリアやスペインからの研究でも、A 型は、COVID-19 重症化リスクを増加させ、O 型は、そのリスクを低下させることも報告された。これらとは対照的に、大規模なデンマークの研究では、疾患の感受性との相関はあったが、重症化との相関はないことを報告した。しかしながら、米国マサチューセッツ州ボストン市、そしてニューヨーク州ニューヨーク市での観察では、ABO 式血液型と疾患との相関関係は確認されなかった。このように、相反する報告がされているため、本症例対照研究を実施した。

結果として、全部で 107,796 人（平均年齢 42.0［標準偏差 SD17.8歳］、女性 76.9%）が、SARS-CoV-2 感染の検査を受けた。血液型との関連に関しては、O 型に比べて、A 型の場合は、ウイルスの陽性率の増加（オッズ比 0.97；95% CI、0.93-1.10；P = 0.08）、入院の増加オッズ比 0.89；95% CI、0.80-0.99；P = 0.03）、ICU 入室の増加（オッズ比 0.84；95% CI、0.69-1.02；P = 0.08）との相関はなかった。同様に、B 型及び AB 型でも、O 型と比べて、悪い結果との相関性はなかった。白人のみの解析でも、同様な結果が得られた。

今までの中国、欧州、ボストン、ニューヨークなどとの結果と異なり、11,000 人以上の新規 SARS-CoV-2 感染者を含む本研究では、COVID-19 感染感受性または重症化との相関関係は見られなかった。恐らく、本研究は、大規

模で前向き研究であったが、従来の研究結果は、サンプルサイズが小さく、回顧的観察研究であったために、異なった結果が得られた可能性がある。

　また、日本のコロナ制圧タスクフォース（慶應義塾大学、東京医科歯科大学など）は、2021 年 5 月 18 日のプレスリリースで、ABO 式血液型と新型コロナウイルス感染症の重症化に関する報告もした（5342）。その結果、欧米人集団で報告されていたように、O 型の人は新型コロナウイルス感染症における重症化リスクが約 0.8 倍と低い一方、AB 型の人は重症化リスクが約 1.4 倍と高くなる傾向が判明した。A 型及び B 型はほぼ不変であった。

　このように、研究により結果が異なり、明確な結論を導きだすことはできない。

5.4　COVID-19 患者の臨床的特徴

5.4.1 COVID-19 入院患者の SARS-CoV-2 ウイルス培養

　COVID-19 の感染性の期間と感染源であるウイルスの量との関係が知られていない。韓国ソウルの Chung-Ang 大学病院の Min-Chul Kim らは、それらの関係性に関して、調べた（5411）。

　2020 年 2 月から 6 月に、同大学病院に入院した COVID-19 患者を対象とした。全部で 21 人の入院患者で、年齢中央値が 62 歳、76%が男性。71%の患者が肺炎を有し、58%の患者が、補助的酸素療法を受けていた。症状は、軽度から中等度であった。全部で 165 検体のリアルタイム RT-PCR 検査を、

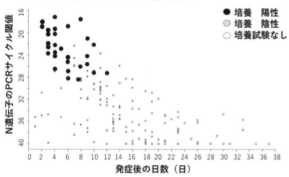

図　COVID-19 入院患者（21人からの165 検体）における
　　生存 SARS-CoV-2 の有無の時期
（ウイルス培養可能性と PCR サイクル閾値の関連性）

（出典：NEJM ホームページ　N Engl J Med. 2021 Jan 27. doi: 10.1056/NEJMc2027040. より）

１日から５日間の間隔（中央値、２日）で実施した。これらの165検体のうち、89検体に対して、SARS-CoV-2の培養を行った。

結果として、89検体のうち29検体（33%）でSARS-CoV-2の培養ができた。発症から培養でのウイルス消失までの期間の中央値は、７日（96% CI、５日〜10日）で、発症からリアルタイムRT-PCRによるウイルス消失までの期間の中央値は、34日（95% CIの下限値、24日）であった。ウイルス培養で最も遅く陽性となった検体は、発症から12日後の検体であった。生存ウイルスは、発熱が寛解した３日後まで、検出された。PCRサイクル閾値が28.4以下の検体で、１検体のみが、ウイルス培養が陽性であった。培養の陽性率は、発症からの時間経過とともに、そして、PCRのサイクル閾値の増加とともに、減少した。

5.4.2 COVID-19 妊婦
1）SARS-CoV-2 抗体の胎盤通過率

COVID-19妊婦患者での免疫応答及び幼児の感染防御に関してあまり知られていない。妊婦へのSARS-CoV-2ワクチン接種も緊急使用許可の下、米国で開始された。従って、妊娠期間中での母子の感染予防に対する可能性の検討が必要である。

米国Philadelphia子供病院のDustin Flanneryらは、母親及び新生児の臍帯血を用いてSARS-CoV-2抗体及び胎盤通過比率の評価を行った（5421）。

米国ペンシルベニア病院で、2020年４月９日から８月８日の間で、出産した全部で1714人を対象。そのうち、臍帯血の抗体測定結果の利用できる母親と新生児の対となった1471組に対する解析を行った。

結果として、臍帯血IgG

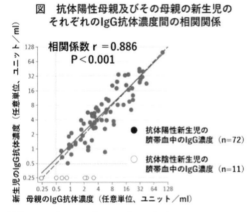

図　抗体陽性母親及びその母親の新生児のそれぞれのIgG抗体濃度間の相関関係

相関係数 r ＝0.886
P＜0.001

● 抗体陽性新生児の臍帯血中のIgG濃度（n=72）
○ 抗体陰性新生児の臍帯血中のIgG濃度（n=11）

（出典：JAMA ホームページ　JAMA Pediatr. Published online January 29, 2021. doi:10.1001/jamapediatrics.2021.0038 より）

抗体濃度は、母親の IgG 抗体濃度と正の相関を示した（r=0.886、P ＜ 0.001）。1.0 以上の胎盤通過率は、軽症、中等症、及び重症 COVID-19 女性患者同様に、無症状 SARS-CoV-2 感染女性の間で、観察された。胎盤通過率は、新生児 IgG 濃度を母親 IgG 濃度で割った値である。胎盤通過率は母親の感染と出産の間の時間が増加するにつれて、増加した（r=0.620、P ＜ 0.001）。

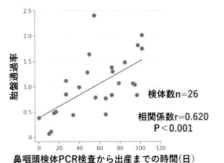

図　鼻咽頭検体PCR検査から
抗体の胎盤通過を伴った出産までの時間(日)

胎盤通過率

検体数n=26
相関係数r=0.620
P＜0.001

鼻咽頭検体PCR検査から出産までの時間(日)

（出典：JAMA ホームページ　JAMA Pediatr. Published online January 29, 2021. doi:10.1001/jamapediatrics.2021.0038 より）

SARS-CoV-2 抗体陽性の母親からの IgG 抗体の効率的な胎盤通過が認められ、抗体陽性の新生児 72 人中 40 人において、通過率が 1.0 以上であった。百日咳、風疹、B 型肝炎及びインフルエンザに対するワクチン誘導抗体の研究でも、通過率は、0.8 から 1.7 の範囲であり、同等の結果であった。IgG 抗体の胎盤通過は、母親の症状の有無または重症度とは関係なく、効率的であった。胎盤通過率は、母親の感染と出産の間の期間が長くなるにつれ、増加した。同様に、妊娠中の RSV ワクチン接種の研究でも、ワクチン接種から出産までの 30 日以上の間隔が、より高い抗体通過と有意に関連していた。SARS-CoV-2 抗体の通過率は、本研究では、早期分娩（出産時の在胎週数が 37 週未満）でも影響を受けなかった。

　本研究から、母親の SARS-CoV-2 に対する IgG 抗体は、妊娠時の有症状感染と同様に無症状感染の後で、胎盤を通して移行したことがわかった。臍帯血の抗体濃度は、母親の抗体濃度、さらに、感染と出産の間の期間と相関した。これらの知見から、母親の SARS-CoV-2 特異的抗体が新生児の COVID-19 の防御能を付与する可能性が示された。

　米国 Baylor 医科大学の Flor M. Munoz が、この Flannery らの研究に対する論説（5422）で、新生児を防御するための妊婦のワクチン接種時期に関して、以下のように述べている。

妊娠の初期及び妊娠後期（第3期）の遅い時期でのワクチン接種でも、母親に対しては防御的であるだろう。「完全なワクチン接種（現行のCOVID-19ワクチンの21日か28日間隔での2回接種）から2週間までが、ワクチン接種のより高い効率に必要であること」及び「胎盤の通過が、妊娠17週頃、妊娠が進行して胎盤が成長するにつれて、指数関数的に増加し始めること」を考慮すると、「母親のワクチン接種を妊娠中期（第2期）の始めに開始することが、新生児の最も高いレベルの抗体を達成するために最適である」と思われると述べている。

2-1）COVID-19妊婦とその新生児（18カ国データ）

妊婦は、長い間、感染症パンデミック時には弱者集団であると認識されてきている。1918年のスペイン風邪パンデミック時には、妊婦の感染者の50%が死亡した。それから、救命救急診療でたくさんの進歩があったが、同様な知見が、2009 H1N1パンデミック時も観察された。妊婦は、非妊婦に比べて、不均衡に、重症化し易く、入院及び集中治療が必要となり、そして死亡した。SARSやMERSでも、地域的には限定されていたが、同様な結果であった。従って、SARS-CoV-2でも、同様なリスクが想定される（5423）。

英国Oxford大学のJosé Villarらは、COVID-19感染有無の妊婦における母親と新生児の有病率と死亡率の解析結果を報告した（5424）。本研究は、18カ国（英国、日本、米国、インド、ロシア等）を対象とした前向き経時的観察研究で、COVID-19とCOVID-19と診断された妊婦における母親と新生児のアウトカムの間の関連性を、COVID-19と診断されない妊婦と比較した研究である。2020年3月から10月までの妊婦を対象とした。

報告された結果は、厳しいものであった。診断症例の59.2%のみが有症状であったが、感染した全体の妊婦は、妊娠高血圧腎症または子癇のような悪い予後、重度の感染、ICUへの入院、早産（自発的または医学的指示）そして母親の死亡に関して、有意に高いリスクであった。無症状であった妊婦の母親の有病率と妊娠高血圧腎症のリスクは、有症状妊婦に比べて、より低かったが、非感染の妊婦よりは高いままであった。妊娠で引き起こされる高血圧は、妊娠高血圧腎症または子癇として知られているが、COVID-19の妊婦では、その高血圧に関しては、

76％高い可能性を持っていた。重症化に関しては、COVID-19 妊婦では 3 倍、ICU 入院に関しては、5 倍の可能性であった。COVID-19 は、早産率が 60％から 97％の増加と関連していた。発熱や息切れ症状のある感染妊婦では、未熟な肺、脳損傷そして目の疾患のような新生児合併症が 5 倍増加した。新生児の約 13％がウイルス陽性で、帝王切開が感染伝播のより高いリスクと関連していた。

　2020 年 3 月時点で、米国の妊婦 3 万人以上が mRNA ワクチン接種を受け、そして、米国 CDC の V-Safe Surveillance System に登録されている。最初の安全性データは有望である。

　伝統的に、母親の予防ワクチンの採用は遅い。インフルエンザワクチン接種が 1990 年代以降妊婦にも推奨されてきたが、COVID-19 パンデミックの前の妊婦におけるインフルエンザワクチン摂取率は、約 55％であった。

　米国 Harvard メディカルスクールの Asimenia Angelidou らもまた、COVID-19 パンデミック時の母親の周産期における SARS-CoV-2 感染と新生児のアウトカムとの関連に関する報告をした（5425）。

　本研究は、出産の 2 週間前から出産後 72 時間までに SARS-CoV-2 PCR 陽性であった母親から生まれた新生児 255 人の研究で、新生児の 88.2％が入院中にウイルス検査を行い、その結果、2.2％が陽性であった。新生児の検査結果陽性のリスク要因は、母親の社会的な脆弱性であった。母親の民族・人種及び言語状態とは関連がなかった。そして、新生児の健康に関して、SARS-CoV-2 暴露の負荷は、早産と関連していた。この早産は、母親の COVID-19 症状が悪化することにより促進されていた。

2-2) COVID-19 妊婦とその新生児（スウェーデン）

　スウェーデン・カロリンスカ大学の Mikael Norman らは、SARS-CoV-2 検査陽性母親から生まれた新生児の結果について報告した（5426）。

　国家的な前向きコホート研究で、2020 年 3 月 11 日（スウェーデンで初めて SARS-CoV-2 陽性となった産婦の診断日）から 2021 年 1 月 31 日の 87,005 人の母親から生まれた新生児 88,159 人に関する研究で、この期間にスウェーデンでの新生児 92％に相当する母親の特性をマッチさせて解析する

と、母親の SARS-CoV-2 検査陽性が、1）新生児ケア入室、2）呼吸窮迫症候群のような新生児病的状態、そして、3）何らかの新生児呼吸器疾患と有意に相関していた。1）死亡率、2）退院時の母乳率、そして、3）新生児ケア室での滞在期間に関しては、両群で、有意な差異は無かった。SARS-CoV-2 陽性母親の 21 人の新生児（0.90％）が、新生児期間中に SARS-CoV-2 検査が陽性、9 人が SARS-CoV-2 との関連が不明な診断、そして、先天性肺炎の新生児はいなかった。

2-3）COVID-19 妊婦とその新生児（米国マサチューセッツ州）

　米国ハーバードメディカルセンターの Asimenia Angelidou らは、マサチューセッツ州での COVID-19 パンデミック時における周産期の母親の SARS-CoV-2 感染と新生児の関連に関して報告した (5428) 。マサチューセッツ州の 11 の大学及び地域病院で、2020 年 3 月 1 日から 2020 年 7 月 31 日の間に、出産退院した母親と新生児が本研究の対象者である。

　結論として、母親の居住地域から導き出される社会的脆弱性指標の高さが、新生児の SARS-CoV-2 検査陽性結果に対して、約 5 倍高いリスクとなった。しかしながら、個人レベルでの人種／民族及び言語状態に関しては、陽性結果との相関関係はなかった。社会的に恵まれない地域での生活は、「母親及び／または幼児の免疫応答にストレスを介した変化を与え、そして、SARS-CoV-2 感染を促進してしまう」要因かもしれない。

3）妊婦の mRNA ワクチン安全性

　米国でのワクチン接種は、2020 年 12 月から始まった。mRNA ワクチンとして、BNT162b2（Pfizer-BioNTech 社）そして、mRNA1273（Moderna 社）が使用された。

　米国で、2020 年 12 月 14 日から 2021 年 2 月 28 日までの妊婦に対するワクチン接種に関して、3 つのデータベースを用いて、CDC の Tom T. Shimabukuro らは、mRNA ワクチンの安全性の解析を行った（5429）。3 つのデータベースは、v-safe after vaccination health checker surveillance system（v-safe ワクチン接種後健康チェック），the v-safe pregnancy registry（v-safe 妊娠登録）及び the Vaccine Adverse Event Reporting System (VAERS：ワクチン副作用報告システム) である。

　16 歳から 54 歳の v-safe 参加者 35,691 人が妊娠者。参加者の約 61 ～ 62%が 25 歳から 34 歳で、約 4 分の 3 が、ノンヒスパニック白人。大部分（86 ～ 87%）は、ワクチン接種時に妊娠していたと報告した。

　結果として、ワクチン注射部位での痛みは、妊娠者の方が、非妊娠者よりも、より多く報告されたが、頭痛、筋肉痛、悪寒、そして発熱は、逆により少ない報告であった。2 回目の接種後、妊娠者は、非妊娠者よりも、吐き気及び嘔吐がより多く報告された。

　COVID-19 mRNA ワクチン接種とは関係ない今までの公開データと比較しても、mRNA ワクチンを受けた妊婦の流産や生産児等の割合はほぼ同様な結果であった。

表　妊婦への mRNA ワクチン接種後の母親及び生産児の結果

自己申告結果		既存公開データ	V-safe妊娠登録データ	
		%	%	(症例／全症例)
流産				
	自然流産：＜20週	10%～26%	12.6%	104／827
	死産：20週以上	＜1%	0.1%	1／725
生産児（Live-born）における結果				
	早産：＜37週	8%～15%	9.4%	60／636
	妊娠期間に対して大きさが小さい	3.50%	3.2%	23／724
	先天性異常	3%	2.2%	16／724
	新生児死	＜1%	0.0%	0／724

（出典：NEJM ホームページ April 21, 2021 DOI: 10.1056/NEJMoa2104983 より）

5.4.3 無症候性感染者からの SARS-CoV-2 感染伝播

　症状の無い SARS-CoV-2 感染者からの感染伝播はどの程度起こるのであろうか？

　米国 CDC の Michael A Johansson らは、決定分析モデルを用いて、発症前、無症状状態の継続（以下、完全無症候と呼ぶ）、そして、有症状の感染個々人からの相対的な感染伝播割合を解析した（5431）。これらの推定のために、中国

の 8 つの研究のメタ解析からのデータを使用して、「潜伏期間（感染から発症までの期間）を 5 日間、そして、有症状者の 95%は、感染後 12 日までに発症する」と設定した。

　COVID-19 症例データの初期のモデル研究では、SARS-CoV-2 の生成間隔（generation interval：感染者と被感染者ペアーにおける感染イベント間の期間）は、発症間隔（serial interval：感染者と被感染者ペアーにおける発症間の期間）よりも短かった。この知見が意味することは、感染拡大は、感染伝播が有症状の期間に限定された場合に生じるとした場合に比べて、もっと急速に起こることである。即ち、2 次感染者が症状を呈する時期までに、3 次感染者が生じている。

　本研究のモデルのベースラインの仮定は、「感染性のピークは、発症の中央値」で、そして、「感染者の 30%が、症状をまったく示さず、感染性は、症状を呈する人の 75%である」とした。これらの仮定から、まったく症状を呈しない感染者は、すべての感染伝播の約 24%となる。このベース症例の場合、全ての感染の 59%は、発症前感染者からの 35%と完全無症候感染者からの 24%から生じていることがわかる

表　種々の感染プロフィール下での無症候性感染者からの感染伝播率

条件			完全無症候性(A)	発症前(B)	有症候性	無症候性(A)＋B)
感染性ピーク	4日目		24%	43%	33%	67%
	5日目		24%	35%	41%	59%
	6日目		24%	27%	49%	51%
感染性ピーク 5日目	完全無症候者からの感染伝播	8%	8%	42%	50%	50%
		24%	24%	35%	41%	59%
		30%	30%	32%	38%	62%

（出典：図中のデータ使用　JAMA ホームページ
2021 Jan. 4 doi:10.1001/jamanetworkopen.2020.35057 より）

　結論的には、本研究では、いずれのシナリオでも、無症候感染者からの SARS-CoV-2 感染伝播は、50%以上を占めている。これらの知見から、マスク着用、手指衛生、ソーシャル・ディスタンシング及び疾患のない人々の戦略的検査等の対策が有効的なワクチンができるまで、COVID-19 感染拡大を抑制す

るために重要であることが示唆された。

5.4.4　再感染のリスクは？
1）デンマークでの検討結果

　デンマークの Statens 血清研究所の Christian Holm Hansen 氏らは、デンマーク（人口約 580 万人）で PCR 検査した 400 万人の人々に対する再感染がどの程度発生したかについて調べた（5441）。初回の感染が再感染に対してどの程度予防的であるかはほとんど不明である。英国での 2 つの研究では、免疫は感染後少なくとも 5 〜 6 カ月続くとのデータがあり、SARS-CoV-2 の再感染は非常にまれで、感染者の 1％以下であると報告された。6 人以下の非常に少ない再感染症例数ではあるが、米国、中国、韓国、そして、インドでも、最初の感染から 26 日〜 142 日後までに、再感染が起こっていることが報告されている。非常に近縁の SARS-CoV や MERS では、免疫が誘導され、通常、感染後 2 年から 3 年続いたことが報告されている。

　デンマークでは、最初の SARS-CoV-2 陽性症例は、2020 年 2 月 27 日に記録された。デンマークも、他の欧州同様に、2020 年、感染の 2 つの波に襲われた。最初の波は、春に（3 月から 5 月）、第 2 の波は、秋から冬に（9 月から 12 月）起こった。デンマークは、580 万人の住人に対する SARS-CoV-2 感染の検査を強力に実施して、できるだけ、社会活動をオープンにした。有症状の人に対する PCR 検査に加えて、無症候性の人に対する PCR 検査も、2020 年 5 月から開始した。12 月 31 日には、1,000 万以上の PCR 検査が全体で396 万人の個人に対してなされた。全ての検査は、明確に個人を特定できるシステムである。

　結論として、本研究の全体的な再感染の推定予防率は、80.5％で、その他の研究（英国、カタール及び米国）の結果と同様であった。また、本研究では、65 歳以上の高齢者では、再感染の予防率は 47.1％と推定されたが、異なった研究デザインに基づく別の研究結果では、より高齢な人で、再感染の予防率は高いことも報告されている。本研究の知見である、「より高齢の人がより若い人よりも、PCR 陽性であった人が再度 PCR 陽性になり易い」ことは、"免疫老化"として知られている、より高齢な成人の免疫システムにおける年齢に関連した自

然の変化として説明できると思われる。

　従って、本研究から、高齢者の場合、一度、SARS-CoV-2 に感染しても、若い人よりも、再感染のリスクが高い上、そして、重症化もし易いので、有効なワクチン接種、ソーシャル・ディスタンシング及び感染抑制対策を、以前に感染歴がある人でも、行う必要があることがわかった。

2) 英国での検討結果

　SARS-CoV-2 に対する抗体が有症状及び無症候性再感染のリスクを減少させるのかどうかの観点から、英国 Oxford 大学の Victoria Jane Hall らは、英国での抗体陽性者と抗体陰性者の医療従事者における SARS-CoV-2 再感染に関する大規模、多施設、前向きコホート研究（SIREN）の研究結果を報告した（5442）。2020 年 6 月 18 日から 12 月 31 日まで、抗体及び PCR 検査結果が利用できる 25,661 人の参加者が解析対象。

　結論として、以前に SARS-CoV-2 感染があると、感染リスクを 84％低下させ、予防的効果の中央値は、初感染から 7 カ月間観察された。本研究から、SARS-CoV-2 感染歴のある人は、多くの場合、今後の感染に対する有効な免疫を誘導することが明らかとなった。

　SARS-CoV-2 ワクチン臨床試験は、通常は、有症状感染に対する予防効果を調べている。アストラゼネカ社の ChAdOx1 の臨床試験では、予防効果は、有症状感染に対して、フォローアップの 2 カ月にわたり、62.1％から 90％で、Pfizer-BioNTech 社ワクチン BNT162b2 の第 3 相臨床試験では、フォローアップの 3 カ月にわたり、95％の予防効果があった。Moderna 社 mRNA-1273 の第 3 相臨床試験では、有症状感染に対して、フォローアップの 2 カ月（中央値）で、94.1％の有効率であった。SIREN コホートに対する別の解析では、BNT162b2 ワクチンは、有症状と無症候性の両方の感染に対して、第 1 回接種 21 日で、70％の予防効果があり、第 2 回接種 7 日目では、85％に増加した。COVID-19 有症状感染のリスクを 7 カ月のフォローアップの後で 93％低下させるとの本研究の知見から、自然感染した場合、有症状及び無症候性感染の両方に対して、同等またはより高い予防効果が得られたことが示された。本研究から、SARS-CoV-2 の初感染は、短期から中期の期間において、再感染に対する高い

免疫能を与えることがわかり。この予防効果は、労働年齢成人に対するワクチンの有症状感染予防効果と同等のレベルであった。

3）イタリアでの検討結果

　イタリアの Magenta 病院の Josè Vitale らは、イタリア・ロンバルディアで初感染後 1 年間での SARS-CoV-2 再感染に関する報告をした（5443）。

　イタリアのロンバルディア地方は、SARS-CoV-2 感染症例が多く見られた地域である。

　結果として、罹患密度（10 万人・日あたり）は、再感染に対しては 1.0（95% CI、0.5 ～ 1.5）、対象群での新規感染は、15.1（95% CI、14.5 ～ 15.7）であった。罹患率比は、年齢、性別、人種及び衛生的エリアで調整した後、0.07（95% CI、0.06 ～ 0.08）。フォローアップの間、累積的な発生を解析した結果、2 つのコホートは、有意な差異があった（ハザード比、0.06；95% CI、0.05 ～ 0.08；ログランクテスト P ＜ 0.01）。

　結論として、再感染のリスクは非常にまれなことがわかった。SARS-CoV-2 に対する自然免疫は、少なくとも 1 年予防的効果を付与すると思われた。この結果は、ワクチン接種による予防効果と同様であった。しかしながら、この観察期間は、SARS-CoV-2 変異株が拡大する前に終っていたので、野生株ウイルスに対する自然免疫が、変異株に対して、どの程度の効果があるのかは不明である。

5.4.5　SARS-CoV-2 感染と不妊

1）女性の妊孕性への影響

　SARS-CoV-2 はヒト宿主の ACE2 受容体を介して感染するが、ACE2 は、卵巣、子宮、膣、そして、胎盤で広範に発現されている。SARS-CoV-2 は ACE2 を制御することにより、女性の妊孕性を阻害していると言われている。中国の成都中医薬大学の Fangyuan Li らは、COVID-19 の女性の妊孕性への影響に関して、体系的レビューとメタ解析を行った（5451）。

　SARS-CoV-2 が女性の妊孕性に影響を与え、生殖機能に支障を来たすとの研究もある。ある研究では、多くの若者が COVID-19 パンデミックとそれに関連した封じ込め対策により、性的及び生殖的問題があることが報告された。

COVID-19 は通常、高レベルの IL-6、IL-8、TNF-αなどのサイトカインを伴い、これらが、正常な人の子宮の胚盤胞または胎児の成長に不都合な凝血促進状態の引き金となる。疫学的研究では、コロナウイルスは、胎児及び幼児に、早産、子宮内の成長の制限、自然流産及びさらに死亡も含めての悪影響を及ぼすだろうことも報告された。さらに、軽症 COVID-19 の妊娠患者においてすら、胎盤を通した SARS-CoV-2 の存在も報告されていて、胎児の成長の制限や他の妊娠合併症に至る可能性も指摘された。

　ACE2 は、種々のヒト臓器で発現されていて、呼吸器官、心臓、腎臓、子宮、睾丸、膣と胎盤、そして、消化器系などであるが、注目すべきは、卵巣での高い発現が見られる。ACE2 は、卵胞の成長及び排卵を調節し、黄体の血管形成及び退化を調節し、そして、子宮内膜組織及び胚の成長の規則的な変化に影響を与えている。そして、ACE2 は、生殖に調節的な役割を果たしている。これらのことを考えると、SARS-CoV-2 は、卵巣組織や顆粒膜細胞（卵巣内の卵母細胞発達に関与する体細胞）を攻撃することにより、または、子宮内膜上皮細胞に損傷を与えることにより、女性の妊孕性を妨害するかもしれない。

　細胞表面にある糖蛋白質 CD147（別名バシジン Basigin）は 1990 年に鹿児島大学で発見され、皮膚の悪性腫瘍の増殖や糖尿病、腎臓・肝臓の機能障害にも関わっている物質であるが、北京理工大学の Ke Wang らは培養細胞を使った実験で、SARS-CoV-2 がヒト細胞表面の CD147 に結合し、ウイルスの細胞内侵入と増殖を促進することを発見した（5452）。このバシジンは、子宮のみならず、卵巣の間質細胞と顆粒膜細胞でも発現している。バシジンは、卵胞の成長、黄体形成、そして、胚着床において役割を果たしているかもしれない。さらに、免疫システムの障害を与える COVID-19 は、視床下部 - 下垂体 - 性腺軸の機能に変化を与えるかもしれない。性ステロイドホルモンは、強力な免疫調節剤であるので、異なった濃度のプロゲステロン及びアンドロゲンが、COVID-19 の免疫応答及び炎症性結果に影響を与える可能性がある。

　女性の妊孕性は、一般的に、約 13 歳から始まり、49 歳で、不妊孕性になると言われている。年齢とともに、妊孕性は自然に衰える。30 歳から 35 歳の女性の妊孕性の低下は、ゆっくりとしているが、35 歳を過ぎると、妊孕性の低下は、卵巣予備能と卵細胞の質の低下により、加速化する。35 歳以下の女性と 35 歳

以上の女性の妊孕性への COVID-19 の影響は、グループを細分化した研究で明らかになると思われるが、今後の課題である。

2) 男性の不妊への影響

　本シリーズ Part1 でも一部記載したが、精子も SARS-CoV-2 ウイルス感染を受けやすく、感染により、男性の不妊を引き起こす可能性が最も高い。

　マレーシアの MAHSA 大学の Sulagna Dutta らは、SARS-CoV-2 と男性の不妊との関係を報告した（5452）。

　精巣が、種々の体の組織の中で、ほとんど最高レベルの ACE2 mRNA 及びタンパク質発現部位であることが報告されてきた。ACE2 mRNA を発現する 4 種の主要な精巣細胞種は、　1）精管細胞、2）精原細胞、3）ライディッヒ細胞、そして、4）セルトリ細胞である。さらに、卵巣細胞では比較的低い ACE2 の発現レベルであるが、精巣細胞での極めて高い ACE2 発現が、男性生殖腺機能における SARS-CoV-2 を介した障害のより高い脆弱性を支持しているのかもしれない。ACE2 の精巣での発現は、年齢に関連していることが示された。30 歳の患者が最も高い発現をしていて、そして、20 歳と続き、60 歳が最も低い発現レベルであった。このことは、若い男性患者が高齢の男性患者よりも COVID-19 により精巣障害を受けやすいことを示している。

　SARS-CoV-2 は、いくつかの可能なメカニズムを通して、男性の生殖機能の破壊に至ると思われる。SARS-CoV-2 は、炎症応答を介して、酸化的経路を活性化し、その結果、酸化的ストレスを誘導する。その酸化的ストレスが、宿主組織に対する酸化的損傷を介して、いくつかの生理的機能を破壊することになる。男性の不妊の酸化的ストレスを介したメカニズムは、幅広く報告されている。SARS-CoV-2 は、潜在的に精巣炎を引き起こして、酸化的ストレスの誘導に至る。さらに、SARS-CoV-2 感染は、心理的ストレスの原因となり、これが、全身性の酸化的ストレスの主要な原因である。SARS-CoV-2 感染と酸化的ストレスとの直接的関係以外にも、COVID-19 の治療は、「動物実験で酸化的ストレス、テストステロンレベルの低下、精子形成の障害、及び精子異常に関連していることが示されている」リバビリンのような抗ウイルス剤を含んでいる。さらに、リバビリン治療は、治療終了後 8 カ月まで、精子数の減少及び精子 DNA の断片

化が示されている。

　これらの報告から、精巣は、SARS-CoV-2 ウイルスに対する潜在的な標的であると仮定すすることができて、精巣の障害は、COVID-19 感染後に起こる不妊と同様に、理論的に説明することができる。男性の生殖能力は、既に、世界的な衰退傾向を示し、人類にとって重大な脅威であるので、COVID-19 パンデミックが男性の生殖能力パラメーターに影響を与えるかも知れないメカニズムの解明は極めて重大なことである。男性の場合、低濃度のテストステロンが、COVID-19 の重症化と関連していることが報告された（5453）。

5.5　感染伝播のソースは？

5.5.1 感染拡大への年齢層別寄与率（20 歳から 49 歳が最大）

　英国 Imperial College London の Mélodie Monod, らは、米国での

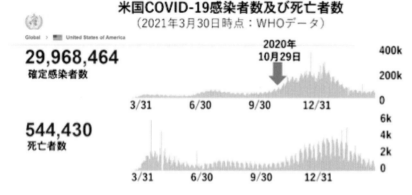

（出典：WHOホームページhttps://covid19.who.int/region/amro/country/usより）

COVID-19 流行の再燃に関係した年齢層を明らかにした（5511）。

　米国では、2020 年の中頃、感染者数が減少したが、再び、感染の次の波が生じた（図）。米国の州ごとに、死亡率や感染率、さらに、非医薬的介入（NPI）の種類や緊急性も異なっている。このような状況下ではあるが、介入、接触パターンと感染の間の関係性は明らかではなく、これらが年齢及び人口学的にどの程度異なるのかも不明である。これらの動力学を研究する手段として、年齢特異的な移動データが重要で、本研究では、1 千万人以上の携帯電話の詳細なデータを用

2020年10月時点での米国でのSARS-CoV-2感染源（年齢層別推定）

■SARS-CoV-2感染への寄与率
□全人口に占める割合

(出典：Science ホームページ 26 Mar 2021: DOI: 10.1126/science.abe8372 より)

いて、個々人の接触パターンと COVID-19 死亡率データの相関関係を解析した。

結果として、2020 年 10 月 29 日時点で、20 歳から 34 歳の年齢層と 35 歳から 49 歳の年齢層が、再生産数が一貫して 1 を超え、SARS-CoV-2 感染伝播の中心であった。この成人の高い再生産数は、20 歳から 49 歳の成人における夏の間のリバウンドした移動度と行動場所あたりの感染伝播リスクの増大の両方にリンクしている。このように、20 歳から 49 歳の成人が、人口のサイズの観点から見ると、不釣り合いに COVID-19 の感染拡大に寄与する唯一の年齢層であり続けた（図）。しかしながら、子供とティーンエイジャーは、さらに感染伝播を効率的にする成人に対する感染の火種であるが、「学校を再開すると、SARS-CoV-2 感染伝播を 26％増加させたとの間接的な関連性があった」と推計された。

従って、20 歳から 49 歳の成人を対象にした、感染伝播阻止ワクチンも含めての介入対策は流行再燃の停止及び COVID-19 に起因する死亡を防ぐことにおいて重要な考慮すべき事項となる。

5.6　免疫学的考察

5.6.1 SARS-CoV-2 に対する抗体免疫（メモリー B 細胞の進化）

SARS-CoV-2 ウイルスに感染した患者は、そのウイルスに対する抗体を産生するが、時間とともに、その抗体のレベルは減少していく。再感染したときに、抗体産生をするように呼び起こされるメモリー B 細胞の特性や性質に関しては、報告がなかった。

米国 Rockefeller 大学の Christian Gaebler らは、「SARS-CoV-2 に対する抗体免疫の進化」と題した論文を発表した（5611）。87 人の SARS-CoV-2

感染患者の感染後 1.3 カ月（約 40 日）と 6.2 カ月（範囲、165 ～ 223 日）時点での体液性メモリー応答の比較を行った。

結果として、SARS-CoV-2 スパイクタンパク質 RBD に対する IgM 及び IgG 抗体力価は時間とともに顕著に減少していき、IgA 抗体力価はそれほど影響を受けなかった。同時に、血漿中のウイルスに対する中和活性は、偽型値ウイルス評価系で測定すると、5 倍減少した。これとは対照的に、RBD 特異的メモリー B 細胞の数は変化しなかった。メモリー B 細胞は、6.2 カ月では、クローンレベルでの変化が生じていて、そのメモリー B 細胞が発現する抗体は、より大きな体細胞超変異を持ち、そして、RBD 変異に対する増強された抵抗性を持つことがわかり、このことにより、体液性免疫が持続的に進化したことが示された。

　抗体進化は、胚中心（抗体を産生する B 細胞の活発な増殖，選択，成熟と消失がみられる部位）で、体細胞変異と選択により、起こる。SARS-CoV-2 は、肺、鼻咽頭及び小腸の ACE2 を発現している細胞で増殖し、ウイルスが鼻咽頭から消失した後でも、ウイルス RNA が糞便中に検出されている。臨床的疾患が消えた後で、小腸に抗原が持続的に存在しているかどうかを調べるために、最初の SARS-CoV-2 診断から平均 4 カ月後（範囲、2.8 ～ 5.7 カ月）に、14 人から上部及び下部消化管からのバイオプシー検体を採取して検討した。結果として、14 人のうち、5 人の腸細胞で、ACE2 及び SARS-CoV-2 N タンパク質が検出されたが、対照検体であるパンデミック前の検体では、検出されなかった。

　結論として、SARS-CoV-2 に対するメモリー B 細胞応答は、感染後 1.3 カ月と 6.2 カ月の間で、抗原の持続的存在と一致するように、進化した。

5.6.2 抗体免疫が減少しても抗ウイルス T 細胞機能は保持される

　SARS-CoV-2 に対する細胞性及び体液性免疫が、初感染をコントロールするのに非常に重要で、疾患の重症度と相関する。ドイツ Hannover 医科大学の Agnes Bonifacius らは、COVID-19 患者、COVID-19 回復者と健常者における細胞性及び体液性免疫の比較を行った（5621）。

　最も早く抗体が検出されるのは、COVID-19 発症後 3 日であるが、抗体陽転は、大半の患者では、7 ～ 14 日以内に起こる。その際、N 及び S タンパク質に対する抗体が通常検出される。中和抗体力価と抗ウイルス T 細胞数との間の

相関関係も知られている。N、S 及び膜（M）タンパク質由来のペプチドを認識する SARS-CoV-2 特異的 CD4 陽性及び CD8 陽性 T 細胞が、一般的に、活動期及び回復期の患者の 70%〜 100%で検出されている。特異的 T 細胞が、無症候性または軽症の血清抗体陰性の家族のメンバー及び非感染者のごく一部で検出されているので、流行性コロナウイルス（229E 及び OC43）に感染した人における交差反応性であると思われる。

　本研究は、多機能性、主に、IFN-γ 分泌する CD4 陽性 T 細胞の SARS-CoV-2 特異的 T 細胞免疫は、回復期を通して、安定的であったが、体液性免疫は低下した。軽症で強い細胞性 SARS-CoV-2 T 細胞反応性をもった回復者の huCoV に対する免疫応答は、流行性コロナウイルスに対する既存免疫の防御的役割を示唆している。

　回復者のフォローアップ検体を調べたところ、抗体レベルは経時的に減少したが、T 細胞頻度は安定的であった。

　本研究から、T 細胞免疫が、SARS-CoV-2 に対する防御を継続させるのに重要であることが示唆された。

　また、SARS-CoV-2 特異的細胞性免疫は、体液性免疫よりもより安定で、もっと長く継続する可能性が示された。

5.6.3 キラー T 細胞（CD8 陽性 T 細胞）

　免疫システムには、抗体応答とともに、ウイルスを標的とする一連の T 細胞が存在する。こられの T 細胞の中で、キラー T 細胞（CD8 陽性 T 細胞）は、ウイルス感染した細胞を探し出し、破壊する。ヘルパー T 細胞（CD4 陽性 T 細胞）と呼ばれる T 細胞は、抗体産生やキラー T 細胞の刺激に関与している（5631）。T 細胞は、ウイルスが体内に侵入した後でのみ、その働きを行使できるので、感染を防ぐことではなく、既に開始してしまった感染を取り除くことにおいて重要である。COVID-19 の場合、キラー T 細胞は、軽度の感染か入院が必要な重度の感染かの差異に関わってくる。「ウイルスが上気道から拡散する前に、キラー T 細胞がそのウイルス感染細胞を殺すことができるならば、ウイルス感染により起こる症状の程度に、影響を与えるであろう」と、スウェーデンの Karolinska 研究所の免疫学者、Annika Karlsson は述べている。「キラー T 細胞は、感染

した人の中で循環しているウイルス量を制限することにより、感染伝播を減少させることもできるであろう」とも述べている。

　T細胞は、新規変異株により課せられる脅威に対して、抗体よりも、もっと抵抗性もあると思われる。米国 La Jolla 免疫研究所の Alison Tarke と Alessandra Sette らは、SARS-CoV-2 で感染した人は、コロナウイルスタンパク質の少なくとも 15 から 20 の異なった断片を標的とした T細胞が生成されることを報告した（5632）。

　本研究での検体提供者あたり、平均して、約 19 種類の CD4 陽性 T細胞エピトープが認識され、そして、CD8 陽性 T細胞に関しては、1 提供者あたり、少なくとも 17 種類のエピトープ（抗原決定基）が認識されると思われる。SARS-CoV-2 と同じ RNA ウイルスであるデングウイルスの場合、CD4 陽性 T細胞エピトープは、11.6 種類、CD8 陽性 T細胞エピトープは、7 種類と報告されているので、SARS-CoV-2 での T細胞応答は、提供者あたり、さらにより多くのエピトープを認識していることになる。これらの解析により、「SARS-CoV-2 が、いくつかの重要なウイルスエピトープの変異を起こし、T細胞認識を逃避する」可能性に関する懸念を和らげることができる。

　また、デンマークのデンマーク工科大学の Sunil Kumar Saini らは、COVID-19 患者における CD8 陽性 T細胞の解析を行った（5633）。

　SARS から回復した患者では、感染から 11 年後でも、B細胞応答免疫は消失したけれども、持続的なメモリー CD8 陽性 T細胞は存在していて、コロナウイルスからの長期間の防御における CD8 陽性 T細胞の重要性が示唆されていた。

　SARS-CoV-2 に関しても、SARS-CoV-2 感染患者での強固な T細胞免疫が報告されていて、そして、非暴露健常者もまた、SARS-CoV-2 に対する機能的な T細胞反応性をもつことが示されている。この T細胞の交差免疫性は、普通の風邪コロナウイルス（HCoV-OC43, HCoV-HKU1, HCoV-NL63 及び HCoV-229E）に日常的に暴露されていることに由来していると考えられている。人集団の 90％は、これらのウイルスに対する抗体を持っていて、そして、これらのウイルスは、SARS-CoV-2 とのかなりの配列相同性を持っている。

　SARS-CoV-2 のタンパク質のどの部分に、COVID-19 患者 18 人の CD8

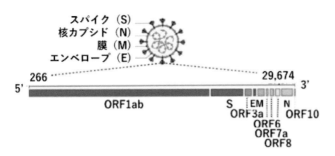

SARS-CoV-2 ゲノム

スパイク (S)
核カプシド (N)
膜 (M)
エンベロープ (E)

266　　　　　　　　　　　　　　29,674
5'　　　　　　　　　　　　　　　　　3'
ORF1ab　　　　　　　S EM N ORF10
　　　　　　　　　ORF3a
　　　　　　　　　ORF6
　　　　　　　　　ORF7a
　　　　　　　　　ORF8

（出典：Science ホームページ 26 Mar 2021: DOI: 10.1126/science.abe8372 より）

陽性 T 細胞が反応するかを調べた結果、122 種類のエピトープが反応することがわかった。大部分の免疫原性領域は、Open reading frame（ORF）1 とORF3 であった。ORF1 が免疫優勢なエピトープの大部分を含んでいて、そして、ORF1 タンパク質領域は、コロナウイルスの中で最も保存されている領域で、SARS-CoV-2 タンパク質の中で、普通の風邪コロナウイルスとの最も高い相同性（40%）を示した（全てのその他の SARS-CoV-2 タンパク質の相同性は、22 ～ 34%である）。従って、これらの T 細胞エピトープの詳細な解析が、ワクチンの開発において有用であると思われる。因みに、ORF とは、DNA または RNA 配列をアミノ酸に翻訳した場合に終止コドンを含まない読み取り枠がオープンな（Open）状態にある（タンパク質に翻訳される可能性がある）塩基配列を指している。

　今後のワクチン開発において、T 細胞免疫を関与させるためには、ORF1 または ORF3 のようなその他のタンパク質を免疫原に含ませることが、重要であると思われる。

5.6.4 ワクチン誘導免疫と自然感染免疫
　南アフリカ変異株 501Y.V2（別名、B.1.351）は、従来のコロナウイルス変異株に対して生成された抗体に対して部分的に耐性であることが示されたが、T 細胞は、この変異株に対して攻撃を受けにくいのかどうかの検討が必要である。英国 Oxford 大学の Donal T. Skelly らは、「SARS-CoV-2 変異株に対して、

ワクチン誘導免疫が、自然感染免疫よりも、より堅牢なヘテロタイプな免疫を与える」との査読前の論文を 2021 年 2 月 9 日、公開した（5641）。

　Skelly らは、Pfizer 社と BioNTech 社の開発した mRNA ワクチンである BNT162b2 ワクチンで接種（18 日から 28 日間隔での 2 回接種）された、SARS-CoV-2 未感染の英国コホートの検体を、2020 年春の流行の第 1 波の時に自然感染したコホートの検体とともに、採取した。もともと蔓延していた B 系列参照株（VIC001）に対する抗体及び T 細胞応答と、新規変異株 2 種類（B.1.1.7 及び B1.351）における配列変異の影響を検討した。

　その結果、VOC に対する抗体中和能の減少が、特に、B1.351 変異株で最も顕著であった。しかしながら、T 細胞応答の大部分は、これ 3 つの全ての株で保存されているエピトープがターゲットにされていた。抗体中和能の減少に関して、2 回目のブースターワクチン接種で誘導された免疫応答においては、自然感染で誘導された免疫応答ほど、著しくはなかった。この理由として、ホモタイプの抗体応答の能力で、大部分は説明されると思われる。因みに、交差反応性抗体は、複数の型に対する反応性を示すので、ヘテロタイプ抗体と称され、型特異的な抗体は、ホモタイプ抗体と称されている。しかしながら、ワクチンの単回投与の後では、中程度の中和能をもったホモタイプ抗体力価のみを誘導するだけで、VOC に対する中和能は、ほとんどのワクチンで完全に抑制されてしまう。本研究のデータから、VOC は、以前の感染によって誘導された防御的中和能応答を逃避するかもしれないが、免疫、特に単回のワクチンの後では、その逃避は、比較的程度は低くなる。他方、VOC の T 細胞応答への影響は、より顕著ではないように見えた。これらの結果から、新規変異株も含めたウイルスに対する防御能を獲得するためには、ワクチン接種を通して、高い免疫応答能を生成する必要性があることがわかる。SARS-CoV-2 ワクチン接種を 2 回行うことにより、英国で現在蔓延している 4 つのコロナウイルスに加えて、SARS-CoV-1 及び MERS の両方のスパイクタンパク質に結合する抗体の有意な増加を誘導したことも明らかとなった。

5.6.5 若年者と SARS-CoV-2 抗体応答

　米国ウェイルコーネル医科大学院の He Yang らは、子供、青少年及び若年成

人の間における SARS-CoV-2 に対する抗体の量及び質に関する検討を行った
(5651)。

　2020 年初期の中国でのアウトブレイク時に発表されたデータ（患者の割合）
では、子供での COVID-19 症例は少なく、10 歳以下で、1％以下、10 歳か
ら 19 歳で、1.2％、そして、わずか 9 人の患者が軽度の症状の幼児であった。
米国では、小児感染症例は、2020 年 8 月時点で全体の 7％。米国 CDC の
2020 年 9 月 19 日付けの報告では、学校に通っている子供（5 歳から 17 歳）
の感染は、米国全体の COVID-19 症例の 4.1％であった。これらの差異の原因
はわからないが、SARS-CoV-2 感染の子供のほとんどは、無症状か、軽度の症
状であった。そして、重症化するリスクは低かった。CDC の報告では、12 歳
から 17 歳の青少年の週当りの COVID-19 症例数は、5 歳から 11 歳の子供の
それに比べて、約 2 倍であった。

　Yang らは、2020 年 4 月 9 日から 8 月 31 日の間、全部で 31,426 件の
SARS-CoV-2 抗体検査を行った。SARS-CoV-2　IgG レベル（S タンパク質
及び組換え核カプシドタンパク質に対する IgG 抗体）の比較をしたところ、IgG
レベルは、子供では、負の相関関係（r ＝－ 0.45、P ＜ 0.001）が見られたの
に対し、成人では、中程度の正の相関関係（r ＝ 0.24、P ＜ 0.001）が見られ
た（図）。19 歳から 30 歳の患者が、最も低い IgG レベルを示した。19 歳か
ら 30 歳までの患者では、子供や成人よりも SARS-CoV-2 IgG レベルが低かっ

図　SARS-CoV-2 IgG レベル（2020 年 4 月 9 日～ 6 月 21 日）
（小児陽性検体 85 例、成人陽性検体 3,648 例）

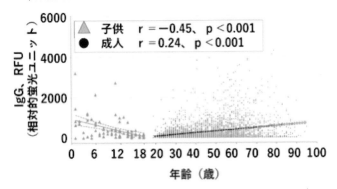

（出典：JAMA ホームページ 1 Mar. 2021, doi:10.1001/jamanetworkopen.2021.4302 より）

た理由は不明であるが、一つの可能性として、肥満、高血圧または糖尿病などの基礎疾患が増えるからかもしれない。

5.6.6 SARS-CoV-2 感染者の抗体（日本）

　横浜市立大学の山中竹春氏らは、2021 年 5 月 20 日のプレスリリースにて、新型コロナウイルス感染から約 1 年後における 抗ウイルス抗体および中和抗体の保有状況に関する調査結果を発表した（5661）。その概要は以下である。

　1）2020 年 12 月には回復者のほとんどが 6 カ月後も従来株に対する抗ウイルス抗体および中和抗体を保有。

　2）今回 2021 年 3 月末までに採血を実施した約 250 例のデータを測定し、感染から 6 カ月後 と 1 年後において（1）抗ウイルス抗体および中和抗体の量はいずれも 6 カ月時点より緩やか に減少する傾向にあることを確認。一方で（2）依然として、多くが抗ウイルス抗体および検出可能な量の中和抗体を有していた。

　3）さらに拡大傾向にある変異株に対する中和抗体の保有割合についても評価を行ったところ、6・12 カ月時点の中和抗体保有割合は従来株に比べて低下傾向にあった。

5.6.7 SARS-CoV-2 感染者は、一生涯、抗体を産生するか？

　米国 Washington 大学の Jackson Turner らは、ヒトへの SARS-CoV-2 感染により、長期間生存する骨髄の形質細胞（抗体を産生する）を誘導することを明らかにした（5671）。

　抗体産生に関わる B 細胞（B 細胞の B は、「骨髄」Bone Marrow に由来）は、同一の抗原特異性をもつヘルパー T 細胞もしくは直接抗原により活性化され、形質細胞へと変化し、抗体を産生・分泌するようになる。免疫応答により体内から抗原が排除されると、形質細胞はメモリー B 細胞となり、次に抗原が体内に侵入してきたときに速やかに免疫応答を起こすために備える。

　長寿命の骨髄細胞（BMPC）は、防御抗体の継続的かつ基本的なソースである。SARS-CoV-2 感染から回復した人は、再感染のリスクが非常に低い。それにもかかわらず、抗 SARS-CoV-2 抗体は、感染後最初の 2、3 カ月で急激に

減少していくことも報告された。本研究において、軽度 COVID-19 患者の血清抗 SARS-CoV-2 スパイク抗体が感染後最初の 4 カ月で急激に低下して、その後の 7 カ月にわたって、緩やかに低下したが、感染から 11 カ月後も、抗体の検出はできた。抗 S 抗体力価は、感染後 7 から 8 カ月後の 18 人の回復者の骨髄吸引物から得た S 特異的 BMPC の頻度と相関関係があった。SARS-CoV-2 感染歴のない 11 人の健常者では、抗 S 特異的 BMPC は検出されなかった。血液中に S タンパク質に対する休止期のメモリー B 細胞が、回復者で、検出された。結論として、人が SARS-CoV-2 に感染すると、強固な抗原特異的、長期間の体液性免疫応答が誘導されることがわかった。

　さらに、同じ Washington 大学の Ellebedy らにより、Pfizer-BioNTech 社 BNT162b2 ワクチンが同じ細胞の産生の引き金となっていることも明らかにされている（5672）。

5.7　長期 COVID（後遺症）

　COVID-19 感染急性期の後 COVID-19 に関連した症状が持続する患者がいる。このような状態に対する明確な定義がなく、種々の術語が用いられている。"long COVID（長期 COVID）" "post-COVID syndrome（COVID 罹患後症候群）" や "post-acute COVID-19 syndrome（急性 COVID-19 罹患後症候群）" などの術語の他に、一般の人々間では、"long haulers（長期罹患者）" などの言葉も使われている。本文では、「長期 COVID」を用いた。

　新型コロナ発生から 1 年以上が経過して、長期 COVID に関するデータも蓄積してきた。米国 Columbia 大学の Irving メディカルセンターの Ani Nalbandian らは、長期 COVID に関する総説を発表した（5701）。

　長期 COVID-19 は、「COVID-19 発症後 4 週間を超えて、症状の持続及び／または遅発のまたは長期の合併症」を特徴とする。この長期 COVID-19 は、さらに 2 つに分類される。1）亜急性または進行中の有症状 COVID-19 で、症状及び異常が急性 COVID-19 の後 4 週間から 12 週間存在する状態、そして、2）COVID-19 の慢性または罹患後症候群で、症状及び異常が急性 COVID-19 の開始から 12 週間を超えて継続または存在する状態の 2 つである。

　米国 Michigan の 38 病院の観察コホート研究（"米国研究" と呼ぶ）では、

退院後 60 日生存している 1,250 人の患者の予後を調査した。この研究期間中
に、患者の 6.7%が死亡し、15.1%が再入院となった。電話で調査した 488
人の患者のうち、32.6%は、継続的な症状があることが報告された。そのう
ち、18.9%は、新規または悪化した症状である。階段を上るときの呼吸困難
（22.9%）が最も普通に報告された症状であるが、咳（15.4%）及び味覚・嗅
覚の継続的喪失（13.1%）の症状も報告された。欧州からも同様な報告があり、
イタリアでの長期 COVID 研究（"イタリア"研究）では、最初の発症から平均
60 日のフォローアップ時に急性 COVID-19 から回復し退院した 143 人の患
者の 87.4%が持続的な症状を報告した。倦怠感（53.1%）、呼吸困難（43.4%）、
関節痛（27.3%）及び胸部痛（21.7%）が最も普通に報告された症状であった。
これらの患者の 55%は、3 つ以上の症状を有していた。QOL（生活の質）の
低下は、44.1%に見られた。また、フランスでの重篤ではない COVID-19 の
150 人の生存者に関する研究では 60 日間のフォローアップで、3 分の 2 に、
症状の持続が見られ、急性 COVID-19 開始時より、悪化したと感じる患者は、
3 分の 1 もいた。その他の研究でも、倦怠感、呼吸困難、そして、PTSD（心
的外傷後ストレス障害）、不安、うつ病、集中力と睡眠の異常のような精神的苦
痛が、フォローアップ時に約 30%以上で見られた。

5.8　動物・ペット

動物での感染事例

　英国 Nature 誌（2021 年 3 月 2 日配信）に、ライターの Smriti Mallapaty が、
コロナウイルスをもつ動物の探求に関する記事を掲載した（5801）。

　コロナウイルスが世界中で感染拡大をし始めてから、科学者は、人から野生動

表　動物のアウトブレイク

領域	ネコ	イヌ	ミンク	フェレット（ペット）	ライオン	トラ	ピューマ	ユキヒョウ	ゴリラ
アフリカ	0	0	0	0	0	0	1	0	0
アメリカ	40	32	19	0	1	2	0	1	1
アジア	9	13	0	0	0	0	0	0	0
欧州	16	2	317	1	2	1	0	0	0
合計	65	47	336	1	3	3	1	1	1

（原出典：OIE（The World Organisation for Animal Health）より）
（出典：Nature ホームページ 02 MARCH 2021 doi: https://doi.org/10.1038/d41586-021-00531-z より）

物に飛び移るのではないかと心配してきた。

　パンデミックの初期、ブタは、監視項目リストのトップにあった。ブタは、インフルエンザなどの他のウイルスも培養することが知られていて、そして、人と近接した形で、飼われている。パンデミックが始まった中国では、約 3 億匹のブタが飼育されている。

　ブタは、コロナウイルスも受け入れることができて、2018 年に、研究者は、新規のコウモリコロナウイルスが南部中国の約 25,000 匹のブタを殺したことを記述している。そして、2020 年 2 月に、SARS-CoV-2 の研究者が、人と同じ受容体である ACE2 タンパク質を通して、ブタに侵入することを示した。しかしながら、ブタに人工的に SARS-CoV-2 を感染させた実験では、そのウイルスは、あまりよく増殖しないことも見いだした。従って、ブタはウイルス感染に対してほぼ抵抗性であると考えられた。

　ブタのトップの座の代わりに、コウモリが注目の中心となった。コウモリが SARS-CoV-2 の源であると言われるようになった。しかしながら、ブタと同様に、コウモリの研究結果が一般的に安心できるものとなった。コウモリ 46 種類の細胞の ACE2 受容体の研究から、ほとんどは、宿主としては、あまり適していないことがわかった。1400 種類以上のコウモリがいるので、コウモリは、他の動物よりはブラックボックスであるが、コウモリと人は、近接して生きているわけではない。米国 Tufts 大学の Kaitlin Sawatzki らは、米国の北東部で捕らえた 321 匹のコウモリを検査したが、今までのところ、SARS-CoV-2 のウイルス RNA を検出できなかった。

　勿論、動物が人と非常に緊密に接触していたとしても、自然感染に対するバリアーは、高いと思われる。ひとつの衝撃的な例として、Sawatzki は、COVID-19 に罹患した患者のペットのフェレット 29 匹を検査した。持ち主が自宅で、疲れ気味で熱っぽく、回復する間、彼らは、フェレットと一緒にベッドで過ごしたが、ペットに対する検査で、ウイルス RNA または感染に対する抗体が陽性になったものは一匹もいなかった。

　また、ラボ実験では、ネコは簡単に感染して、他のネコに感染伝播を起こすことができるが、感染したネコは、病気になることはなかった。それらのネコは迅速に感染から回復するので、ネコは感染性が長く続かないのであろうと、

Colorado 州立大学の感染症研究者 Angela Bosco-Lauth は述べている。そして、ネコは、長期的にも人の健康に対するリスクを与えるとも思えないと追記している。パンデミックの第 1 波の時の 2020 年 4 月～9 月に、ドイツで、ランダムに選んだネコの血液 920 検体を、ドイツの連邦動物健康研究所のウイルス学者 Martin Beer らが調べた結果、わずか 6 検体（約 0.7%）が SARS-CoV-2 に対する抗体を持っていた。これは、人で検出された低い感染率に相当するものであった。パンデミックで激しく襲われた北部イタリア地方での研究では、家のネコ 192 匹中の約 6% が SARS-CoV-2 抗体を持っていた。感情的になってネコを恐れる必要もないが、人の感染の可能性のある、散発的なソースとして、除外することもできない。

　ミンク農場での大混乱もあった。オランダの 2 つの農場でのミンクの死亡の異常な急上昇が、2020 年 4 月に起こった。2020 年末までに、70 箇所のオランダのミンク農場が SARS-CoV-2 に感染した。このミンク農場における状況を、Sawatzki は、"破滅的な状況" と記述した。デンマークのある農場では、ミンクの SARS-CoV-2 抗体検査で約 97% が陽性となった。わずか 8 日前の感染率 6% から、急上昇した。

　ゲノム配列解析から、オランダで、2020 年の中頃に、2 人の農場作業者がミンクから COVID-19 に罹患したことが確認された。これが、動物が、ウイルスを人に移すことができた最初の証拠となった。今まで、少なくとも、60 人がミンクからウイルスに罹患したことが報告された。

　2020 年 11 月、デンマークの研究者がミンクから数種類の変異株を単離した。この変異株の 1 つは、予備的実験では、COVID-19 回復者血漿中の抗体を逃避することが示された。しかしながら、この変異株は、わずか 12 人で検出されたのみで、9 月の中旬以降検出されていないので、これらの感染者から他の人に移ったことはないと思われる。

　科学者は、ミンクそしてタヌキのような毛皮のために飼育されている他の動物に関して、中国で何が起こっているのかを心配している。SARS-CoV-2 と動物に関する研究が中国からほとんど発表されていない。SARS-CoV-2 の起源の WHO 調査隊が、2021 年 2 月 9 日の記者会見で、「中国全土の野生及び家畜動物の検査結果から、これらの動物の中で、ウイルスが循環しているとの証拠は

見いだせなかったと」述べた。

変異株のペットへの感染

　2020 年の晩秋ごろから、世界中に変異株が出現し始めた。英国での B.1.1.7、南アフリカでの B.1.351、そして、ブラジルでの P.1 変異株等である。

　本シリーズ Part1 で記載したが、いろいろな動物・ペットに SARS-CoV-2 の感染が確認されているが、その症状は、軽度であり、回復していた。

　変異株のペットへ初めての感染事例に関して、米国 Science 誌のオンラインニュース編集者の David Grimm 氏が記事に 2 つの事例に関して纏めている（5802）。

1）英国：イヌとネコへの英国変異株の感染事例

　英国の動物が心筋炎を煩った。心筋炎は心臓組織の炎症で、重症化すると、心不全の原因ともなる。フランスの国立持続的開発研究所の人獣共通感染症専門家の Eric Leroy 氏らは、ロンドン郊外の Ralph 緊急動物センターの心臓部門に入院したペットの解析を行った（5803）。この病院は、心筋炎を呈するイヌとネコの数が急激に増えたことに気づいた。2020 年 12 月から 2 月にかけて、心筋炎の発生率が 1.4％から 12.8％に飛び跳ねた。この上昇は、英国での B.1.1.7 変異株の発生率の上昇と一致した。従って、彼らは、8 匹のネコと 3 匹のイヌを調べた。これらの動物は、いずれも、心疾患の前歴はなかったが、すべて発症して、不活発や食欲不振の症状から速い呼吸や失神の症状を見せた。COVID-19 患者の症状で見られる心臓の異常が観察された。7 匹の動物の PCR の結果、3 匹が B.1.1.7 陽性であった。残りの 4 匹の動物の抗体検査では、その 2 匹が、ウイルスに感染していたことがわかった。

2）米国：イヌとネコへの英国変異株の感染事例

　米国 Texas A&M 大学の Jennifer Gauntt らは、米国 Texas 州で、B.1.1.7 変異株がイヌとネコのペットで確認されたことを報告した。2021 年 2 月中旬、そのペットの持ち主が COVID-19 と診断されたが、その家庭から、イヌとネコで B.1.1.7 変異株が検出された。そのペットは、2 月 12 日に検査したが、そ

の持ち主が COVID-19 と診断された後、わずか 2 日後のことである。いずれの
ペットも、検査結果が陽性であった時点で、何らの症状も現さなかった。それら
のペットの呼吸器スワブ検体を用いたゲノム配列解析の結果、イヌとネコの両方
とも、B.1.1.7 変異株と全く同一の配列を持っていた。

　このように、イヌやネコで、英国変異株の感染が確認された。英国変異株は、
感染力及び感染伝播性が従来株に比べてより高いと言われているので、本研究に
より、ペット動物が、今まで懸念されていた以上に、SARS-CoV-2 のアウトブ
レイクの動力学において重要な役割を果たす可能性のリスクも際立たせられた。
さらに、驚くべき予期しなかった発見として、B.1.1.7 変異株に感染したイヌ
とネコが異常な臨床的症状に発展したことである。心筋炎に続いておこる重度の
心臓異常や一般的な健康状態の顕著な傷害が、普通は見られる呼吸器症状無しに、
起こっていることである。確かに、スペインのネコで例外的に心肺異常に進展し
て、重度の呼吸器疾患に至った例はあるが、今まで、ネコやイヌの自然または実
験的な SARS-CoV-2 感染で、感染動物は、無症状か軽度の上気道疾患のみを
示していた。

　人への B.1.1.7 変異株の感染は、より高い COVID-19 死亡率または臨床的
重症化と関連があるとも言われているので、ペットでの心筋炎と B.1.1.7 変異
株感染の関連性を重視しなければならないように思える。この文脈で考えると、
多臓器炎症症候群と関連した心筋炎は、恐らく宿主の免疫応答の過剰さから起
こると思われるが、人（成人及び子供の両方とも）の COVID-19 でよく知られ
ている合併症であるとの事実を強調することが重要である。これらの結果から、
B.1.1.7、B.1.351 や P.1 変異株のような非常に高い感染力をもった変異株に
よる動物感染の研究及び調査を加速化そして強化することが緊急の課題であると
言える。

第6章
起源に関して

6.1 WHO 調査

　英国 Nature 誌に、ライターの Smriti Mallapaty 氏が、SARS-CoV-2 の起源を調査するための WHO の調査隊に関する記事を、2020 年 12 月 2 日に、配信した。

　この調査隊の調査目的は、SARS-CoV-2 が最初にヒトに感染したのがいつかそして、どのようにして起こったかの解明である。調査隊は、国際的なグループである。

　オランダ・エラスムス大学メディカルセンターの分子疫学専門のウイルス学者、Marion Koopmans 氏は、2013 年、850 人以上殺した MERS を引き起こすウイルスの中間宿主がヒトコブラクダであることを発見したチームのメンバーである。Koopmans 氏は、COVID-19 パンデミックの間、欧州のミンク農場での急速な SARS-CoV-2 拡大を追跡した。

　Koopmans 氏は、いかなるシナリオも排除せず、例えば、SARS-CoV-2 がたまたま研究室から漏れ出したとのありそうもないシナリオも調査すると述べている。他のメンバーであうナイロビの国際食料研究所の環境・食品安全研究者である Hung Nguyen 氏は、彼の知識から、病原体が武漢の華南海鮮市場のような生鮮市場で如何に感染拡大するかの調査に貢献すると思われる。Nguyen 氏は、サルモネラや他の細菌が彼の自国であるベトナムや南アジアで、小自作農家、屠殺場やライフアニマル・マーケットを通してどのように拡大したかを調べた。NY の非営利研究機構エコヘルス・アライアンス社長の Peter Daszak 氏もメンバーの一人であるが、コロナウイルスの研究を 10 年以上行っている。彼は、武漢ウイルス研究所（WIV）と緊密に仕事をし、ヒトに漏れ出した可能性の観点から、コロナウイルスに対してコウモリを検査した。他のメンバーの Fabian Leendertz 氏は、ベルリンのロバート・コッホ研究所の獣医師である。2014

年4月、Leendertz 氏は、ギニアの Meliandou 村を、西アフリカで最初の感染者である2歳の子供が死んでから何ヵ月かあとに、訪問した。Leendertz 氏の研究は、地元の人とのインタビューなどで、このアウトブレイクが子供たちが遊んでいた樹洞にすんでいたコウモリで始まったことを示唆していた。その他のメンバーとして、デンマーク、英国、オーストラリア、ロシアそして日本の研究者が含まれている。米国 Georgetown 大学の Angela Rasmussen 氏は、「アフリカまたは南アメリカの研究者はいない。そして、Daszak 氏の WIV との緊密性は、「もしウイルスが WIV から偶然に漏れ出したとの確証のないシナリオの中心が WIV であることを考えれば、利益相反の懸念を引き起こすだろう」と述べている。この調査隊は、ある時点で、数週間、中国を訪問するとされている。本調査員に、日本からは国立感染症研究所獣医科学部長、前田健氏が含まれている。

　とうとう、新型コロナウイルスの起源を調べるために中国湖北省武漢市を訪問している世界保健機関（WHO）の調査団が 2021 年 1 月 28 日、入国後の2週間の隔離期間を終えた（朝日新聞デジタル 2021 年 1 月 28 日）。そして、WHO 調査団は、29 日から本格的な現地調査を始め、2 月 9 日に、調査を終えて、記者会見に臨んだ。調査団とともに会見した中国の専門家は、ウイルスの由来が武漢以外の場所であることを強く示唆し、「武漢起源説」に区切りをつけたい思惑をにじませた。しかし、今回の調査では発生源の解明には程遠く、現地視察は中国主導で実施されたことを印象付けた（東京新聞 2021 年 2 月 10 日）。今回の WHO 調査に関して、英国 Nature 誌のライター Mallaparty 氏が、多くの疑問が残っているとして、纏めている（6102）。WHO 調査団の結論として、ウイルスは、恐らくコウモリに由来し、中間宿主動物を介して人に感染したと思われるとした。しかしながら、基本的な疑問、いつ、どこで、どのようにして、SARS-CoV-2 が最初に人に感染したのかに関しては、解明されていない。Nature 誌は、疑問点を調査団の4人に聞き取り調査を行った。

1）ウイルスは最初に報告された症例の前に、武漢で循環していたのか？

　「WHO 調査団は、最初の COVID-19 患者は武漢の、最近の旅行歴がなく、2019 年 12 月 8 日に発症した会社員であることを立証した」と、調査団を率いるスイスの WHO の食品安全科学者の Peter Ben Embarek 氏が述べた。し

かしながら、「ウイルスは 12 月中に安定化していたので、それ以前に市中に拡散していた」と思われるとも述べた。武漢の病院からの患者に関する詳細な報告では、2019 年 10 月から 12 月の間に、COVID-19 症状の 100 人以下の患者が同定されている。これらの人のうち 67 人の血液を用いて、SARS-CoV-2 の既感染で生じる抗体の検査を行ったが、全て陰性であった。このことから、12 月以前には大規模な感染クラスターまたは湖北省周辺での死亡の異常な上昇はなかったことを示唆している。

2) ウイルスは、2019 年 12 月前に中国以外で、人の間で拡散していたのか？

　以前、欧州の研究者は 2019 年 11 月以降の血液バンクでの検体に SARS-CoV-2 に対する抗体を検出したことを報告した。Ben Embarek 氏は、これが必ずしも、ウイルスが欧州から由来したことを示唆するものではなく、最初に知られた症例の前に武漢でウイルスが拡散していたとの考えを支持するものであると述べた。「その当時の武漢は、毎日全世界への直行便で、非常に緊密に結びついた国際的な都市であった。それゆえ、ウイルスが武漢で循環していたならば、旅行者を介して、世界中の他の場所に簡単に持ち込まれ、そして、異なる地域で、再び循環して、検出できなかったのかもしれない」と述べている。

3) 武漢華南海鮮市場の関連性は何なのか？

　ウイルスをコウモリから人に移した中間宿主動物が同定されていないが、科学者は、通常は生きた動物を売っている生鮮市場で食用として売られている野生種であるかもしれないと考えている。パンデミックの初期には、最も早い時期に感染した人々は華南海鮮市場を訪問していたので、その市場で売られていた何かが感染源であると思われたが、その他の初期の症例がその市場とは関連がないことがわかり、その市場との関連性の考え方も薄れた。そして、ウイルス粒子が、廃水下水で同定されたが、動物の死体からは検出されなかった。米国の WHO 調査団メンバーの Peter Daszak 氏は、「農場は、動物または作業者の間に、感染があるのかどうかを明らかにするために調査されるべきである」と述べている。

4) 野生動物の凍結肉はウイルスの初期の感染に関与していたのか？

WHO 調査団は、ウイルスが生きた動物から人に飛び移った可能性が最も高いと結論づけた。中国の科学者は、輸入凍結魚の包装体からウイルス RNA を単離したけれども、WHO 調査団は、「これらの物品は、武漢に最初にウイルスが侵入した経路とは関係なさそうである」と結論付けた。

5) ウイルスは、パンデミック前に、中国の動物の間で循環していたのか？

どのような動物がウイルスを人に移したのかを解明するためには、研究者はその動物にウイルスの存在の証拠を見つけ出す必要がある。Ben Embarek 氏は、今回の調査は、中国における動物全体の代表をしているものではなく、さらにもっと多くの動物を、特に野生動物の農場を、感染の痕跡があるかどうか検査すべきであると指摘した。

6.1.1　WHO 調査結果報告書（2021 年 3 月 30 日）

WHO と中国の合同調査研究報告書が、2021 年 3 月 30 日、WHO のホームページで公開された（6111）。A4 用紙で 120 ページに及ぶ長文の報告書であった。

WHO と中国は、SARS-CoV-2 の起源を調べるために、2021 年 1 月 14 日から 2 月 10 日まで、中国での現地調査を実施した。調査目的は、本ウイルスの人獣共通感染症としてのソース、及び中間宿主の潜在的役割を含めた人集団への侵入経路の解明を行い、"人及び動物への再感染" と "新規な人獣共通感染症の貯蔵庫の確立" の両方を防ぐことである。この解明により、人獣共通感染症の出現及び伝播の更なるリスクを減少させることに繋がる。

合同国際チームは、17 人の中国人と 17 人の国際的専門家から構成された。これらのグループは何カ月も一緒の作業をしていて、この 1 月の WHO の中国への訪問に至った。17 人の国際的専門家は、WHO が選び、中国の承認を得た人である（6112）。作業グループは、1）疫学、2）動物及び環境、そして、3）分子疫学及びバイオインフォマティクスで、各グループの活動結果の要約は以下である。

1）疫学

　疫学作業グループは、2019 年末の武漢及びその周辺の呼吸器疾患による死亡の調査研究から COVID-19 のより早期の症例の同定の可能性を調べた。中国の定点把握データ、疾患のラボでの確定結果、解熱剤の小売薬局購買報告、風邪及び咳の薬、武漢を含む湖北省全体の地域及び他の省の多くの病院で保存されている 2019 年後期の 4500 以上の研究プロジェクト検体の利用できる保管検体サブセットを利用した。これらの研究から、COVID-19 のアウトブレイク前の何ヵ月間の COVID-19 の死亡に関わる原因要因に影響を与える証拠は得られなかった。

　サーベイランスデータから、2019 年 12 月に、COVID-19 発症例が 174 例あった。COVID-19 アウトブレイク前の 10 月及び 11 月の 2 カ月間の呼吸器症状の約 76,253 例の記録を、臨床的な観点から精査した。92 症例が SARS-CoV-2 感染と適合すると思われたが、その後の検査及び外部の学際的な臨床的レビューをしたところ、どの症例も事実上 SARS-CoV-2 感染によるものではなかった。結論として、この 2 カ月間に、武漢で SARS-CoV-2 感染の実質的な伝播が生じたとは考えにくいことがわかった。また、華南海鮮市場がこのアウトブレイクの感染源ではないことも、疫学研究から示唆された。

2）分子疫学及びバイオインフォマティクス

　作業グループは、動物から収集したウイルスのゲノムデータを調べた。SARS-CoV-2 に非常に近縁なコロナウイルスは、コウモリとセンザンコウで検出されている。これらの結果から、これらの動物が COVID-19 の原因であるウイルスの貯蔵庫（リザーバー）である可能性を示唆している。しかしながら、これらの動物から見つかった何れのウイルスもが、SARS-CoV-2 の直接的な先祖として働いたと考えるには不十分な同等性である。一番高い遺伝子の相同性をもつ RaTG13 コウモリでも、高々 96.2% で、遠縁に当たるだけである。

　これらの知見に加えて、ミンクやネコの SARS-CoV-2 に対する高い感受性は、動物のその他の種が潜在的な貯蔵庫として作用したかもしれないことを示唆している。

　また、分子配列データに基づき解析すると、アウトブレイクは、2019 年 12 月中旬の何ヵ月か前のある時期に、開始していたかもしれないことがわかった。

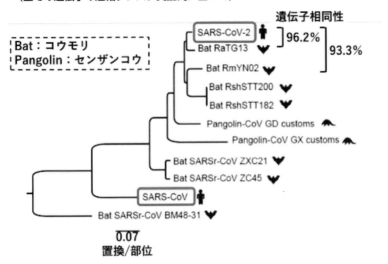

図　SARS-CoV-2 とコウモリとセンザンコウのコロナウイルスの系統樹
　　（全ての遺伝子の連結タンパク質配列に基づく）

出典：（一部追記）WHO ホームページ　Mar 30, 2021 https://www.who.int/publications/i/item/who-convened-global-study-of-origins-of-sars-cov-2-china-part より）

最も近い共通祖先の出現時期は、2019年9月末から12月初めと推定されたが、多くの推定値は、11月半ばから12月初めの間にある。

3）動物及び環境

　本作業グループは、キクガシラコウモリやセンザンコウを含む異なった動物で同定された、系統樹的に SARS-CoV-2 に関連したコロナウイルスに関する既存の知見をレビューした。しかしながら、SARS-CoV-2 の存在は、中国全土にわたってコウモリまたは野生動物の検体採取とその検査をしたが検出できなかった。8 万以上の野生生物、家畜及び家禽検体を中国の 31 省から収集したが、結果的に、中国での SARS-CoV-2 アウトブレイクの前後の検体において、SARS-CoV-2 抗体または核酸は検出できなかった。華南海鮮市場における動物製品の精力的な検査を行ったが、動物感染の証拠は見つからなかった。

　華南海鮮市場のまさに閉鎖時点での環境検体が、種々の表面、動物及び製品から収集された。収集した 923 検体のうち、PCR 陽性になったのは、73 検体

であった。この結果から、SARS-CoV-2による表面での広範な汚染が明らかとなった。このことは、ウイルスが、感染者、感染動物または汚染された製品を通して持ち込まれたことと合致した。

　SARS-CoV-2は、凍結食品、包装、及び低温流通製品で検出された条件下で、生き残ることがわかった。中国での最近のアウトブレイクでの初発症例は、低温流通にリンクしていて、ウイルスが低温流通製品を中国に供給する他の国からの包装及び製品で見つかっている。このことにより、ウイルスが低温流通製品で長距離運ばれうることがわかった。

　米国Science誌のKai Kupferschmidt氏は、このWHO報告書に対して、「"妥協的"なWHO報告書は、パンデミックの起源をほとんど明らかにせず、詳細な調査が次のステップである」との見出しで、記事を配信した（6112）。

　中国は、ラボからの流出仮説を強力に反論し、感染は、中国以外の海外の凍結品から持ち込まれた可能性を押しつけた。WHOの国際的専門家の何人かは、報告書の結論は国際的なチームと中国サイドが同意することができたことを反映していると指摘した。メンバーであるドイツのRobert Koch研究所のFabian Leendertz氏は、"この全体の報告書は妥協の産物である。そして、妥協の中で、お互いの見解を配慮しなければならない。"と述べている。

　報告書は、多くの更なる研究、特に、野生生物及び農場の動物のウイルス検体を採取して、可能性のある中間宿主を探しだす研究を提言している。

　英国Nature誌に、ライターのSmiriti Mallapaty氏は、今回のWHOの報告書に対して、起源に関する今後の課題と題して、記事を配信した（6113）。

　英国Glasgow大学のウイルス学者、David Robertson氏は、"報告書の細部は、有用であるが、新しい情報はほとんど含まれていない。提示された精力的なデータは、たくさんの今まで知られていたこと、特に、武漢での発症イベントの時期及び初期の症例に関しては、既知のことを確認したにとどまった。"とコメントした。

6.1.2　WHO独立委員会最終報告書

　新型コロナウイルスをめぐるWHOや各国の対応を検証してきた独立委員会は最終報告書をまとめ、初期対応に問題があったと指摘するとともに、新たな

感染症に備えるための枠組み条約の締結などを提言した。2020年9月から活動してきたWHOの独立委員会は2021年5月12日、最終報告書を公表した（NHK　2021年5月13日）。この中で、中国について医師らが原因不明の肺炎を迅速に察知したものの、WHOへの報告が遅すぎたため、初期対応にあたるための貴重な時間が失われたと指摘。また、WHOのテドロス事務局長が去年1月に宣言した「国際的に懸念される公衆衛生上の緊急事態」については、より早く宣言するべきだったとしたほか、宣言のあとも多くの国が積極的な対応を取らなかったと指摘。そのうえで、今後はWHOが当事国の同意なしに情報を発信できるようにするほか、各国の首脳級による理事会を作って緊急の際に速やかに資金を拠出できるようにすること、それに新たな感染症に備えるための枠組み条約を今後半年以内に締結することなどを提言した（同NHK）。

6.1.3　米情報機関の報告書

　2021年5月24日、米国ウォール・ストリート・ジャーナル紙（WSJ）は、「武漢ウイルス研究所（WIV）職員、2019年秋に体調不良で通院か：米報告書」の見出しで、新型コロナウイルスがWIVから流出した可能性もあることを指摘した。トランプ前大統領は退任直前、新型コロナなどの病原体を研究するWIVの複数の研究員が「新型コロナと季節性の通常疾患両方の症状」を訴え、2019年秋に体調不良に陥ったとする米国国務省の情報を公表していた。

6.1.4　WSJ紙社説（2021年5月27日）

　「武漢ウイルス研究所からのウイルス流出説、信頼性高まる」との社説をWSJ紙に掲載した。概略は下記の通り。

　1）ジョー・バイデン大統領は、新型コロナの発生源について、より突っ込んだ調査を行うよう情報当局に指示し、今までの対応とは異なる方針を示した。

　2）世界のメディアは2020年1月、中国の武漢市でウイルス感染が広がっていることを伝え始めた。トム・コットン米上院議員は2020年1月30日、「このコロナウイルスは地球規模のパンデミック（世界的大流行）を引き起こす可能性がある」と述べた。

　3）「注目すべきは、中国唯一のバイオセーフティレベル4のスーパー研究所

が武漢にあり、世界で最も危険な病原体を使った研究が行われていることだ。病原体の中にはコロナウイルスも含まれている」

　4）2020 年 2 月 6 日、華南理工大学の肖波濤（Botao Xiao、シャオ・ボタオ）教授（分子生物学）は、このウイルスについて「恐らく武漢の研究所が発生源だろう」と結論付けた論文を、研究者向けサイト「ResearchGate」に投稿した。中国当局の厳しい起源に関する発表規制により、同教授は論文を撤回した。（その後、肖教授らは消息を絶った）

　5）中国の駐米大使は、研究所からウイルスが流出したとの説は「全くばかげている」と主張。これを受けてコットン議員が中国に対し、「優秀な外国の科学者の調査を受け入れるべきだ」と述べると、メディアは否定的な反応を示した。「トム・コットン氏は、すでに誤りだと判断されたコロナウイルス陰謀説を繰り返している」（ワシントン・ポスト紙）

　6）医学誌ランセットは 2020 年 2 月 19 日、「COVID-19 の発生源が自然界にないことを示唆する陰謀説」を非難する科学者らの声明を掲載。ランセットの声明は動物学者のピーター・ダシャック氏がまとめた。同氏の非営利団体は武漢ウイルス研究所の研究に資金を提供している。ダシャック氏は、2021 年武漢に派遣した調査団の一員でもあり、その後も、この説は非常識であると主張している。

　7）米国立アレルギー感染症研究所（NIAID）のアンソニー・ファウチ所長は 2020 年 5 月、米誌ナショナル・ジオグラフィックとのインタビューで研究所説を一蹴した。しかし、彼が率いる NIAID は、かつてダシャック氏の非営利団体を通じて武漢ウイルス研究所に資金を提供していた。

　8）マイク・ポンペオ氏やドナルド・トランプ氏など、有力な共和党関係者が研究所説を指示し始めたが、政権によるパンデミック対応の失敗から人々の目をそらそうとしているとして非難された。CNN は、「アンソニー・ファウチ氏はコロナウイルスの発生源に関するドナルド・トランプ氏の理論を粉砕した」と報じた。

　9）自然界の新型コロナウイルスの発生源を誰も発見できない上、新たな情報によって研究所説の全面的な否定ができなくなった。最も重要な情報開示は、2021 年 1 月にトランプ政権の国務省が行った。

10)　国務省の報告書は、「最初の（新型コロナ）発生事例が確認される以前に、武漢ウイルス研究所の複数の研究者が、新型コロナと通常の季節性疾患の双方に当てはまる症状を示す病気になったことを信じるだけの理由が米政府にはある」と指摘している。

11)　同報告書は、武漢ウイルス研究所は中国軍との関係を維持しており、新型コロナに類似の各種ウイルスに関する研究について透明性を欠き、首尾一貫していないとも述べている。

12)　バイデン政権はこれらの指摘の大半を公式に受け入れた。ファウチ氏でさえ、研究所からの流出の可能性を認めた。

13)　上記したが、WHO 調査団が 2021 年に行った武漢訪問は新たな情報をほとんどもたらさなかったが、同調査団は研究施設からのウイルス流出は「極めて可能性が小さい」との判断を示した。

14)　この精査は 1 年前に開始されるべきものであった。しかし、党派色の強いメディアは公平な議論を妨げた。多くの「専門家たち」は政治的打算で動き、科学に従うよりも集団思考の犠牲になった。

と述べている。

米国 Science 誌（2021 年 5 月 26 日）によると、5 月 26 日の上院の公聴会で証言した何人かの連邦政府の科学者が、「WIV からの流出仮説は、SARS-CoV-2 の出現に対する信頼できる説明である。但し、ウイルスが野生動物または家畜から人に流出したとの競合的なシナリオよりは、可能性は低いけれども。」と述べた。バイデン大統領は、"情報活動コミュニティ"に、「決定的な結論が得られるように、情報の収集分析する努力を増強すること、そして、90 日以内にその結果を報告すること」を要請した。

6.2　ウイルス遺伝子から起源を探る

SARS-CoV-2 ウイルスの RNA ゲノム配列の解析結果は、GISAID　EpiCov データベース上に大量に蓄積されてきた。これらのデータに基づく系統樹を解析することにより、公衆衛生に重要な地域流行性（エンデミック）及びパンデミックウイルスに関する結論を導き出すことが可能となる。

米国 Emory 大学の Michael A. Martin らは、ウイルスの遺伝子配列の解析

によって、何が明らかになるかを概説している（6201）。

　新規のウイルスが出現した後で、ウイルス配列データとサンプリングデータを用いて、ウイルスが進化する速度及び全ての採取ウイルス検体の最も近い共通祖先の時期（Time of the most recent common ancestor: tMRCA）が推定できる。SARS-CoV-2 の場合、これらの解析から、約 1.1×10^{-3} 置換／部位・年間（1 置換が約 11 日毎）の速度で、TMRCA が、ほぼ 2019 年 11 月末であることが明らかとなった。COVID-19 アウトブレイクの初期の段階では、検体採取数が限定的であったため、この時期は、SARS-CoV-2 が人に感染した後、数週間のラグがあるように思える。

図 ウイルス遺伝子配列データから何がわかるのか？

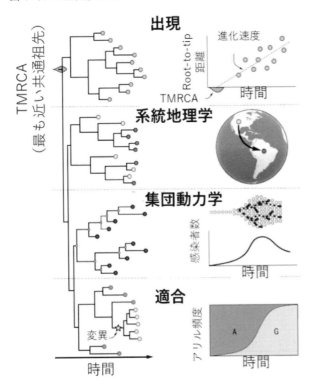

（出典：Science ホームページ　29 Jan 2021：　DOI: 10.1126/science.abf3995 より）

一旦、ウイルス蔓延が広範になると、系統動力学的解析により、ウイルスが空間的及び時間的にどのように感染拡大するかの理解が得られる。ある特定の地域からのウイルスを、世界的に感染拡大しているウイルスの観点から、位置づけることが可能となり、それぞれのウイルスのある地域への侵入数が系統地理学により推定できる。

　一旦、ウイルス系列がある地域に侵入すると、系統動力学的手法により、宿主集団の中でのウイルス拡散速度及び基本再生産数 Ro（ある感受性集団における、一人の感染宿主から引き起こされる感染者数）を推計することができる。パンデミックの初期には、Ro は、2 から 3.5 の間であったが、非医薬的介入が実施されてから、実質的に、減少した。

　系統動力学的解析は、ウイルス適合の事実を同定するためにも使用される。SARS-CoV-2 が本当にごく最近人に移り、感染拡大を容易にする置換変異を通して、宿主に適合したかもしれないので、適合は特別な関心事項である。より感染性が高いと言われた変異株の１つ、D614G（スパイクタンパク質の614番目のアミノ酸が、アスパラギン酸 D からグリシン G に変化したもの）は、2020 年１月に中国で出現したように思え、その後、全世界で優勢となった。D から G への置換は、試験管内での試験では、より効率的な感染及び増殖となり、動物実験では、感染伝播性を増強させた。合祖理論（現在の集団から得られる遺伝情報から過去の集団動態を推測する、集団遺伝学におけるモデルおよびその手法）に基づく系統動力学的解析では、ロンドンでの大量の感染者検体を用いた結果、614G クラスターが、614D クラスターに比べてより高い感染伝播性の傾向があることがわかった。比較的最近検出された英国での新規変異株 B.1.1.7 は、南西イングランドから全世界に急速に感染拡大したが、初期の解析結果では、その他の蔓延しているウイルス系列よりも実質的な適合有利性をもっていることがわかった。これらの最近の進化的事象が意味することは、SARS-CoV-2 は、まだ、人宿主間で、さらに効率的な感染伝播性を獲得する能力があることである。

　ウイルス適合を考える場合、最も恐ろしい懸念は、ウイルスがさらに悪性度の高いウイルスに進化して、重症化の程度及び死亡率が高まることである。しかしながら、自然選択は、ウイルス感染伝播性能力の変化に作用するのであって、悪性度そのものの変化に作用するものではない。より悪性度の高いウイルスが感染

した場合は、感染した個々人の接触率を減少させて、ウイルス感染伝播の機会を制限してしまうことになる。従って、より悪性度の高い SARS-CoV-2 株が、進化し易いのかどうかははっきりわからないことでもある。

　SARS-CoV-2 が感染拡大を続けるにつれて、ウイルスは、新しい進化的圧力に直面し始めることになる。例えば、2009 パンデミック H1N1 インフルエンザウイルスは、その出現の 2，3 年後に、抗原的に進化をし始めた。さらに、季節性コロナウイルスのスパイクタンパク質の適合進化の特徴的性質が、抗原性進化と一致していることも明らかとなってきた。

　ある種の SARS-CoV-2 変異株は既に抗原性進化を示しているとの証拠もあり、この抗原性進化は、集団免疫が自然免疫かワクチン免疫で形成されるように、続くように思われる。

武漢での最初の SARS-CoV-2 感染者はいつ頃だったのか？

　米国 California 大学 San Diego 校の Jonathan Pekar らは、分子時計系統樹解析手法等を用いて、武漢での最初の SARS-CoV-2 感染者はいつだったのかを推定した（6202）。中国でウイルスが 2019 年 12 月末最初に発見された時から 2020 年 4 月の中国への再導入が起こる前に循環していたウイルスの最後の時期の間に、SARS-CoV-2 の完全なゲノム 583 検体を採取した。これらの検体に対して、ベイズ系統動力学手法により、武漢での SARS-CoV-2 の出現時期の推定を行った。ベイズ統計学は、不確実性を確率によって評価し、データで条件付けてその確率を更新するという原則を、さまざまな応用場面に対して適用していく、シンプルで首尾一貫した体系である。進化速度は、7.90×10^{-4} 置換／部位／年と推定した。

　その結果、この循環している株の tMRCA（最も近い共通祖先の出現時期）は、平均が 2019 年 12 月 9 日（95% HPD：11 月 17 日〜 12 月 20 日）の 34 日間と推定された。HPD とは、事後予測分布における事後最高密度区間（highest posterior density）で、この共通祖先の発生時期は、11 月 17 日から 12 月 20 日の間と推定された。

　11 月 17 日が、COVID-19 の最初の文書化症例であると仮定すると、結果的に、武漢での最初の感染者は、SARS-CoV-2 に、2019 年 11 月 4 日もし

くはその近傍（95％上限 HPD：10月15日、99％上限 HPD：10月7日）で罹患したと思われる。

　また、SARS-CoV-2 パンデミックを通じての経験的観察から、SARS-CoV-2 の拡大においてスーパースプレッダーの並外れた役割がわかり、平均的な感染者は、ウイルスを拡散伝播していないことがわかった。これらの結果から、推定した流行のわずか29.7％のみが、自立的流行を確立することになったので、同じ動力学が人における SARS-CoV-2 の最初の確立に影響を与えたことが示唆された。そして、残りの70.3％の SARS-CoV-2 は、パンデミックに至ることなく、消滅しただろうこともわかった。

6.3　コウモリのコロナウイルス

　ほとんどの人のウイルス病原体は、時折（コロナウイルスやエボラウイルス等）またはしばしば（鳥インフルエンザ A ウイルスなど）、動物からの流出感染を通して出現し、人獣共通感染症に起源をもっている。

　コウモリは、ネズミ目に次いで多様な種を持ち、現在、約1420種存在する。全ての名前を持った哺乳動物の約22％に相当する。コウモリは、人に重度の疾患を引き起こす多様なウイルスの貯蔵宿主として知られていて、Hendra ウイルス、Marburg ウイルス、Ebola ウイルス、そして、問題のコロナウイルスの流出に関係している。

　中間宿主として、SARS-CoV の場合は、ハクビシン、MERS-CoV の場合は、ヒトコブラクダが推測されている。コロナウイルス HCoV-OC43 及び HCoV-HKU1 の場合は、自然宿主がネズミと推測されていて、そして、HCoV-OC43 の中間宿主は、ウシが可能性として考えられている。

　中国山東大学の Weifeng Shi、Hong Zhou らは、SARS-CoV-2 の起源を探るべく、新規コウモリコロナウイルスの発見に関する報告を、査読前の論文で、行った（6203）。

　彼らは、2019年5月から2020年11月の間、342匹の生きたコウモリから口腔スワブ109検体と糞便・尿の302検体を調べた。中国雲南省の約1,100ヘクタールの狭い領域からの23種類のコウモリの調査である。24のコロナウイルスのゲノム配列を行った結果、そのうち、4つは、SARS-CoV-2

に近縁の新規ウイルスであった。このうちの 1 つは、チビキクガシラコウモリから単離され、SARS-CoV-2 と 94.5％のゲノムの相同性があった。この相同性の高さは、RaTG13（96％の相同性）に次いで 2 番目である。他の 3 つの SARS-CoV-2 関連のコロナウイルスは、遺伝子的に異なった S タンパク質配列であったが、全体の遺伝子配列はほぼ同一であった。

　生態学的モデリング解析から、23 種類ものキクガシラコウモリが、南ラオスとベトナムから中国南部まで続く最も広大な連続的なホットスポットを持った、南東アジア及び中国南部地域で共在していることがわかった。本研究から、地域的な規模で、著しく多様なコウモリウイルスが存在して、SARS-CoV-2 及び SARS-CoV の親戚が南東アジア及び中国南部の広範な地理的領域で野生種の中で循環していることがわかった。これらのデータは、SARS-CoV-2 の起源を決定すべき調査のガイドになると思われる。

6.4　消去された遺伝子情報

　New York Times（2021 年 6 月 23 日）によると、武漢の COVID-19 の初期の症例の遺伝子情報がオンラインデータベースから消されていたことがわかった。査読前の論文（2021 年 6 月 22 日）で、米国 Fred Hutchinson がん研究センターの Jesse Bloom は、「消去された遺伝子配列の回復を行うことができたので、武漢での SARS-CoV-2 の初期の流行の解明に繋がるのではないか」と述べた。2020 年 3 月、米国国立医学図書館が管理する SRA(Sequence Read Archive) データベース上に、武漢大学の研究者が 241 例の遺伝子配列情報をアップロードしていたと思われたが、その後 6 月に投稿者の依頼で取り下げられていた。Bloom 氏は、消去された遺伝子配列の多くが、Google クラウド上に保存されていたことを見つけだし、このクラウド上のデータから何とか 13 例の配列を回復することができた。この研究結果は、これらの株が武漢ウイルス研究所から流出したとの仮説を裏付けるものではなかったが、どうして、このオリジナルな配列が削除されたのかどうかの疑念が残ることになった。

第7章

検査・診断方法

7.1 検査の基礎

　大阪市立大学大学院医学研究科寄生虫学の城戸康年准教授と中釜悠医師から、「SARS-CoV-2 抗体検査活用の可能性、特に、ワクチン接種後の抗体検査のあり方」に関するお話を、2021 年 3 月 17 日に、お聴きした。概要は下記の通りである。

1）新興感染症の血清学
　新型コロナウイルスが宿主であるヒトに感染すると、宿主に発熱などの症状と特異的抗体産生等の免疫応答が引き起こされる。この特異的抗体の検出を以て行う感染症の存在診断を、血清学的診断と呼ぶ。また、病原体そのものを検出する方法には、遺伝子成分を同定するための PCR 検査、そして、病原体由来のタンパク成分（抗原）を検出するための抗原検査がある。

2）SARS-CoV-2 のウイルス学の基本
　SARS-CoV-2 の抗原タンパク質であり、特異的抗体検査がターゲットとしているものに、ウイルス表面に存在しているスパイクタンパク質（S）と、複製時に大量に発現・合成される核カプシドタンパク質（N）が知られている。特に、S タンパク質上の RBD（受容体結合ドメイン）は、ウイルスが宿主側の受容体である ACE2 に結合し、宿主内に侵入するための重要な部位である。
　COVID-19 は、SARS-CoV-2 ウイルスが人に感染して生じる病名であるが、COVID-19 という感染症の本体解明には、当然ながら、病原体と宿主の双方の要因の理解が重要である。診断モダリティーの活用に関しても全く同様で、「病原体を検出する核酸増幅検査（PCR 等）や抗原検査」と「宿主免疫をモニター

する血清学的検査」の両面からの検査が必要となる。COVID-19 制圧への道のりは、血清動態の理解とその活用から始まる。

3）血清学的診断の基礎

　感染症の血清学的診断とは、病原体の侵入に対する宿主の液性免疫反応の評価である。抗体価上昇を指標とした血清学的診断は、通常、同一患者から採取された 1 組の急性期血清及び回復期血清のペア検体（paired serum）で、評価を行う。ウイルスに感染すると、宿主内でのウイルス増殖によりウイルス価が高まり、その後、免疫反応により産生される抗体価の上昇とともに、ウイルス価は減少してくる。セロコンバージョン（抗体陽転）とは、抗体価が上昇し、ウイルスが排除に向かう転換点を表している。SARS-CoV-2 の特徴的タンパク質としては、上述したように S タンパク質と N タンパク質があるが、複製時に大量発現する N タンパク質を認識する N 抗体は、液性免疫応答の最も早期の指標である。一方、S タンパク質に対するヒト S 抗体、特に RBD を標的とする抗体は、宿主細胞への侵入門戸たる ACE2 受容体と RBD の会合面を阻害し、ウイルスの侵入を阻害することができる。ウイルスを無毒化する機能（中和能）を持つ、S 抗体の抗体価は防御能の指標になる。S 抗体が持つ中和能がウイルス排除に重要であり、S 抗体のセロコンバージョンが起きないがために全身からのウイルス排除が著しく遅延してしまう症例を経験する。感染症は、病原体と免疫応答の双方が関与することから、病原体検査と血清学的検査は、「感染症診断」のコインの裏表であるとも言える。

　COVID-19 は、疾患として多様な特徴を持っているために、症例ごとに最適な診断アプローチも一様ではない。COVID-19 肺炎は、症状出現前からウィルス複製や病巣形成が始まっているため、有症状の COVID-19 肺炎患者が診断のために来院する頃には、鼻腔や上気道のウィルス量は減少に転じてしまっている場合すらある。COVID-19 肺炎の診断を PCR や抗原検査による病原体検出のみに頼ることには、限界がある。ウイルス検出可能時期は、1）下気道、2）糞便、そして、3）上気道の順に長いが、肺炎を発症する頃には、ウイルスは既に上気道からは減少していて、「PCR 陰性 COVID-19 肺炎」となる。

図　発症前後での SARS-CoV-2 感染検出用診断検査薬の推定経時的変化

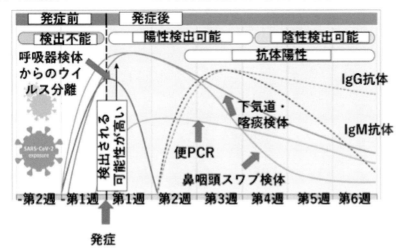

（縦軸：検出される可能性の高低）
（出典：JAMA ホームページ　May 6, 2020 doi:10.1001/jama.2020.8259 より）

　上図のように、COVID-19 の血清動態の理解に基づき、感染症診断の両輪を使いこなすべきである。

4）COVID-19 診断における抗体検査の役割

　感染の全体像を理解するために、抗体保有率を調査することがある。PCR や抗原検査は、現在アクティブな感染症をピンポイントで捉える検査アプローチである。一方、特異的抗体産生は病原体が排除されたのちも長く体内に影響が残るので、抗体検査は、アクティブな感染症から過去の既往感染まで、感染の全体を面で捉える検査アプローチである。抗体保有率の調査結果は、PCR や抗原検査によって把握された COVID-19 診断数が、氷山の一角を映し出しているに過ぎないことを明らかにした。COVID-19 の場合、水面下には、PCR や抗原検査の包囲網を掻い潜った軽症、無症状者、偽陰性そして未診断例が潜んでいることが、我が国の抗体保有率調査によっても明らかにされた。感染症対策には、「氷山」の大きさの把握が必要不可欠であるが、その方法としては血清疫学がほぼ唯一の手段である。

114

5）検査における陽性的中率の重要性

　検査の場合、感度、特異度が両方とも 100％であれば問題ないが、実際には、双方とも完璧な検査は存在しない。もし、感度、特異度が 98％の場合を考えて見る。因みに、感度とは、ある疾病を有する人において、検査で陽性と判断される割合である。特異度とは、疾病を有さない健康な人において、検査で陰性と判断される割合である。例として、厚生労働省は、2020 年 6 月 16 日、3 都府県で実施（6 月 1 日〜 7 日）した SARS-CoV-2 抗体検査の結果（第 1 回目）を公開した。東京都の場合、抗体陽性率は、0.1％であった。その後、同様に、2021 年 2 月 5 日に、2020 年 12 月（12 月 14 日〜 25 日）に実施した抗体検査の結果（第 2 回目）を公表した。東京都では、抗体陽性率は、0.91％であった。このデータをベース（第 2 回目のデータは計算上 0.9％とした）に、検査の陽性的中率を計算した。その結果、陽性的中率は、第 1 回目で、4.7％で、第 2 回目で、31％と大きく異なった。このように有病率が低い時には、陽性的中率は原理的に低迷する。陽性的中率の低さを検査法のパフォーマンスの低さと誤解してはならない。上述のように、陽性的中率には、検査法の優劣以上に有病率が大いに影響する。

　有病率が低いときには、Orthogonal testing algorithm を用いることで、検査陽性の的中率を高め、結果の解釈を助けることが出来る。複数の検査を実施して、すべて陽性の時に、「真の陽性」と判断する手法である。第 1 回の検査では、アボット社とロシュ社のキットを用いて、検査が行われたが、この両検査手法ともに陽性と判断された場合の陽性的

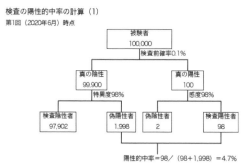

検査の陽性的中率の計算 (1)
第1回（2020年6月）時点

陽性的中率＝98／（98＋1,998）＝4.7%

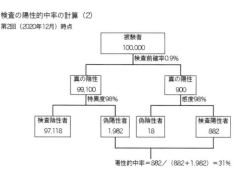

検査の陽性的中率の計算 (2)
第2回（2020年12月）時点

陽性的中率＝882／（882＋1,982）＝31%

陽性的中率の比較

陽性的中率	第1回 （2020年6月）	第2回 （2020年12月）
有病率	0.1%	0.9%
陽性的中率	4.7%	31.0%
アボット社（＊）	50%	84%
ロッシュ社（＊）	33%	52%

＊Orthogonal testing algorighmによる計算

抗体保有率調査結果　（厚生労働省）

	第1回（2020.5.31）		第2回 （2020.12.7）	
	抗体保 有率	累積感染 者数/人口	抗体保 有率	累積感染 者数/人
東京	0.10%	0.038%	0.91%	0.316%
大阪	0.17%	0.02%	0.58%	0.258%
宮城	0.03%	0.004%	0.14%	0.057%

（出典：厚生労働省ホームページ https://www.mhlw.go.jp/content/000734482.pdf
及び https://www.mhlw.go.jp/content/10906000/000640184.pdf より）

中率は、100％であった。下表のようになり、改善されていることがわかる。

　抗体保有率と累積感染者数／人口の乖離は大きく、PCR、抗原検査により把握された累積感染者数は COVID-19「氷山」の一角に過ぎないことが抗体保有率調査によって映し出された。

6）治療・予防への応用可能性

　COVID-19 に対する回復者血漿療法が注目されている。中和抗体価の高い回復者血漿投与が鍵となることもわかってきた。回復者の中和抗体価は、個々人で

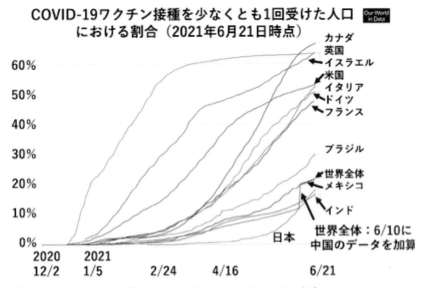

出典：Our World in data ホームページ　https://ourworldindata.org/covid-vaccinations より）

かなりのバラツキがあるので、中和抗体価のモニタリングが必須である。ウィルスを用いた中和試験で中和抗体価が判定できるが、この方法は実験そのものに負担が大きく、中和抗体価の代替となる「免疫指標」があれば簡便な方法となる。例えば、Ｓ抗体が、中和抗体の代替指標になりうるか等の検討が進められている。現在、ワクチン接種が全世界的に実施されているが、そのワクチン後に必要な免疫指標の確立も喫緊の課題である。従って、求められる免疫指標は、１）高中和能の回復者血漿を選抜するための抗体価基準、２）ワクチン接種後、感染・発症予防に必要十分な抗体価基準、である。

　このように、抗体検査は COVID-19 治療・予防開発にとって、必須の手段であることがわかる。

　2021 年 4 月 5 日時点での世界のワクチン接種状況は図に示してあるが、日本では、世界に比べて、ワクチン接種率はまだまだ低い状況である。

7.2　迅速検査（抗原検査）

　ウイルス感染の検査として、PCR 検査が最も一般的であるが、検査依頼から結果を得て、その対応をするまでに、最低 2 日間程度かかる。このウインドウ期間に、感染が拡大してしまう。さらに問題なのは、症状が現れる前に、SARS-CoV-2 感染者が、他の人に感染させてしまうことである。さらに、無症状の感染者も存在しているため、どの程度かは不明であるが、その無症状の感染

SARS-CoV-2 ウイルス量の経時的推移

（出典：BMJ 誌ホームページ 03 February 2021　doi: https://doi.org/10.1136/bmj.n208 より）

者からの感染拡大のリスクもある。発症前または無症候性の感染者の重要性を考えると、検査と結果の間の時間を短縮することが、感染伝播を最小化するためには、重要である。英国ユニバーシティ・カレッジ・ロンドンの Alex Crozier らは、COVID-19 に対する迅速検査技術応用の意義を述べている（7201）。

　検査結果の解釈には、感度（感染者の中で検査陽性となる割合）、特異性（感染していない人の中で検査陰性となる割合）、そして、集団での有病率と個人の状況を反映している検査前の確率の知識が必要となる。アッセイ内の管理は誤差を最小化するが、検体採取、検体処理、または報告の間における技術的な問題は間違った結果となる。ラテラルフローイムノアッセイ（Lateral Flow Immunoassays）は広く普及した試験方法の一つで、イムノクロマトグラフィーアッセイやストリップテストとも呼ばれる抗原検査方法の１つである。この抗原検査は、偽陽性の結果は非常に少ないが、低い有病率の状況では、確定 PCR 検査で検出できる。偽陰性結果は非常に危惧されることである。偽陰性は、技術的な誤差以外に、ウイルス抗原が、鼻や喉に放出される前の潜伏期間５日から７日の間に検査するときに生じる。通常、発症前の１日から２日前に、喉の検体で、検出可能である。スワブ検体の採取は、技術が必要で、訓練されていない人がスワブ検体を採取すると、偽陰性結果を与える可能性が高くなる。偽陰性結果は安全上の間違った感覚を与えてしまい、逆説的ではあるが、かえって、感染を拡大してしまうことになる。

　逆に、PCR 検査は感度が良すぎて、感染力をもった期間（通常、９日間）の後でも、ウイルス放出を検出してしまうので、平均 17 日間、PCR 検査陽性となる。このような PCR 検査陽性は、科学的には正しいけれども、これらの人は、感染性がなく、そして、隔離されるべきではない。さらに、いかなる検査といえども、検体が採取された時の単なるスナップショットである。

　従って、これらの検査の有用性と不確実性の理解の共有が、それらの検査を上手に使用する上で、重要である。

　ラテラルフロー検査（抗原検査）は、感染性のある症例のみを検出し、どこでも迅速に行うことができ、比較的安価で、ラボ検査室を必要とせず、そして、結果を迅速に送り返すことができる。従って、感染伝播や隔離期間を抑制するための幅広い集団検査として適している。ラテラルフロー検査は、PCR 検査に比べて、

感度は低いので、もし、感染性というよりも感染の検査として利用されるならば、さらに多くの偽陰性結果を与えることになる。これは、特に、検体の質に依存する。

　ラテラルフロー検査で感染性の症例を検出できるウインドウは狭い。検査を頻繁に行う場合に、これらの検査は最も適していて、本検査の目的は、発症前後の高いウイルス放出量をもった検体を検出することである。ラテラルフロー検査の結果が、陰性から陽性に変化する時、または、その逆の時、ほとんどの場合、多くの有症状症例で感染性の始まりと終わりに一致する。ラボの検査で行った場合、ラテラルフロー検査の最高のパフォーマンスは、感染伝播に繋がる症例の 91%を検出している。このように、検査感度は低いが、ラテラルフロー検査は、現時点での感染性の指標として有用で、PCR よりも、感染性期間の後を検出する可能性は少ない。

　検査戦略は、国毎に異なるが、多くは、ラテラルフロー検査を用いている。例えば、英国で、2021 年の始めにロックダウンを実施したとき、リバプール州での検査は、仕事場に焦点を当てて、エッセンシャルサービスの継続を可能とさせ、スーパーマーケットのような人が多く交わる環境での感染伝播を抑制することとした。ラテラルフロー検査の陽性結果は、PCR 検査とウイルスの遺伝子配列検査で確定した。中国、ベトナムやスロバキアでの集団検査の参加者は強制的であった。

　隔離から解放するための検査モデルは、感染というよりも、想定される感染性に隔離決定の焦点を当てて、繰り返しの検査をすることにより、感染性のない人の不必要な隔離を少なくすることである。PCR 検査は、非感染性の接触者の不必要隔離を短縮する方法として、使用されてきた。他方、毎日のラテラルフロー検査は、非感染性の接触者の不必要な隔離を終了させるための方法として、試験的になされている。しかしながら、PCR は、ウイルス暴露後 5 日目で、偽陰性率の中央値が 38%、8 日目で 20%である。家庭内接触者の"解放するための検査"の評価を行った結果、19%が、発症後 7 日目で検査陰性の後に、有症状になったか、または、PCR 検査陽性であった。

　従って、この戦略は、「リスクがないということではないこと」が示唆された。いかなる"解放するための検査"政策は、潜伏期間を説明して、時期尚早の復帰または危険行動のリスクを軽減し、そして、費用対効果が優れていなければなら

ない。

　英国政府が、新型コロナウイルス感染拡大を抑制するための主要な政策として、米国 Innova メディカル社の抗原検査薬を使用した（7202）。既に、11億ドル（1200億円）を支払っていた。感度は、PCR の Ct 値が 25 から 28 の領域で 88%、そして、Ct 値が 28 から 31 の領域で 76% であった。Ct 値が高いほど、ウイルス量が少なくなることを意味している。英国 Liverpool で何千もの検体で評価した結果、Ct 値が 25 以下の場合、症例のわずか 3 分の 2 が検出できただけであった。このことは、恐らく、3 分の 1 の感染性をもった症例を見逃したことを示唆している。Birmingham 大学の 2020 年 12 月の抗原検査の結果も震え上がらせた。症状のない学生 7 千人以上が Innova 社の検査薬で抗原検査をした。その結果は、わずか、2 例のみが、陽性であった。大学の研究者が PCR で同検体の 10% を再検査したところ、その他に 6 例の陽性結果がでた。全検体で考えると、60 人の感染学生を見逃したことになる。これらの学生は、ウイルス量が少なく、感染性の可能性は少ないと思われる。Birmingham 大学の検査評価の専門家である Jon Deeks 氏は、「ウイルス量が低い人が、感染が消えていく後期であるかもしれないが、彼らもまたより感染性となる途中かもしれない」と述べている。

　インドのように、多くの PCR 検査資源がない国では、単純に検査能力を補完するために、抗原検査薬を用いて、何ヵ月も行ってきた。大量迅速検査を実施して成功した例もあった。スロバキアであった。

7.3　スロバキアでの集団迅速抗原検査

　スロバキアは、人口 550 万人であるが、国民の成人全体に検査を試みた世界で初めての国であった。この広範な検査により、感染率を約 60% 減少させることを手助けした。スロバキア保健省の Martin Pavelka らがその詳細を報告した（7301）。

　2020 年末に向けて、スロバキアは、約 550 万人の全国民に検査を行い、重症 COVID-19 症例を隔離する政策を実施した。この迅速抗原検査キャンペーンで、5 万例以上の陽性症例が見つかった。Pevelka らのデータ解析から、2 回の抗原検査の後、感染有病率は約 80% 低下した。陽性結果が出た後の家族全体

の隔離が、感染有病率の大幅な低下には重要であった。2020 年の夏以降、スロバキアの感染は、その他の介入手段にもかかわらず。密度の高い検査が継続できなかったために、再燃した。

　迅速抗原検査は、安価で、大量に処理することができ、現場で 15 分から 30 分で結果がでる。ウイルス量の少ない感染を検出するには感度が低いが、感染性があると思われる症例の 70%以上が検出可能である。感染性の個人の検出において、ラテラルフロー検査の感度は、83%から 91%という高い数値が出ている。

　2020 年 10 月 23 日から 25 日までのパイロット的検査（最も感染者が多い 4 つのカウンティ）の後、10 月 31 日から 11 月 1 日まで、国民の集団検査を実施した。高い有病率のカウンティでは、11 月 7 日と 8 日に、2 回目の検査を実施した。全部で、5,276,832 件の抗原検査が訓練された医療者により実施された。その結果、全部で 50,466 人が検査陽性であった。パイロット検査での陽性率は、3.91%、1 回目の集団検査で 1.01%、そして、2 回目で 0.62%であった。集団検査を実施した 45 のカウンティで、1 週間で、感染有病率は、58%（95% CI、57%〜58%）低下した。検診参加率、再生産数及び前回の有病率で調整したとき、1 回毎の集団検査が、感染有病率を 56%（95% CI、52%〜59%）低下させた。このことから、2 回の集団検査を実施した 41 のカウンティでは、2 週間で、感染有病率を 81%（77%〜83%）低下させたことを意味する。パイロット検査もした 4 つのカウンティでは、3 週間で、91%（89%〜93%）低下した。

　本研究の結果が、集団検査によるものかどうかの判断は難しい。同時期に非医薬的介入が実施されていたからである。それにもかかわらず、1 週間で感染有病率を 50%以上（あるいは 2 週間で 80%）低下したことは、特に、小学校や職場がほとんどオープンしていた時期でもあり、注目すべきである。対照的に、英国での 11 月の 1 カ月のロックダウンでは、有病率の低下はちょうど 30%であった。スロバキアで 12 月に実施したより厳しい接触者制限でも SARS-CoV-2 の再燃の拡大を抑制できなかったことも合わせて考えると、集団検査キャンペーンが、感染症例の減少の大きなシェアを占めていることを意味する。

　このように国家レベルでの制限と検査結果陽性の家族の接触者の隔離を伴う集団検査の組合せで、スロバキアでは、感染有病率を急激に減少させることができ

た。感染拡大抑制政策と集団検査の正確な寄与度を解き明かすことは不可能ではあるが、集団検査がスロバキアでは、パンデミックの抑制に実質的な効果を示したように思えた。恐らく、この集団検査政策は、その他の国でも、SARS-CoV-2 の今後の封じ込め対策に価値ある道具となるかもしれない。

　SARS-CoV-2 有病率が低い場所では、COVID-19 抑制のために実施される制限がもたらす累積的損害も考慮して、感染を最小化しながらの社会的及び経済的活動の再開に重点を置くことである。ワクチンが SARS-CoV-2 感染伝播に対する効果に関する研究は進められているが、ワクチンまたは自然免疫を逃避するウイルスのリスクを、避けることができる感染伝播を通して、低下させる総括的な公衆衛生対策の部分として、迅速な抗原検査を使用する必要性がある（7302）。

7.4　ワクチン接種後の中和抗体とウイルス感染予防

　オーストラリアのニュー・サウス・ウェールズ大学の David Khoury らは、「中和抗体レベルが症候性 SARS-CoV-2 感染に対する予防効果レベルを予測できる」との論文を公開した（7401）。

　自然感染またはワクチン接種で誘導される SARS-CoV-2 に対する免疫は、再感染に対するある程度の予防を与え、そして／または、臨床的に重大な結果のリスクを減少させることが示されてきている。抗体陽転回復者は、再感染から89％予防できると推定されている。そして、ワクチンの有効率は、50％から95％と報告されている。しかしながら、予防的免疫の持続期間は現時点では不明であり、主要な免疫応答は必然的に低下して、そして、懸念される変異株の感染伝播が進行中である。

　予防に対する明確な代替指標は、経済の再開とワクチン及び免疫療法の迅速な改良促進において、信頼を与えるものとなる。

　従って、本研究では、試験管内の中和抗体レベルと観察された SARS-CoV-2 感染予防効果の相関関係を、7 種類のワクチンと回復者コホートからのデータを用いて、検討した。

　解析に用いた 7 種類のワクチンは下表の通りである。Covaxin（コバクシン）は、BBV152 とも呼ばれ、インドに本拠地を置くバーラト・バイオテック社が

代表的ワクチンの特徴

国名	会社名	ワクチン名	ワクチン分類
米国	Moderna社	mRNA-1273	mRNA
米国	Novavax社	NVX-CoV2373	組換えタンパク質
米国・ドイツ	Pfizer・BioNTech社	BNT162b2	mRNA
ロシア	Gamaleya研究所	rAd26-S + rAd5-S	アデノウイルスベクター
英国	Oxford大学・アストラゼネカ社	ChAdOx1nCoV-19	チンパンジーアデノウイルスベクター
米国	Johnson & Johnson社	Ad26.CoV2.S	アデノウイルスベクター
中国	シノバック社	CoronaVac	不活化ウイルス

インド医学研究評議会と共同で開発している不活化ウイルスベースの COVID-19 ワクチンであるが、この Covaxin のデータは、本研究のモデリングが完成した後でのみに利用でき、このスペアマンの相関係数の計算には使用されていない。

　７種類のワクチンと回復者血漿の研究から得られた中和抗体力価は、それぞれの研究で異なるアッセイ法のために、中和抗体力価は、同一の研究で同一のアッセイ法で評価した回復者血漿の平均中和抗体力価に対して標準化した。各研究における標準化した中和抗体力価レベルを７つの第３相臨床試験で報告された予防的有効率と比較した。研究間の不整合にもかかわらず、標準化中和抗体レベルとワクチン有効率の比較により、平均中和抗体レベルと報告された予防効率の間で、異なるワクチン全体で、著しく強い非線形的相関関係が見られた（スピアマン r=0.905；P=0.0046）。スピアマンの順位相関係数 r は統計学において順位データから求められる相関の指標で、ノンパラメトリックな指標である。すなわち２つの変数の分布について何も仮定せずに、変数の間の関係が任意の単調関数によってどの程度忠実に表現できるかを、評価するものである。

　結論として、中和抗体レベルが免疫防御能を高度に予想できることが明らかとなった。従って、SARS-CoV-2 に対する免疫学的予防に対するエビデンスベースのモデルを提供し、パンデミックの今後の軌道をコントロールするための

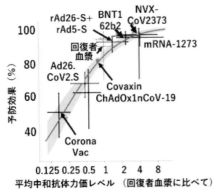

各種ワクチンにおける中和抗体力価と予防効果の相関

（出典：Nature Medicine ホームページ
17 May 2021 https://doi.org/10.1038/s41591-021-01377-8 より）

ワクチン戦略を開発する手助けになると思われる。

7.5　Pfizer-BioNTech 社ワクチン接種後の抗体応答（千葉大）

　2021 年 6 月 4 日、千葉大は、「新型コロナワクチン接種者 1,774 名のほぼ全員で抗体価上昇」とのタイトルでプレスリリースを行った。概要は下記の通り。

　新型コロナワクチン（ファイザー社製）を接種した当院職員の抗体価を調べたところ、1,774 名のうち 1,773 名、ほぼ全員に抗体価の上昇がみられ、ワクチンが有効であることを確認した。

【研究成果のポイント】

　●ワクチン接種前の段階で、抗体が陽性だったのは、21 名（1.1%）

　● 2 回目接種後、抗体が陽性となったのは 1,774 名中 1,773 名（99.9%）

　●抗体価は、接種前の中央値が <0.4 U/mL(多くが全く抗体がない状態) に対し、接種後の中央値は 2,060 U/mL と大幅に上昇

　●抗体価が上がりやすい因子として、1）COVID-19 既往歴あり（過去に感染）、2）女性、3）1 回目と 2 回目の接種間隔が長い（18 日～25 日）、そして、4）抗アレルギー薬の内服あり（花粉症薬など）

　●抗体価が上がりにくい因子として、1）免疫抑制薬の内服あり、2）年齢が高い、3）副腎皮質ステロイド薬の内服あり、4）飲酒の頻度が高い

治療薬とワクチン

　医薬品の開発は、探索基礎研究、非臨床試験、臨床試験（第1相、第2相そして、第3相）、そして、申請承認の流れで、進められ、通常は、10年以上の期間を要する。

　アーチー・コクラン（Archie Cochrane）は、1909年生れで1988年に亡くなった。スコットランドの医師で、医学の歴史では、影響力のある人物であった（8001）。50年前に、コクランは、「医師が疾患の治療をどのようにするかの決定は、厳正なる証拠、特にランダム化対照臨床試験（Randomized controlled trial：RCT）に立脚すべきである」と提案した。何十億人もの人が現在生存できているのは、たぶんこれらの考えからの恩恵を受けている。1993年、コクラン共同計画として知られている（単に、"コクラン"とも呼ばれている）国際的なネットワークが設立され、このグループ等は、医学等における膨大な体系的レビューライブラリーを構築して、多くの命を救う手助けとなる証拠の基盤を提供してきた。

　このCOVID-19パンデミックは、「根拠（エビデンス）に基づく医療」（evidence-based medicine：EBM）に対して大きな試練となり、"現行システム"が急激に変動している世界的な緊急事態に対応できないことが示されてしまった。

　厳格な体系的レビューは、完成させるのに、しばしば、

COVID-19臨床試験の規模

臨床試験の40％において、登録患者が100人以下で始まっている。このサンプルサイズでは、一般的には、少なすぎて、有用性がない。

（出典：Nature 12 MAY 2021 doi: 10.1038/d41586-021-01246-x より）

１年または２年かかるが、緊急な回答が求められる状況では、あまりにも長すぎて待てない。このパンデミックで生み出された研究速度と結果の量により、レビューのいくつかは、最新であることを維持させることが不可能となった。

　2020年、オーストラリア・Bond大学のグループが、新しい手法を開発して、完全な体系的レビューを２週間で完成させることができた。このためには、探索し、そして、データを抽出するための熟練したチームと自動化ツールが必要である。

　英国のSimon Carleyは、救急医で、EBMの専門家でもある（8002）。2020年２月、COVID-19症例が上昇したとき、Carleyは、「臨床医は突然根拠を放棄して、ただ生物学的に可能性があるだろうとの理由で、治療薬を選択した」と思った。Carleyが見た初期の研究は、対照群がしばしばない状態で公表されていた。あるいは、あまりにも臨床試験への登録者数が少なすぎる研究で結論を導き出そうとしていた。このCOVID-19パンデミックは、EBMの言葉が20世紀に作られて以来、EBMに対する最も大きな試練を与えた。

　COVID-19に関係する臨床試験は、2900件以上登録されたが、その多くは、参加者数が非常に少なくて、結論を得ることができなかったが、これと時期を同じくして、輝ける成果が得られた例もある。ワクチンの迅速なる臨床試験は、目を見張るべき成功であり、そして、例えば、ある種のステロイドは、臨床試験で、COVID-19と戦う手助けをすることも示された。しかしながら、ヒドロキシクロロキンは、効果は無かった。

"根拠" の革命

　医学は研究と根拠に基づくべきであるとの考え方は、驚くべきことに最近の話しなのである。今日、診療を行っている多くの医師は、医学部で、臨床試験に関してあまり教えられたことはない。主に「意見と経験」に基づく助言を提供することが標準的で、実際上は、その教室の最も高名な医師の助言に従うことを意味した。今日では、このことは、ときどき、Eminence-based medicine（高名者に基づく医療）と呼ばれている。1991年にEBMなる言葉が創成されたが、その後に、"個々の患者の治療に関する決定を行うとき、良心的で、明確で、かつ慎重な、現行の最善の根拠の使用"と定義されるに至った。

126

フィンランド・ヘルシンキ大学の泌尿器科医、Kari Tikkinen は過去に臨床試験を率いた経験もあるが、2020 年の初期、「ヒドロキシクロロキンのような試験されてない治療薬が有効である」と自信満々の医師に話したときは、ショックを受けたと行っている。「2020 年 5 月に服用を始めた、米国の前大統領 Donald Trump 氏に火をつけられた “Hype-based medicine（デタラメに基づく医療）” そのものであった」と、Tikkinen は述べた。

　ヒドロキシクロロキンは、COVID-NMA（WHO とコクランが支援する国際的な研究イニシアチブ）と呼ばれる 2900 の臨床試験データベースによれば、最も試験された薬剤である。約 89,000 人の患者を含む 250 件の研究で試験が行われた。多くがまだ進行中ではあるが、大規模な臨床試験である RECOVERY 試験から、ヒドロキシクロロキンは、2020 年 6 月、COVID-19 の治療には推奨すべきではないとの結論が既に出ている。

　メガ臨床試験である SOLIDARITY 試験は、30 カ国以上で、約 12,000 人以上が登録された。英国で 2020 年 3 月に迅速に立ち上げた RECOVERY 試験も、多くの科学者が畏敬の念で見つめた。それは、シンプルであって、簡単な同意手続き及び 1 つの結果評価（ランダム化した治療群または対照群での 28 日以内での死亡）であった。この試験は、180 箇所で、約 4 万人が登録している。そして、死亡率を減少させたステロイド剤デキサメタゾンは、ほぼ一夜にして、標準治療法を変更してしまった。また、RECOVERY 試験の 2021 年 2 月の発表では、モノクローナル抗体、トシリズマブは、重症 COVID-19 で入院した患者の死亡のリスクを減らすことが公表された。

　米国 FDA（食品医薬品局）の Kevin Bugin と Janet Woodcock は、COVID-19 治療薬の臨床試験の傾向を、ClinicalTrials.gov と WHO の国際臨床試験登録プラットフォーム（WHO ICTRP）のデータ

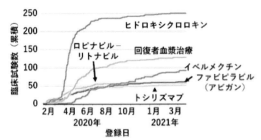

（出典：Nature 12 MAY 2021 doi: 10.1038/d41586-021-01246-x より）

ベースを用いて、分析報告した（8003）。

　ClinicalTrials.gov は、米国国立公衆衛生研究所 (NIH) と米国医薬食品局 (FDA) が共同で、米国国立医学図書館 (NLM) を通じて、現在行われている治験及び臨床研究に関する情報を提供しているデータベース。米国では，1997年11月に施行された FDA 近代化法（FDAMA）により，重篤または生命を脅かす疾患を適応症として行われる臨床試験の登録が義務付けられた。これに対応するため，NLM によって 2000 年 2 月に，臨床試験登録サイトとして ClinicalTrials.gov が開設された。その後，FDA に医薬品を申請するためには，その臨床試験を ClinicalTrials.gov へ事前登録することが義務化されている（8004）。

　Bugin らは、これらのデータベースから、2,024 以上の臨床試験（2,895 の個々の治療群に分類できる）を特定した。これらの臨床試験の登録者数は、50 万人以上の COVID-19 患者となった。2020 年の臨床試験数は、確実な増加傾向で、3 月の 443 件から、10 月まで、月あたり約 29％で増加した。4 月には新たに 543 件の臨床試験が開始されている。治療薬の分類別で見ると、時間とともに、その占有率が変化しているのがわかる。恐らく、パンデミックの過程で、臨床的な経験が反映された結果と思われる。3 月では、ほとんどの臨床試験は、抗ウイルス剤（31％）か免疫調節剤（31％）で、次に、組合せの薬剤（17％）が続いた。10 月には、抗ウイルス剤（17％）と免疫調節剤（26％）の占有率は減少して、中和抗体及びその他薬剤が増加した。この変化は、恐らく、「ヒドロキシクロロキン及びいくつかの既存薬剤の有効性がなかった」との知見によって、起こったと思われる。SARS-CoV-2 の受動免疫の探索研究は、回復者血漿及び関連薬（例えば、中和抗体）の臨床的評価に向かった。

　これらのデータベースを用いての評価の中で、残念ではあるが、COVID-19 の治療薬の大多数の臨床試験が、その後に活かされる情報を得るようにはデザインされていなかった。低いランダム化率と検定力不足の評価結果データであったため、安全性及び有効性の事項を解析できなかった。

　COVID-19 に対する抗ウイルス薬の開発競争は、次に起こるパンデミックを見据えて、熾烈に進められている。その現状を、英国 Nature 誌（2021 年 4 月 14 日）に、科学ジャーナリストの Elie Dolgin 氏が寄稿している（8005）。

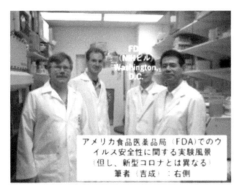

アメリカ食品医薬品局（FDA）でのウ
イルス安全性に関する実験風景
（但し、新型コロナとは異なる）
筆者（吉成）：右側

2003年は、致死的なインフ
ルエンザ株が鳥から人に飛び移っ
たことが香港とオランダから報告
され、そして、致死率の高い新た
なコロナウイルス SARS が出現
した。運良く、その後、最悪のシ
ナリオには至らず、SARS の脅
威が収まると、関心は蒸気の如く
消え去った。Robert Webner 氏
は、この時、鳥インフルエンザに関する指導的権威であり、「科学者や政策決定
者に次のアウトブレイクに対する準備するように」と呼び掛けていた。しかしな
がら、医薬の研究者は、その呼び掛けに注意を払うことはなく、そして、世界中
がその代価を支払う事態に至った。

　この米国セント・ジュード・チルドレンズ・リサーチ病院の Robert
Webster 氏は、「科学界は、本当に、SARS に対する汎用的抗ウイルス剤を開
発しておくべきであった」と述べている。その他の警告も、2012 年にあった。
即ち、MERS（中東呼吸器症候群）がいくつかの国で感染拡大した。

　レムデシビルは、7 年前に発足した、NIH 支援の Antiviral Drug Discovery
and Development Center（抗ウイルス剤発見・開発センター：AD3C) のお
かげで、出てきた。2017 年に、AD3C のメンバーは、動物実験でレムデシ
ビルが抗コロナウイルスの効果の可能性を証明していた。それと同じ時期に、2
つのエボラウイルスの流行時に、臨床試験がなされて、本薬剤の安全性がヒトで
確認されていた。即ち、COVID-19 に襲われたとき、レムデシビルは、効率的
に開発できる準備ができていた。そして、2020 年初期、3 カ月間にわたる大
規模なプラセボ対照臨床試験が実施されたが、本薬剤は COVID-19 で入院した
患者で改善を加速化したことは証明されたが、レムデシビルの有効性はここまで
であった。いくつかの臨床試験は、患者に恩恵を与えることができず、そして、
本薬剤は高価で、製造も難しくて、さらに、病院で静脈注射されなければならな
かった。これら全てのことが、パンデミックの渦中には好ましくない属性であっ
た。

抗ウイルス薬：ヌクレオシド類似体（モルヌピラビル）

　モルヌピラビル（Molnupiravir）は、承認が間近であるが、合成が簡単で、経口剤である。有症状の COVID-19 患者における感染性の期間を短縮化できることが示されている。このモルヌピラビルは、インフルエンザの治療のために開発された実験的な抗ウイルス薬で、合成ヌクレオシド誘導体 N4- ヒドロキシシチジンのプロドラッグである。ウイルス RNA 複製中にコピーエラーを導入することで抗ウイルス作用を発揮する。ウイルスの複製酵素は、この合成ヌクレオシド誘導体を取り込んでしまうが、ヒト宿主の複製酵素をだますことができないので、ウイルスのみが影響を受けことになる。

標的としての宿主細胞側の成分

　ウイルスそれ自身を標的とするのではなく、宿主である人の経路に着目する科学者もいる。米国 Stanford 大学の消化器学者で分子ウイルス学者の Jeffrey Glenn 氏は、多くのウイルスが細胞への侵入と複製を促進するために使用されている脂肪調節酵素を阻止する薬剤を開発している。酵素を阻害することによって、ウイルスがアクセスするのに必要な宿主機能を奪うことができるからである。Glenn 氏の以前の研修生であった、シンガポール Nanyang 工科大学の材料科学者 Nam-Jppn Cho 氏と韓国ソウルの Sungkyunkwan 大学の化学工学者 Joshua Jackman 氏は、エンベロープ型ウイルスの周囲にある脂質層に穴を作る小さなプペチド剤を開発した。これらの脂質は、人細胞の膜表面に由来している。しかしながら、このペプチドは、細胞ではなくウイルスを包み込む脂質のみを通り抜ける。なぜなら、膜構造のサイズとそれがどの程度折れ曲がっているかの差異があるためである。脂質コーティングは、全てのエンベロープ型ウイルスの共通の特徴であり、フラビウイルス（デングウイルスなど）、アルファウイルス（チクングニヤウイルスなど）、コロナウイルス、フィロウイルス（エボラウイルスやマールブルグウイルス）、レトロウイルス（HIV など）などを含む。これらの多様なウイルス全てにわたって、その他の共通した特徴は存在しない。それゆえに、Cho 氏は、宿主標的の抗ウイルス剤は、パンデミックに備えた道具として、より大きな可能性を持っていると考えている。

準備作業

　SARS が発生したとき、薬剤開発者は、いくつかの以前の研究を利用した。例えば、Pfizer 社のラ・ホーヤ研究所の科学者は、2003 年の SARS アウトブレイク時に、コロナウイルスの複製に不可欠なタンパク質を阻害する分子をデザインすることにより対応した。この酵素は、メインプロテアーゼ（Mpro）として知られている酵素で、ウイルスタンパク質の長鎖をそれらの機能的な部分に切断する酵素である。Pfizer 社の SARS プロジェクトを率いた Rob Kania 氏は、「約 6 カ月間、非常に精力的な努力をしたが、感染はまもなく減少していった。」と述べている。2004 年に最後の SARS 症例が報告された後、SARS 薬を開発していた Pfizer 社及び他の会社は、かれらのプロジェクトを棚上げにしてしまった。

"警告" であったパンデミック

　スイス Roche 社の感染症グローバルヘッドの John Young 氏は、「このパンデミックは、"警告" であった。次のパンデミックまでは、単に時間の問題である。産業界として、準備する必要がある」と言っている。そして、Novartis 社は、Mpro 酵素の汎コロナウイルス阻害剤を最適化しているが、化学生物及び治療薬のヘッドの John Tallarico 氏は、「ヒト臨床試験には少なくとも 1 年もあるが、その時点では、COVID-19 は、かなり抑制されているであろう。しかしながら、Novartis 社は、本プログラムを前進させることを公約している。」と述べている。

　日本の厚生労働省は、2021 年 5 月 26 日、「新型コロナウイルス感染症（COVID-19）診療の手引き・第 5 版」を公開した。改訂のポイントは下記の通り。

　1　病原体・疫学：〇変異株について感染性や重篤度、ワクチンへの影響等の情報を更新

　2　臨床像：〇 剖検の調査による報告を追加、〇 重症化リスク因子に妊娠後期を追加　〇 血栓塞栓症、小児家庭内感染、小児多系統炎症性症候群の国内データを追加

　3　症例定義・診断・届出：〇 病原体診断を更新（新型コロナウイルス感染症

病原体検査の指針・第 3.1 版に対応)、○ 届出は原則として HER-SYS を活用することと記載

4 重症度分類とマネジメント：○ 中等症 II におけるネーザルハイフロー・CPAP 使用回避の記述を削除、○ 自宅療養者に対して行う治療プロトコールを追加、○ 血栓症対策の治療内容を更新

5 薬物療法：○ 投与すべきでない薬剤（ヒドロキシクロロキン、リトナビル）について記載、○ 国内で承認されている医薬品にバリシチニブ（2021 年 4 月 23 日追加承認）を追加、○ ファビピラビルの国内での観察研究結果を更新

6 院内感染対策：○ 感染者の授乳について更新、○ ネーザルハイフロー使用時の感染対策を記載

7 退院基準・解除基準：○ 懸念される変異株（VOC）感染者も同様の退院基準であることを記載、○ 人工呼吸器等による治療を行った場合を追加

であった。

8.1 既存の治療薬

MedPage Today（2021 年 3 月 17 日、6 月 3 日更新）の記事に、米国における既存治療薬の現状が報告されている。

1）レムデシビル（Veklury）

米国 FDA で COVID-19 治療薬として、FDA の承認を得ている唯一の抗ウイルス剤。ウイルス増殖に必要な RNA 依存性 RNA ポリメラーゼに結合して、SARS-CoV-2 の複製を阻害する。FDA はまたレムデシビルと経口剤 JAK 阻害剤（バリシチニブ [Olumiant]）の組合せを重症 COVID-19 で入院した患者に対する緊急使用許可を出した。バリシチニブの単独使用は認めていない。

2）デキサメタゾン

抗炎症効果をもったコルチコステロイドであるデキサメタゾンは、COVID-19 で入院した患者に対して推奨されているが、入院しない、軽度から中等度の患者に対しては推奨されていない。RECOVERY 試験から、機械的換気が必要な患者におけるデキサメタゾンの使用は、標準治療に比べて、約 35% 死亡のリス

クを減らした。全体の死亡率も、デキサメタゾン使用で、入院患者で低下した。
NIH は、もしデキサメタゾンが利用できない場合は、プレドニゾン、メチルプ
レドニゾロンまたはヒドロコルチゾンを使用できるとしている。

3）トシリズマブ

　2021 年 3 月 5 日、NIH は、抗 IL-6 モノクローナル抗体に関するガイダンスを、
RECOVERY 試験等の試験のデータが利用できるようになったので、更新した。
入院 COVID-19 の患者の一部に対してデキサメタゾンとの併用でトシリズマブ
の使用を推奨した。侵襲的機械的換気等を必要として ICU 入室した 24 時間以
内の患者が含まれる。トシリズマブは、著しく免疫抑制された状態の患者に対し
ては避けるべきである。

4）抗凝固剤

　妊娠していない入院 COVID-19 成人はすべて静脈血栓塞栓症（VTE）を防止
するために、予防的抗凝固剤を受けるべきであると NIH は推奨している。重症
COVID-19 入院患者の妊婦でも、禁忌でなければ、予防的抗凝固剤を受けるべ
きとしている。

5）回復者血漿

　回復者血漿は、入院 COVID-19 患者の治療用の緊急使用許可（EUA）を得て
いるが、高力価の血漿のみが許可されている。COVID-19 の初期かまたは体液
性免疫が障害を受けている入院患者に制限されている。この適用は、2021 年
2 月に、高力価血漿のみの使用とさらに限定された。

6）モノクローナル抗体

　2021 年 4 月 16 日、FDA は、bamlanivimab（LY-CoV555）の単独使用を、
変異株への有効性の欠如のために、取り消した。NIH は、モノクローナル抗体
の組合せ治療を重症化するリスクの高い軽度から中等度の COVID-19 外来患
者への使用を推奨している。具体的には、Eli Lilly 社の bamlanivimab（LY-
CoV555）と etesevimab（LY-CoV016）の併用（2021 年 2 月に EUA）
か Regeneron 社の casirivimab および imdevimab の併用（2020 年 11 月
に EUA）のどちらか、また、重症化リスクのある患者に対する sotrovimab の
EUA も発行された（2021 年 5 月 26 日）。

7）ヒドロキシクロロキン

WHO と NIH は、ともに、入院または入院していない患者に対して、ヒドロキシクロロキンとアジスロマイシンとの併用または単独での使用を推奨しない。RECOVERY 試験から、ヒドロキシクロロキンの使用は、COVID-19 患者の28 日後の死亡率を低下させなかった。逆に、死亡のリスクの方に向かった。

8）イベルメクチン

2021 年 2 月、NIH は、イベルメクチンの COVID-19 における使用を"推奨しない"から、"治療に対して推奨するか推奨しないかに関して、データが不十分である"へと変更した。この抗寄生虫薬は、細胞培養の系では、SARS-CoV-2 の複製を阻害する可能性が示されたが、NIH によれば、試験管内の系で観察された抗ウイルス効果を達成するに必要な血漿濃度は、人での使用が承認されているよりも 100 倍高い濃度が必要である。

9）ビタミン C、ビタミン D 及び亜鉛

NIH は、データが不十分であるとしている。

10）コルヒチン

2021 年 4 月 21 日、NIH は、臨床試験に登録されていない限りは、入院患者でのコルヒチンの使用に対しては推奨しないとした COLCORONA 試験に関し、2021 年 1 月のプレスリリースでは、COVID-19 の軽症患者に対して症状の改善が見られたと発表した。

11）フルボキサミン

2021 年 4 月 23 日、NIH は、ガイダンスを更新して、COVID-19 治療のいかなるステージでも、この選択的セロトニン再取り込み阻害薬の使用を推奨するか推奨しないかのデータが十分でないとした。

8.2　新規治療薬

8.2.1　ナノボディ

抗体（IgG）の基本的な構造は、通常、Y 字型抗体として示され（図）、2 本の重鎖（H 鎖）と 2 本の軽鎖（L 鎖）からなる分子である。可変（Variable）領域が、ウイルス等の異物と結合する部位で、可変領域以外の定常（Constant）

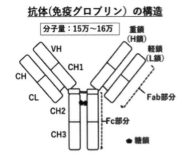

抗体（免疫グロブリン）の構造

分子量：15万〜16万

VH　重鎖（H鎖）
軽鎖（L鎖）
CH1
CH
CL
CH2　Fab部分
Fc部分
CH3　糖鎖

領域が、免疫を担う細胞が結合する部位である。IgG抗体の分子量は、約15万から16万で、比較的大きな分子である。トランプ前大統領も新型コロナウイルスに感染して入院したとき、投与を受けたRegeneron社のカクテル抗体もこのIgG抗体を2種類組み合わせたものである。

ラマやアルパカなどのラクダ科動物の抗体の中には、軽鎖を伴わず重鎖だけで形成される抗体が存在する。その重鎖の可変領域はVHH (variable domain of heavy chain of heavy chain antibody)抗体（または、単一ドメイン抗体）と呼ばれるが、通常の抗体のサイズ150-160 kDa（キロダルトン）に対して12-15 kDaと小型であることから、nanobody (ナノボディ)とも呼ばれている。

米国マサチューセッツ工科大学のRam Sasisekharan氏が、「将来に備えて：COVID-19に対するナノボディ？」と題して、ナノボディの概説をしている（8211）。

最初に米国国立衛生研究所のKoenigらの研究（8212）を紹介している。Koenigらは、アルパカとラマを、SARS-CoV-2のスパイクタンパク質で免疫

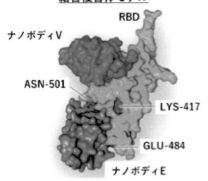

ナノボディEとVのSARS-CoV-2 RBDとの結合複合体モデル

RBD
ナノボディV
ASN-501
LYS-417
GLU-484
ナノボディE

（出典：N Engl J Med ホームページ
April 22, 2021 DOI: 10.1056/NEJMcibr2101205 より）

して、ウイルスのRBD（受容体結合ドメイン）に特異的に結合する抗体を同定した。Koenigらは、これらのナノボディを連結して、2つのパラトープをもった複合体を作成した。パラトープとは、抗原結合部位とも呼ばれ、抗体が抗原を認識して結合する部分である。従って、この2価性のナノボディは、1つの分子中に2つの抗原結合部位を持つことになる。連結ナノボディが、

それぞれのナノボディ単体に比べて、SARS-CoV-2 感染を 62 倍以上の中和抗体価を持つことがわかった。恐らく、スパイクタンパク質への親和性が改善されたからと思われる。

　また、ナノボディ V の結合部分は、スパイクタンパク質の 417 番、484 番、及び 501 番のアミノ酸残基を含んでいないことは注目すべきことである。最近の英国、南アフリカ及びブラジル変異株は、これらのアミノ酸残基に変異を持っているからである。

　ナノボディは、サイズが比較的小さいので、生物物理学的な性質も有利で、そして、モノクローナル抗体よりも安価に生産できる利点がある。また、Fc 領域がないことは、感染の抗体依存性増強反応という副作用を抑制することもできる。さらに、利点としては、ナノボディは、霧状にできるので、COVID-19 患者に吸入器で肺に直接到達できる。静脈注射で投与する抗体に比べて、より良い送達方法となる。ナノボディのエアロゾル製剤化は、非臨床試験では有望な結果が得られている。

8.3　ワクチン

　2021 年 4 月 27 日時点で、新型コロナウイルスワクチンが、10.6 億回、5,700 万人の人に接種された。全世界の人口 77.9 億人の 7.3％に相当する（8301）。

　パンデミックを抑制するためには、世界の人口の 75％以上がワクチン接種す

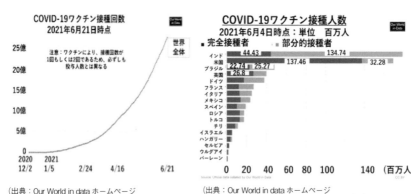

（出典：Our World in data ホームページ
https://ourworldindata.org/covid-vaccinations より）

（出典：Our World in data ホームページ
https://ourworldindata.org/covid-vaccinations より）

る必要があるだろうと、科学者は述べている。2021 年 4 月 25 日時点で、全世界で 10.3 億回分のワクチン接種が行われたが、わずか 10 カ国でその 75% 以上を占めている。米国と中国が全体の半分を占め、全体のわずか 2% がアフリカで接種された。170 以上の国は、その残りの接種回数である。6 月 21 日時点のワクチン接種状況は図の通り。

8.3.1 ワクチンの承認状況

種々のワクチンが開発されてきたが、承認されたワクチン等の一覧が、米国 Vanderbilt 大学の Buddy Creech らから、2021 年 2 月 26 日にオンライン上で発表された（8311）。

1）不活化及びタンパク質サブユニットワクチン

培養で増殖させ、化学的に不活化させて作成する不活化ワクチンは、安定的に発現し、立体構造的に本来の抗原エピトープを送達することができる可能性がある。中国の Sinopharm 社と Sinovac 社は、この種のワクチン開発では、先行している。

また、ワクチン開発の別のアプローチ法は、タンパク質発現をサポートする細胞ベースのシステムの一つで、組換えタンパク質サブユニットとして、S タンパク質を送達する方法である。

2）ウイルスベクターワクチン

ウイルスベクターワクチンは、宿主細胞で目的とする抗原の遺伝子配列を発現するように加工された複製欠損ウイルスを使用する。非増殖型のアデノウイルスは、HIV、結核、マラリア及びエボラウイルスに対して開発されてきた。

3）mRNA ワクチン

新規な手法である mRNA ワクチンは、多くの病原体に対するワクチン開発を大幅に改善する可能性がある。これらのワクチンでは、脂質ナノ粒子が、プレフュージョン安定化 S タンパク質をコードする mRNA を細胞内空間まで送れるようにプロテクトするために、使用されている。

4）アデノウイルスベクターワクチン（J&J 社）（1 回接種）

Johnson & Johnson 社（Janssen 社）の Ad26.CoV.2.S ワクチンの人での免疫原性の報告がなされた。Ad26.CoV.2.S ワクチンのランダム化二重盲

検プラセボ対照第1相臨床試験の中間報告が、米国・ベス・イスラエル・ディーコネス医療センターのKathryn E. Stephensonらから、報告された（8312）。

　本臨床試験には、25人が参加した。18歳から55歳の健常成人に対して、Ad26.CoV.2.Sの5x10^{10}（低用量）または1 x 10^{11}ウイルス粒子（高用量）を、単回または2回接種した。

　結論として、Ad26.CoV.2.Sワクチンの単回接種により、細胞性免疫応答同

表　SARS-CoV-2ワクチン

ワクチン		製造者	抗原	用量	投与方法
mRNA-1273	米国	Moderna	プロリン置換の完全長Sタンパク質	100μg	2回（28日間隔）
BNT162b2	米国・ドイツ	Pfizer-BioNTech	プロリン置換の完全長Sタンパク質	30μg	2回（21日間隔）
Ad26.CoV2.S	米国	Johnson & Johnson	組換え非増殖型ヒトAd26ベクター（完全長、安定化Sタンパク質）	5x10^{10}ウイルス粒子	単回
ChAdOx1（AZS1222）	英国	AstraZeneca/Oxford	複製欠損型チンパンジーアデノウイルスベクター（Sタンパク質）	5x10^{10}ウイルス粒子（標準）	2回（28日間隔）（12週以上の間隔も研究）
NVX-CoV2373	米国	Novavax, Inc.	組換え完全長プレフュージョンSタンパク質	タンパク質5μg、Matrix-Mアジュバント50μg	2回
CVnCoV	ドイツ	CureVac/GlaxoSmithKlein	プレフュージョン安定化完全長Sタンパク質	12μg	2回（28日間隔）
Gam-COVID-Vac（Sputnik V）	ロシア	Gamaleya国立疫学・微生物学研究センター	完全長Sタンパク質（アデノウイルスベクター）	10^{11}ウイルス粒子（各組換えAdに対して）	2回（最初、rAd26、2回目、rAd5）（21日間隔）
CoronaVac	中国	Sinovac-Biotech	Vero細胞で調製したSARS-CoV-2の不活化CNO2株	3μgと水酸化アルミニウムアジュバント	2回（14日間隔）
BBIBP-CorV	中国	Sinopharm 1/2	Vero細胞で調製したSARS-CoV-2の不活化HBO2株	4μgと水酸化アルミニウムアジュバント	2回（21日間隔）

ワクチン	保存条件	有効率	全体有効率	承認状況
mRNA-1273	−25℃〜−15℃；2〜8℃（30日間）；室温（12時間以内）	100%（2回目投与後14日）	92.1%（初回投与後14日）（95%CI、68.8%〜99.1%）；94.1%（2回目投与後14日）（95%CI、89.3%〜96.8%）	EUA：米国、EU及び英国
BNT162b2	−80℃〜−60℃；2〜8℃（30日間）；室温（2時間以内）	88.9%（初回投与後）（95%CI、20.1%〜99.7%）	53%（初回投与後）（95%CI、29.5%〜68.4%）；94.6%（2回目投与後7日）（95%CI、89.9%〜97.3%）	EUA：米国、EU及び英国
Ad26.CoV2.S	−20℃；2〜8℃（3カ月）	85%（28日後）、100%（49日後）	72%（米国）；65%（ラテンアメリカ）；57%（南アフリカ）	EUA: 米国（追記：2021年2月27日情報）
ChAdOx1 (AZS1222)	2〜8℃（6カ月）	100%(初回投与後21日）	64.1%（初回投与後）（95%CI、50.5%〜73.9%）；70.4%（2回目投与後14日）（95%CI、54.8%〜80.6%）	EUA: WHO/Covax、英国、インド及びメキシコ
NVX-CoV2373	2〜8℃（6カ月）	不明	89.3%（英国、2回目投与後）（95%CI、75.2%〜95.4%）；60%（南アフリカ）（95%CI、19.9%〜95.1%）	EUA：申請準備中
CVnCoV	2〜8℃（3カ月）；室温（24時間）	不明	第III相臨床試験段階	
Gam-COVID-Vac (Sputnik V)	−18℃（液体品）；2〜8℃（凍結乾燥品）（6カ月まで）	100%（初回投与後21日）（95%CI、94.4%〜100%）	87.6%（初回投与後14日）（95%CI、81.1%〜91.8%）；91.1%（2回目投与後7日）（95%CI、83.8%〜95.1%）	EUA:ロシア、ベラルーシ、アルゼンチン、セルビア、UAE、アルジェリア、パレスチナ、及びエジプト
CoronaVac	2〜8℃（保存期間は不明）	不明	第3相臨床試験未発表 報告有効率；2回目投与後14日、50.38（軽症）及び78%（軽症から重症）（ブラジル）；65%（インドネシア）；91.25%（トルコ）	EUA：中国、ブラジル、コロンビア、ボリビア、ブラジル、チリ、ウルグアイ、トルコ、インドネシア及びアゼルバイジャン
BBIBP-CorV	2〜8℃（保存期間は不明）	不明	第3相臨床試験未発表 未公開発表；79%と86%有効率	EUA：中国、UAE、バーレーン、セルビア、ペルー及びジンバブエ

（注記：BNT162b2 ワクチンの2〜8℃保管に関しては、5日間から1カ月に延長：2021年5月17日　欧州医薬品庁）
（出典：JAMA ホームページ　February 26,2021 doi:10.1001/jama.2021.3199 より）

様に、迅速なSタンパク質に結合する抗体及び中和抗体応答が、免疫後8日目までに、90%のワクチン接種者で誘導されることが明らかとなった。

　また、Johnson & Johnson のワクチンの特徴が、米国 JAMA 誌の副編集長 Edward H. Livingston らにより、纏められている（8313）。

1）保管は、超低温を必要としない。マイナス4℃で2年間安定である。

2）単回接種で、中等度から重症 COVID-19 の予防に 66%、COVID-19 関連入院及び死亡の予防に 100%効果があることが示されている。

3）米国でのコロナワクチン緊急使用許可（EUA）が、2021 年 2 月 27 日に米国での 3 番目（Pfizer 社、Moderna 社に次いで）のワクチンとして、付与された。

5）アデノウイルスベクターワクチン（ロシア）

5.1） 第 3 相臨床試験中間報告

　2 種類のアデノウイルスを組合せたロシアのワクチン、Gam-COVID-Vac（Sputnik V）に関するロシアでの第 3 相臨床試験の中間報告が、ロシア国立 Gamaleya 疫学・微生物学研究所の Denis Y Logunov らにより、医学界では最も権威ある英国 Lancet 誌（2021 年 2 月 20 日）に掲載された（8314）。

　アデノウイルスベクターは、ベクター成分に対する免疫応答を誘導させて、抗原で誘導される免疫応答を減弱させるかもしれないが、初回と 2 回目のブースター免疫で、異なるベクターを使用すれば、この免疫応答の減弱の可能性を最小化できると思われる。このような考えから、rAd26-S と rAd5-S の 2 種類の異なるワクチンを開発した。それぞれのベクターは、完全長 S タンパク質の遺伝子が導入されている。Sputnik V に関する第 3 相臨床試験の安全性及び免疫原性については、既に報告されている。本研究は、rAd26-S と rAd5-S ベクターに基づく COVID-19 ワクチンである Gam-COVID-Vac の、ランダム化二重盲検プラセボ対照第 3 相臨床試験である。参加者数は、21,862 人。RBD 特異的 IgG 抗体力価、ウイルス中和抗体力価、及び IFN-γ 応答を含む最初の免疫原性結果の中間報告であり、主要評価項目は、本研究期間に、ラボ検査で確認された COVID-19 無しの人の参加者中の割合である。

　結論として、本中間解析から、ワクチンの有効率（第 1 回接種後 21 日目から、即ち、第 2 日目接種日からの COVID-19 に対する有効率）は、91.6%（95% CI、85.6 〜 95.2）であった。

5.2） ロシアのワクチンは安全か？

　米国 Science 誌（2021 年 4 月 30 日）に、科学ジャーナリストの Sofia Moutinho らが、ロシアワクチンの安全性に関する記事を掲載した（8315）。

ロシアの COVID-19 ワクチン、スプートニク V は、非増殖型アデノウイルスベクターワクチン、2 種類のアデノウイルスベクター Ad5 と Ad26 を用いている。ブラジル国家衛生監督庁（Anvisa）は、27 日までに、スプートニク V の緊急輸入申請を不許可とした。スプートニク V を製造しているロシアの製造施設のいくつかが、「2 つのベクターの 1 つが複製可能なアデノウイルスを含んでいること」を示したためである。ワクチンを受けた人に対して潜在的な危険を与えることになる。アデノウイルスは普通の風邪の原因となるが、このアデノウイルスから、E1 遺伝子を取り除いて、複製できないようにして、スプートニク V ワクチンを作っている。

　スプートニク V のデータに関するロシアの透明性の欠如に対する不満が何ヵ月も燻り続けたけれども、世界中の多くの公衆衛生高官や科学者は、2 万人にも及ぶ臨床試験の結果が、世界的な権威ある雑誌 Lancet 誌に掲載された時、安心した。本研究結果から、ワクチンは安全で、有症状の COVID-19 を予防する有効率が 91.6% であることが示された。

　スプートニク V の Ad5 と Ad26 は、HEK293 細胞（ヒト胎児性腎臓細胞株）の培養により、製造される。アデノウイルスがヒト宿主にいったん入った場合、そのウイルスが増殖できないようにするため、増殖に必要な E1 遺伝子を取り除いてある。このウイルスは、代役である E1 遺伝子をもつように遺伝子工学的に改変された HEK 細胞においては、ウイルスのコピーを自分自身で作ることができるが、それらは、いったんヒト細胞から分離され、最終ワクチン製剤として包装されれば、増殖できないと考えられている。

　5 型アデノウイルス（Ad5）は、長い間、まれではあるが、HEK293 細胞から E1 遺伝子を獲得して、増殖できないと思われていたウイルスを増殖可能なウイルスに転換することが知られている。アデノウイルスは普通は軽度の風邪を引き起こすが、免疫抑制された人が気づかずに増殖可能なアデノウイルスを含んだワクチンの接種を受けると、特別なリスクに曝されることになる。

6）チンパンジーアデノウイルスワクチン（アストラゼネカ）
　アストラゼネカ社ワクチンは、超低温冷凍庫ではなく通常の冷凍庫で保管できるメリットがある。従って、アストラゼネカ社のワクチンは、Pfizer 社、

Moderna 社に次いで、希望の星であった。

　米国 Science 誌の 2021 年 3 月 26 日号に、特派員の Gretchen Vogel 氏と Kai Kupferschmidt 氏がアストラゼネカ社ワクチンに関するデータや安全性の懸念に関して記事を寄稿した（8316）。

　アストラゼネカ社の最初の有効性のデータは、本シリーズ Part2 でも詳述したが、第 1 回目と第 2 回目のワクチン接種量が異なるなどの問題があった。そして、ここ数週間で、ワクチン接種者の 10 名程度が、異常な凝固異常を示したために、欧州の 20 カ国以上で、アストラゼネカ社ワクチンの接種の一時中断の事態となった。その後、欧州医薬品庁がその事態を調査した後、多くの国で、ワクチン接種は再開された。

　欧州のワクチン被接種者に見られた非常にまれな血液学的異常は、恐らく、ワクチンにとって最も気がかりな展開であったが、多くの科学者は、それらをどう判断するか未だわからない。ドイツ、イタリア、オーストリア、ノルウェー及びデンマークで、広範な血液凝固、低い血小板数及び内出血に至った人の症例が報告されている。すくなとも、7 人が死亡した。ノルウェー医薬品庁の医長、Steinar Madsen 氏は、「それは、症状の非常に特異的な像で、私たちの国のトップの血液学者は、そのような症状は今まで見たことがない」と述べている。ドイツの規制当局である Paul Ehrlich（ポール・エールリッヒ）研究所は、いわゆる"脳静脈血栓症"の 7 症例の報告を受けたあとワクチン接種の一時中断を推奨した。この血栓症は、非常にまれな脳卒中であるが、脳の広範な生命に関わる出血に至り、ワクチン接種後 2 週間で起こる。「このような症例は、その時期には 160 万人のワクチン非接種者に 1 人発生したと思われ、その問題は、偶々であると思われる以上に、ワクチン被接種者の間でより普通であるように見える」と述べた。

　2021 年 3 月 18 日、欧州医薬品庁は、ワクチンとの関連性を除外することはできず、医薬品情報に警告を追記することを決定した。しかしながら、強調したことは、ワクチンの恩恵は、リスクを上回るので、欧州諸国にワクチン接種の再開を促した。多くの国ではそうしたが、5 つのノルディックの国ではしなかった（フランスは、その疑われる副反応がより若い人で見られるように思えるので、55 歳以上の人に使用するように制限した）。

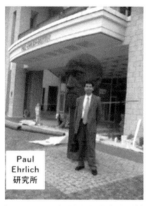

Paul
Ehrlich
研究所

（Paul Ehrlich 研究所訪問時の筆者（吉成））

免疫性血小板減少症（ITP）と呼ばれる、ほぼ同様な血液疾患が、米国で Pfizer 社または Moderna 社の COVID-19 ワクチンの接種を受けた人で、少なくとも 40 人で見られたが、米国 FDA は、この症候は、ワクチン接種者でより一般的であるとは思えないと述べた。

血栓症等で議論のあるアストラゼネカ社ワクチンであるが、南アフリカ変異株 B.1.351 に対するワクチン有効性に関する論文が、2021 年 5 月 20 日、米国のニューイングランド・ジャーナル・オブ・メディシン誌に発表された（8317）。

南アフリカのウィットウォーターズランド大学の Shabir Madhi らが、アストラゼネカ社ワクチン ChAdOx1nCoV-19（AZD1222）の南アフリカ変異株 B.1.351（501Y.V2）に対するワクチン有効性と安全性の検討を、多施設、二重盲検、ランダム化対照臨床試験にて、実施した。2020 年 6 月 24 日から 11 月 9 日の間で、HIV 陰性の成人（18 歳から 65 歳未満；中央値、30 歳）2026 人の参加者。主要評価項目は、ワクチンの安全性と有効性で、症候性 COVID-19 疾患に対する 2 回目接種後 14 日以上の評価である。

結果として、ワクチン接種者からの血清検体は、プラセボ接種者からのものに比べて、偽型ウイルス及び生ウイルス中和活性評価試験で、B.1.351 変異株に対して抵抗性を示した。主要評価項目解析では、軽度から中等度 COVID-19 発症者は、717 人のプラセボ群で 23 人（3.2%）、750 人のワクチン群で 19 人（2.5%）、有効率は 21.9%（95% CI、-49.9%〜 59.8%）。COVID-19 の 42 人のうち、39 症例（配列データのある 41 症例の 95.1%）は、B.1.351 により引き起こされた。この変異株に対するワクチン有効率は、10.4%（95% CI、-76.8%〜 54.8%）。重症副反応は、両群で同等であった。

結論として、アストラゼネカ社ワクチンは、南アフリカ変異株 B.1.351 による軽度から中等度 COVID-19 発症に対する予防効果をほとんど示さなかった。B.1.351 変異株に対するワクチンの有効性の検討が同時期に実施された例に関して、部米国メリーランド大学の Kathleen M. Neuzil が纏めている（8318）。

Novavax 社の NVX-CoV2373 ワクチンは、B.1.351 変異株による症候性 COVID-19 発症に対する有効性が 49.4%（95% CI、6.1%～ 72.8%）であった。Johnson & Johnson 社の Ad26.COV2.S ワクチンは、B.1.351 変異株が優勢な循環株であった南アフリカにおける参加者で、中等度から重症 COVID-19 疾患に対する有効率は、64.0%（95% CI、41.2%～ 78.7%）、重症から重篤 COVID-19 疾患に対する有効率は、81.7%（95% CI、46.2% ～ 95.4%）であった。Pfizer-BioNTech 社の BNT162b2 ワクチンの有効率は、南アフリカでの 800 人の参加者の第 2 回目の臨床試験で、ワクチン群で COVID-19 が 0 症例、プラセボ群で 9 症例であった。この 9 症例のうち、6 症例は、B.1.351 系列であった。

以上のように、アストラゼネカ社以外の Novavax 社、Johnson & Johnson 社、Pfizer-BioNTech 社ワクチンは、B.1.351 変異株に対しても有効性を示した。

7）不活化ワクチン（インド）

米国 Ocugen 社（Malvern、ペンシルベニア州）は、2021 年 5 月 3 日、「COVAXIN ワクチンが、SARS-CoV-2 の主要な 3 種の変異株に有効である可能性がある」とプレスリリースした（8319）。

インド医学研究評議会（ICMR）- 国立ウイルス学研究所（NIV）の科学者が COVAXIN ワクチンのブラジル変異株（B.1.128.2）に対して有効性の可能性を示した。ICMR は、今まで、英国変異株 B.1.1.7 とインドの 2 重変異株 B.1.617 に対しても有効であることを示してきた。注目すべきは、ブラジル変異株 B.1.128.2 は、ニューヨークで発見された E484K 変異を含んでいることである。

COVAXIN ワクチンは、インドの Bharat Biotech 社の COVID-19 ワクチンで、ICMR-NIV と共同で開発している。本ワクチンは、高度に精製された不活化ワクチンで、ベロ細胞（アフリカミドリザルの腎臓上皮細胞に由来する細胞株）を用いて製造される。ベロ細胞は、今まで、供給された 3 億回分以上のワクチン製造がされていて、優れた安全性追跡記録を持っている。複数の抗原に対する強力な免疫応答を誘導することに加えて、本ワクチンは、複数のエピトープ

に対するメモリー T 細胞応答を生成することも示されている。本ワクチンは、2 〜 8℃で保管できる。

　ICMR の研究では、本ワクチン接種した人の血清は、試験管内プラーク減少アッセイ法で、SARS-CoV-2 変異株であるインド 2 重変異株 B.1.617、英国変異株 B.1.1.7、ブラジル P2 変異株 B.1.1.28 を効率的に中和した。これらの研究から、COVAXIN ワクチンは、複数の SARS-CoV-2 変異株に対して有効であることが示唆された。

　Ocugen 社は、COVAXIN ワクチンの米国市場での開発を行っていて、第 3 相臨床試験の 2 回目の中間結果では、COVAXIN ワクチンの全体的な有効率は 78％で、重症 COVID-19（入院を含む）では、100％であった。

8）ワクチン（中国）

　WHO は、2021 年 5 月 7 日、シノファーム社の新型コロナウイルスワクチンの緊急使用を承認した。欧米以外で開発された新型コロナウイルスワクチンの承認は初めてである（英国 BBC ニュース 2021 年 5 月 8 日）。これまでに WHO が緊急使用を承認したのは、Pfizer 社、Johnson & Johnson 社、Moderna 社、そして、アストラゼネカ社のワクチンのみであった。WHO は、シノファーム社ワクチンの「安全性、有効性、品質」を確認したと発表した。シノファーム社ワクチンは、不活化ウイルスワクチンである。

　英国 Nature 誌（2021 年 5 月 4 日配信）の Smriti Mallapaty 氏によると、中国シノファーム社及びシノバック社のワクチンは、これまでに、中国で、2.43 億人に接種されている。45 カ国以上が中国のワクチン使用の承認をしている。しかしながら、中国のワクチンに関するデータは、散発的なデータしかない。2020 年 12 月に、アラブ首長国連邦（UAE）とバーレーンがシノファーム社のワクチン使用の承認をした。この承認は、UAE での 31,000 人の参加者による大規模臨床試験の結果に基づいたものであった。この試験では、ワクチンを 2 回接種した後の COVID-19 予防の有効率が 86％で、そして、免疫した人に死亡者はいなかった。4 月 29 日の会合で提出された数カ国のデータを加味すると、有効率は、78％であった。

表　中国ワクチン一覧

ワクチン	シノファーム（北京）	CoronaVac	シノファーム（武漢）	Convidecia	Anhui Zhifei
製造者	シノファーム社北京生物製品研究所	シノバック・バイオテック	シノファーム社武漢生物製品研究所	カンシノ・バイオロッジクス；軍事医学院	安徽智飛（Anhui Zhifei）Longcom；中国科学院
COVID-19予防有効率	79-86%（2回）	50-84%（2回）	73%（2回）	65-69%（1回）	入手不可(2-3回)
技術	不活化ウイルス	不活化ウイルス	不活化ウイルス	アデノウイルスベクター	タンパク質ベース
配布全量	＞1億回*	2.6億回	＞1億回*	入手不可	入手不可(2-3回)
国／領域到達量	＞5.5千万回（~5千万回）*	＞4千万回（~1.56億回）	＞5.5千万回（~5千万回）*	入手不可	入手不可
2021年の目標量	10億回*	20億回	10億回*	1億回	入手不可
第III相臨床試験	UAE, Peru, Argentina, Bahrain, Jordan, Egypt	Chile, Indonesia, Brazil, Turkey, Philippines, China	UAE, Peru, Bahrain, Jordan, Egypt, Morocco	Pakistan, Russia, Chile, Argentina, Mexico	China, Uzbekistan

＊シノファーム社両方からのデータを一緒にした。

（出典：Nature ホームページ　04 MAY 2021 doi: https://doi.org/10.1038/d41586-021-01146-0 より）

　CoronaVac（シノバック社）に関しては、ブラジルとトルコの臨床試験から、ワクチンの有効率は、それぞれ、50.7%と83.5%であった。研究者によれば、このブラジルでの低い有効率は、1）計算に軽度 COVID-19 症例を含めたこと、2）より感染力が強くて、免疫逃避をしやすい P.1 ブラジル変異株が蔓延していたことによると思われると記している。チリの集団接種の結果は、これらの値の中間値に相当する 67% であった。有効率に関して、単純に比較はできないが、mRNA ワクチンよりは、低かったが、保管条件に関しては、優位的な立場にある。不活化ウイルスワクチンは、通常の冷蔵庫（2℃～8℃）で保管できるメリットがある。

　中国の CoronaVac とシノファーム社の両方のワクチンを、中国の人口 14 億人の 70% に、2021 年末までに、接種するとの計画である。中国は、2020 年 6 月に、最初のワクチンの緊急使用承認をした。そして、2020 年 12 月以来、シノファーム社の両方のワクチン、CoronaVac、そして、4 番目のカンシ

表　各種ワクチンの保存条件

種類	会社	国	保管条件
mRNA	Pfi zer-BioNTech社	米・独	−80℃〜−60℃（6カ月） 2℃〜8℃（5日間）
	Moderna社	米国	−25℃〜−15℃（6カ月） 2℃〜8℃（30日間）
ウイルス ベクター	Oxford-AstraZeneca	英国 （スウェーデン）	2℃〜8℃（6カ月）
	Sputnik V (Gamaleya研究所)	ロシア	−18.5℃（液体タイプ） 2℃〜8℃（ドライタイプ）
	Johnson & Johnson (Janssen)	米国 （ベルギー）	2℃〜8℃（3カ月）
不活化 ウイルス	CoronaVac (Sinvac 社)	中国	2℃〜8℃
	Sinopharm社	中国	2℃〜8℃
	Covaxin (Bharat Biotech)	インド	2℃〜8℃
タンパク質 ベース	Novavax社	米国	2℃〜8℃

（注記：Pfizer-BioNTech社ワクチンの2℃〜8℃の保存期間は2021年5月、1カ月となった）
（出典：BBCニュース2020年5月8日 https://www.bbc.com/news/world-asia-china-56967973 より）

ノ・バイオロッジクスのワクチンが承認された。カンシノ社のワクチンは、スパイクタンパク質遺伝子を組み込んだアデノウイルスベクターワクチンである。その後、中国は、2021年4月、Anhui Zhifei Longcom社のワクチンの緊急使用承認をした。このワクチンは、ウイルスの受容体結合ドメインタンパク質の一部をヒト細胞に導入することにより、作用を発揮する。ウズベキスタンで、第3相臨床試験が実施されている。

　多くの国にとって、中国のワクチンが唯一アクセスできるワクチンである。ブラジル、トルコそしてチリなどの国では、何千万人もの人がワクチン接種をうけているが、その80％から90％は、中国のワクチンである。そして、これらの国では、パンデミックを抑制する効果の証拠が得られ始めている。

　中国Sinopharm社の2種類の不活化SARS-CoV-2ワクチンの有効性に関する第3相臨床試験の結果の中間報告が、アラブ首長国連邦（UAE）のNawal Al Kaabiらから、米国JAMA誌（2021年5月26日）に、掲載された（8320）。

　この不活化ワクチンは、武漢市の金銀潭病院の2人の患者から分離されたSARS-CoV-2のWIV04株及びHB02株を、Vero細胞株を用いて培養し、培養上清をβ-プロピオラクトン処理により不活化してから、0.5mg(WIV04

の場合）または 0.45mg（HB02 の場合）の水酸化アルミニウムアジュバント
に吸着させ、滅菌したリン酸バッファー生理食塩水 0.5mL に懸濁して、注射器
に充填したもの。対照群としては、水酸化アルミニウムアジュバントのみとした。
ワクチンは、アジュバントと共に投与されることが多い。アジュバントは、ワク
チンの活性成分に対する免疫応答を高める化合物で、最もよく知られたアジュバ
ントの 1 つが水酸化アルミニウム（ミョウバン）で、よく機能するため、およ
そ 100 年近く使用されている。

　これらの不活化ウイルスワクチンの症候性 COVID-19 予防に対する有効
率を、主要評価項目として、第 2 回目接種から少なくとも 14 日後の症候性
COVID-19 の発生率から予測した。

　結果として、2 つのワクチンの有効率は、水酸化アルミニウムアジュバントに
比べて、WIV04 ワクチンで 72.8%（95% CI、58.1%〜 82.4%、P ＜ 0.001）、
HB02 ワクチンで 78.1%（95% CI、64.8%〜 86.3%、P ＜ 0.001）であった。
水酸化アルミニウムアジュバント群で、重症例が 2 例、ワクチン接種群ではな
かった。従って、不活化 SARS-CoV-2 ワクチンは、水酸化アルミニウムアジュ
バントに比べて、症候性 COVID-19 のリスクを有意に減少させた。重症の副反
応は 3 群で同様（0.4%〜 0.6%）で、まれであった。

9) ノバックス社ワクチン（米国）

　米国ノバックス社ワクチン NVX-CoV2373 は、新型コロナウイルスス
パイクたんぱく由来の抗原を発現するよう Novavax 社の遺伝子組み換えナ
ノ粒子技術を用いて作られたもので、高レベルの中和抗体産生を促すために、
Novavax 社が特許を有する免疫増強アジュバントであるサポニン・ベースの
Matrix-M を含有している。ナノ粒子形成のために、ポリソルベート 80 が含ま
れている。日本では、武田薬品が、2020 年 8 月 7 日、「Novavax 社と武田薬
品による日本における新型コロナウイルス感染症ワクチンに関する提携につい
て」として、プレスリリースした。

　2021 年 5 月 5 日、米国 NEJM 誌に、「NVX-CoV2373 Covid-19 ワクチ
ンの B.1.351 変異株に対する有効性」と題した論文が発表された（8321）。

　本臨床試験は、2020 年 8 月 17 日から 11 月 25 日まで、南アフリカの

16箇所で参加者が登録された。その時期は、B.1.351変異株が優勢な時期であった。

　結果として、6324人の参加者のうち、4387人が第1回目のワクチンまたはプラセボ接種を受けた。約30%の参加者が、ベースライン時に、SARS-CoV-2に対して抗体陽性であった。ベースライン時の抗体陰性参加者2684人（94%がHIV陰性、6%がHIV陽性）のうち、主に軽度から中等度のCOVID-19が、ワクチン群で15人、プラセボ群で29人（ワクチン有効率、49.4%；95% CI、6.1%〜72.4%）。HIV陰性参加者でのワクチン有効率は、60.1%（95% CI、19.9%〜80.1%）。配列解析した41例のうち、38例（92.7%）は、B.1.351変異株であった。事後解析のB.1.351に対するワクチン有効率は、HIV陰性参加者の間で、51.0%（95% CI、-0.6%〜76.2%）。予備的な局所及び全身性反応原性は、ワクチン群でより普通に見られたが、重篤な副反応は、両群においてまれであった。

　英国で進行している第3相臨床試験の中間解析では、比較的高いレベルの有効率が、オリジナル近縁株（ワクチン有効率、96%）及びB.1.1.7変異株（ワクチン有効率、86%）に対して観察されている。

　南アフリカで実施されたJohnson & Johnson社のAd26.COV2.Sワクチン（1回のみの接種で良い）の大規模、多国間、第3相臨床試験において、南アフリカでの参加者6576人の間で、ワクチン有効率は、第1回接種後14日目で、52%、28日目で、64%であった。感染症例の95%は、B.1.351によるものであった。アストラゼネカ社ワクチンChAdOx1nCoV-19に関して、南アフリカの2026人の参加者による第2相臨床試験で評価された。ワクチン接種者の間でのCOVID-19症例は、主に軽度から中等度で、全体的なワクチン有効率は、22%（95% CI、−50%〜60%）、B.1.351に対する有効率は、10%（95% CI、−77%〜55%）であった。

　従って、ノババックス社ワクチンNVX-CoV2373は、B.1.351変異株が優勢な状況下でも、ワクチン有効率が高く、そして、著しい交差反応的防御能を誘導した。

8.3.2 各種ワクチンの有効率

1）BNT162b2 mRNA ワクチン（イスラエル）

1-1）　有効率

　COVID-19 に対する大規模なワクチン接種キャンペーンが、2020 年 12 月から、全世界的に開始された。その中でも、イスラエルのワクチン接種率は世界でも最高のレベルに達した。イスラエルの人口（2019年）は約 888 万人である。イスラエルのクラリットヘルスサービス（CHS）の Noa Dagan らは、Pfizer 社と BioNTech 社の BNT162b2 の大規模なワクチン接種の結果に関して、報告した（8322）。

　CHS は、イスラエルで、4 つの統合医療機構の中で最大のもので、人口の 53%に当たる 470 万人をカバーしている。

　2020 年 12 月 20 日から 2021 年 2 月 1 日までの期間に新規にワクチン接種を受けた全ての人（16 歳以上で、以前に PCR 陽性と記録されていない人）に対して、ワクチン未接種対照者を、人口学的及び臨床的特徴に従って、1：1 にマッチさせた。研究のアウトカム（結果）として、1）SARS-CoV-2 の記録された感染、2）有症状の COVID-19、3）COVID-19 関連入院、4）重症疾患、及び 5）死亡とした。ワクチンの有効性の推定は、それぞれのアウトカムに対して、Kaplan-Meier 推定量を用いて、"1ーリスク比"（Risk Ratio: RR）とした。

　表に示した 3 つの期間で、ワクチン有効率を推定した。

　結果として、ワクチン接種を受けた 1,503,216 人の CHS メンバーのうち、1,163,534 人 が 本研究の対象者となり、596,618 人がワクチン未接種対照者に対してマッチングされた。

　初回接種の後、14 日から 20 日まで及び 2 回目の接種後 7 日以降での研究の

表　BNT162b2 ワクチンの各 COVID-19 アウトカムに対する推定ワクチン有効率

期間	評価アウトカム				
	感染	有症状	入院	重症	死亡
	有効率＝1ーRR（リスク比）(95%CI)				
初回投与後 14日から20日	46% (40-51)	57% (50-63)	74% (56-86)	62% (39-80)	72% (19-100)
初回投与後 21日から28日	60% (53-66)	66% (57-73)	78% (61-91)	80% (59-94)	84% (44-100)
2回目投与後7日から フォローアップ終了まで	92% (88-95)	94% (87-98)	87% (55-100)	92% (75-100)	NA

（出典：NEJM ホームページ　2021 FEB 24 DOI: 10.1056/NEJMoa2101765 より）

アウトカムに対する推計ワクチン有効率は、それぞれ、記録された感染に対して、46％と 92％、有症状の COVID-19 に対して、57％と 94％、入院に対して、74％と 87％、そして、重症疾患に対して、62％と 92％であった。COVID-19 から死亡を防止する推計有効率は、最初の投与後 14 日から 20 日までで、72％であった。

　記録された感染及び有症状 COVID-19 に対する有効率は、年齢別（16 歳〜39 歳、40 歳〜 69 歳、及び 70 歳以上）、性別、肥満、そして、2 型糖尿病及び高血圧も含めて基礎疾患の有無等に関わらず、同様な結果であった。但し、3 つ以上の基礎疾患をもつ人では、有効率がわずかながら低かった。

　結論として、国家レベルの大規模ワクチン接種における本研究により、BNT162b2 mRNA ワクチンは、広範囲な COVID-19 関連アウトカムに対して有効であることが示唆され、本知見は、ランダム化臨床試験の結果とも一致した。

1-2)　ワクチン接種後の COVID-19 症例数及び入院数の変化

　イスラエルにおける Pfizer-BioNTech 社 BNT162b2 ワクチン接種は、2020 年 12 月 20 日に開始された。ワクチン接種は、60 歳以上の高齢者、老人ホーム、医療従事者及び重度の基礎疾患を持った患者に対して優先的に実施し、その後、2021 年 1 月 12 日から、55 歳以上、1 月 19 日から 40 歳以上の人に拡大された。1 月 21 日までは、主に年齢順に行い、その後、16 歳から 18 歳の生徒に行い、1 月 18 日から、35 歳以上に対象を拡大した。2 月 4 日時点で、16 歳以上の人がワクチン接種対象となった。2 月 6 日時点では、ワクチン成分に対して重度のアレルギー反応の履歴のある人、COVID-19 回復患者または 16 歳より若い人はワクチン接種対象外であった。

　イスラエル Weizmann 科学研究所の Hagai Rossman らは、イスラエルでの mRNA ワクチン接種後の COVID-19 症例数及び入院数の推移を解析した（8323）。

　イスラエルの実社会での BNT162b2 ワクチンの第 1 回接種後 13 日から 24 日後のワクチン有効率が 51％であった。

　1 月 7 日までに、60 歳以上の高齢者の 75％が第 1 回目のワクチン接種終了または回復し、2 月 6 日までには、ワクチン接種率は、89.9％（第 1 回目

接種）、及び 80%（2 回接種）となった。12 月 18 日から 2 月 6 日までの新規 COVID-19 感染症例数及び入院数の経時的変化を解析した。1 月 8 日のロックダウン開始及び 1 月 10 日の 2 回目ワクチン接種開始後の数日間、60 歳以上の新規 COVID-19 感染症例数は、ピークに達した（図）。このピークの後に、中等度または重症入院者のピークが続き、そして、同年齢群の重度の入院のピークが来た。1 月 15 日と 2 月 6 日の間、この年齢群新規症例数及び入院数は、減少し始めた。

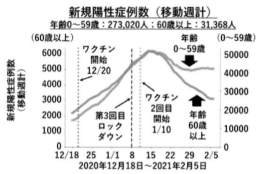

新規陽性症例数（移動週計）
年齢0〜59歳：273,020人；60歳以上：31,368人

（出典：medRxiv ホームページ doi: https://doi.org/10.1101/2021.02.08.21251325 より）

「ワクチンが COVID-19 の重症化を予防できる」との実生活面での証拠も米国 CDC からのニュースとして報告された（8324）。

2021 年 2 月までに、70 歳以上の高齢者の 84％が、Pfizer-BioNTech 社ワクチンの 2 回接種を受けた。ワクチンが COVID-19 の重症化を予防するかどうかの解析を行った。機械的な換気の必要性に関して、70 歳以上の患者と 50 歳以下の患者の比較検討をした。2 月時点での 50 歳以下の若年者でのワクチン接種率は、約 10%であった。

ワクチン接種キャンペーンが始まる前の 2020 年 10 月から 12 月まで、機械的換気が必要であった 70 歳以上の患者数の 1 日当たりの中央値は、84 人、他方、50 歳以下の若年者では、15 人であった。比率は、約 6 対 1 であった。しかしながら、2 月には、70 歳以上の割合は、3 分の 2 低下して、約 2 対 1 となった。このように、上述の Rossman らの予備的な結果とともに、ワクチン接種は COVID-19 の重症化を有効に予防することがわかった。

また、BNT162b2 ワクチンの 12 歳から 15 歳までの安全性、免疫原性及び有効性に関する臨床試験の結果も、2021 年 5 月 27 日、米国 Pfizer 社の Robert W. Frenck らから、NEJM 誌に掲載された（8325）。

12 歳から 15 歳の SARS-CoV-2 感染歴のない若者 2620 人が登録して、

BNT162b2 接種群（1131 人）とプラセボ群（1129 人）で、比較検討した。結果として、2 回目の接種後 7 日目で、ワクチン接種群で感染症例 0 例、プラセボ群で感染症例 16 例で、ワクチンの有効率は、100%（95% CI、75.3%〜 100%）。さらに、安全性のプロフィールは、両群で、接種部位での痛み、倦怠感、及び頭痛を含めた反応原性は、軽度から中等度で同様であった。免疫原性は、16 歳から 25 歳までの人に比べて、12 歳から 15 歳の若者において、非劣勢であった。

　この結果をベースに、日本の厚生労働省は、16 歳以上としていたファイザー社ワクチンの公的な予防接種の対象年齢を、12 歳から 15 歳にも拡大した（NHKニュース 2021 年 5 月 31 日）。

2）470 万人ワクチン接種の結果（イスラエル）

　イスラエルの国家レベルでの集団ワクチン接種（Pfizer-BioNTech 社BNT162b2）結果が、2021 年 5 月 5 日、Lancet 誌に、イスラエルのネゲヴ・ベン＝グリオン大学の Eric J Haas らから報告された（8326）。

　2021 年 4 月 3 日時点で、世界中の SARS-CoV-2 感染者数は、1.31 億

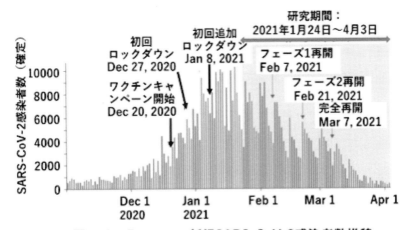

図　イスラエルでの新規SARS-CoV-2感染者数推移
（2020年11月1日〜2021年4月3日）

（出典：Lancet ホームページ　May 5, 2021 doi:10.1016/S0140-6736(21)00947-8 より）

表　BNT162b2 ワクチン 2 回接種（7 日後）後の
推定有効率（2021 年 1 月 24 日から 4 月 3 日）

	非接種		2回接種		ワクチン有効率
	症例数	10万人当たり発生率	症例数	10万人当たり発生率	調整後 (95%CI)
SARS-CoV-2感染	109,876	91.5	6,266	3.1	95.3% (94.9-95.7)
無症候性感染	49,138	40.9	3,632	1.8	91.5% (90.7-92.2)
有症状COVID-19	39,065	32.6	1,692	0.8	97.0% (96.7-97.2)
COVID-19関連入院	5,556	4.6	596	0.3	97.2% (96.8-97.5)
重症または重篤 COVID-19関連入院	3,201	2.7	364	o.2	97.5% (97.1-97.8)
COVID-19関連死亡	715	0.6	138	0.1	96.8% (96.0-97.3)

（出典：Lancet ホームページ May 5, 2021 DOI:https://doi.org/10.1016/S0140-6736(21)00947-8 より）

表　BNT162b2 ワクチン 2 回接種（7 日後）後の
推定有効率（2021 年 1 月 24 日から 4 月 3 日）

	ワクチン有効率（95%CI）		
	65歳以上	75歳以上	85歳以上
SARS-CoV-2感染	94.8% (93.9-95.5)	95.1% (93.9-96.0)	94.1% (91.9-95.7)
無症候性感染	88.5% (86.4-90.3)	87.5% (84.2-90.1)	83.2% (76.3-88.1)
有症状COVID-19	96.4% (95.9-97.0)	96.7% (95.9-97.4)	96.6% (95.2-97.6)
COVID-19関連入院	96.8% (96.2-97.3)	97.0% (96.2-97.7)	96.9% (95.5-97.9)
重症または重篤 COVID-19関連入院	97.3% (96.8-97.8)	97.6% (96.8-98.1)	97.4% (95.9-98.3)
COVID-19関連死亡	96.9% (96.0-97.0)	97.1% (96.0-97.9)	97.0% (94.9-98.3)

（出典：Lancet ホームページ May 5, 2021 DOI:https://doi.org/10.1016/S0140-6736(21)00947-8 より）

人を超え、280 万人以上の死亡者が報告された。イスラエルでは、英国変異株 B.1.1.7 が、2020 年 12 月 23 日に初めて報告された。Pfizer-BioNTech 社 BNT162b2 ワクチンは、イスラエルで 2020 年 12 月 6 日に、緊急使用が許可された。BNT162b2 ワクチンのランダム化対照臨床試験（RCT）で、16 歳以上の感染歴のない人に 2 回接種した後、少なくとも 7 日後、有症状の COVID-19 症例の予防の有効率が 95％であると報告されていた。BNT162b2 ワクチンの緊急使用の承認が得られてから、保健省は、16 歳以上の国民（全人口の 71％）650 万人に対して、2 回接種のワクチンキャンペーンを開始した。2021 年 4 月 3 日時点で、イスラエルの人口の 61％が、ワクチンの少なくとも 1 回の接種を受けた。

　ワクチンキャンペーンは、2020 年 12 月 20 日に開始された。その時、イスラエルでは感染の大波に襲われていて、2020 年 12 月 27 日に、国家レベルでのロックダウンが開始された。その後、段階的に、ロックダウンは解除され、2021 年 3 月 7 日に全解除された。

　年齢、性別及びカレンダー週で調整したワクチンの推定有効率は、無症候性 SARS-CoV-2 感染に対しては、91.5％、有症状 COVID-19 に対し

ては 97.0%、COVID-19 関連入院に関しては 97.2%、重症または重篤
COVID-19 関連入院に対しては 97.5%、そして、死亡に対しては 96.7% となっ
た。

　75 歳以上及び 85 歳以上の調整後ワクチン推定有効率は、COVID-19 関連
結果においては、96% 以上であった。

　このイスラエル全体の、2 回接種後ほぼ 7 週間（中央値）のフォローアップ
の観察研究により、BNT162b2 ワクチン（2 回接種）が、SARS-CoV-2 感
染及び COVID-19 症例、入院、重症化及び死亡に対して、高齢者も含めて、高
い有効率を示した。この高い有効率を裏付けるものとして、SARS-CoV-2 感染
発生率の著しい低下が、ワクチン接種率が増加するにつれて確認された。集団レ
ベルのワクチンの有効性データは、国家レベルのロックダウンも含めて非医薬的
介入の効果から切り離すことは複雑であるけれども、それぞれの年齢群に対して
SARS-CoV-2 の発生症例の低下が、国家レベルのロックダウンの開始よりもむ
しろその年齢群の高いワクチン接種率を達成することに対応していた。これらの
知見から、SARS-CoV-2 感染の発生率の低下の主要な原動力は、ロックダウン
の実施ではなく、高いワクチン接種率であったことが示唆された。さらに、ロッ
クダウンの後の再開後においてすら、SARS-CoV-2 の発生率は、低いままであっ
たので、高いワクチン接種率が正常な活動を取り戻す方向への継続的な道筋を与
えたと思われる。

　本研究において、8472 件の検査検体の 95% が、SARS-CoV-2 の B.1.1.7
変異株と思われたので、BNT162b2 ワクチンは、この英国変異株 B.1.1.7 に
対しても有効であるように思えた。本研究期間中で南アフリカ変異株 B.1.351
感染が同定された数は非常に少なかったので、BNT162b2 ワクチンが、
B.1.351 変異株に有効であるかどうかはわからなかった。

3）ワクチン接種の症候性及び無症候性感染との相関（イスラエル）

　イスラエルのテルアビブ・スーラスキーメディカルセンターの Yoel Angel
らは、医療従事者に対する BNT162b2 ワクチン接種の効果に関して、接種後
の症候性及び無症候性 SARS-CoV-2 感染率に関する研究を行った（8327）。
　2020 年 12 月 20 日から 2021 年 2 月 25 日の間、定期的に鼻咽頭スワ

ブ検体検査を受けているテルアビブの医療従事者に対する単施設、後向きコホート研究を実施した。感染率比（IRR：incidence rate ratio）は、人口構成及びPCR実施数をコントロールして、完全ワクチン接種者（2回目の接種後7日以上と定義）とワクチン未接種者の間の感染率を比較することにより計算した。

　結果として、症候性SARS-CoV-2感染は、完全ワクチン接種医療従事者の8人で起こり、非ワクチン接種者の38人で起こった（感染率、4.7人 vs 149.8人　10万人・日当たり：IRR、0.03；95% CI、0.01〜0.06）。無症候性SARS-CoV-2感染は、完全ワクチン接種者群の19人、非ワクチン接種者群の17人で起こった（感染率、11.3人 vs 67.0人　10万人・日当たり：IRR、0.14；95% CI、0.07〜0.31）。

　結論として、Pfizer-BioNTech社 BNT162b2ワクチン接種により、非接種者に比べて、第2日目の接種後7日以上で評価したところ、症候性及び無症候性SARS-CoV-2感染率を有意に低下させることがわかった。

4) ワクチン単回接種の効果検討（スコットランド）

　スコットランド・エジンバラ大学アッシャー研究所の Eleftheria Vasileiou らは、スコットランド（人口約550万人）でのCOVID-19ワクチン（Pfizer-BioNTech社 BNT162b2及びアストラゼネカ社 ChAdOx1nCoV-19）集団接種に関して単回接種後の中間報告をした（8328）。

　英国では、全国民へのワクチン接種を迅速に幅広く行うため、通常は、2回の接種が必要な Pfizer-BioNTech社 BNT162b2ワクチン及びアストラゼネカ社 ChAdOx1nCoV-19ワクチンの接種間隔（それぞれ、本来は3週間及び4〜12週間）を伸ばすことにした。この過程で、ワクチンの1回目接種後のCOVID-19入院予防効果の検討をすることになった。

　2020年12月8日から2021年2月22日の間、全部で1,331,999人（18歳以上の住民440万9588人の30.2%に相当）がワクチン接種を受けた。ワクチン接種者の平均年齢は65.0歳（SD、16.2歳）。BNT162b2ワクチンの第1回接種に対して、ワクチン接種後28日から34日で入院するCOVID-19患者の減少に対するワクチン効果は、91%（95% CI、85%〜94%）。同じ時期で検討したアストラゼネカ社 ChAdOx1nCoV-19の第1回接種に対して

は、ワクチン効果は、88%（95% CI、75%〜 94%）であった。この 2 つの
ワクチン効果をまとめると、COVID-19 による入院に対して、80 歳以上に限
定した解析では、ワクチン効果は、88%（95% CI、72%〜 89%）となった。

　結論として、BNT162b2 mRNA ワクチン及び ChAdOx1 ワクチンの 1 回
のみの接種（本来は、2 回接種）で、スコットランドの COVID-19 による入院
リスクを実質的に低下させたことが明らかとなった。

　上述したイスラエルの研究では、BNT162b2 ワクチンの SARS-CoV-2 に
よる入院防止の効果は、第 1 回目の免疫後 14 日から 20 日で、74%、21 日
から 27 日で、78%であった。英国公衆衛生庁の報告では、BNT162b2 と
ChAdOx1 ワクチンの入院予防効果は、80%であった。従って、本研究でも、
両ワクチンとも単回投与で、同様な入院予防効果が見られた。

5）mRNA-1273 ワクチン接種第 1 回目後の COVID-19 報告率（日本）

　国 立 感 染 症 研 究 所 は、「新 型 コ ロ ナ ワ ク チ ン BNT162b2（Pfizer/
BioNTech）を接種後の COVID-19 報告率に関する検討（第 1 報）（2021 年
5 月 10 日時点）を、5 月 13 日、公開した（8329）。要旨は以下の通り。

　2021 年 2 月 17 日から 4 月 11 日の期間中に、医療従事者 1,101,698
人に対して 1 回目の新型コロナワクチン接種が実施され、このうち 4 月 30 日
の時点で 2 回目の接種終了者は 1,042,998 人（94.7%）。4 月 30 日まで
に HER-SYS に登録され、少なくとも 1 回のワクチン接種歴が記録されている
COVID-19 症例は 282 例であった。このうち、発症日がワクチン接種日より
も前であった 1 例は解析から除外。281 例中、ワクチン接種後 28 日以内に診
断された症例は 256 例（91.1%）であった。症例は女性および 20 〜 40 歳
代が約 7 割を占めた。2 回目の接種後に診断された症例は全体の 16.7% で、
このうち報告時無症状例が占める割合は 40.7% であり、1 回目の接種後に診断
された症例に占める報告時無症状例の割合（20.0%）より高い傾向にあった。

　サーベイランスデータを用いてワクチンを接種した医療従事者の仮想コホー
トを構成して解析した結果、接種者において COVID-19 報告率は 1 回目接種
日から 12 日前後を境に低下する傾向がみられた。接種後 0 〜 13 日の報告率
と比較したときの報告率比は、14 〜 20 日が 0.42（95%CI: 0.30-0.59）、

21 ～ 27 日が 0.39 （95%CI: 0.27-0.56）、28 日以降が 0.14 （95%CI: 0.09-0.21）であった。

またイスラエルで行われた観察研究では、COVID-19 報告の抑制効果（vaccine effectiveness: VE）は 1 回目接種後 14 日から 20 日までは 46%（95%CI: 40-51%）、2 回目接種から 7 日後以降は 92%（95%CI: 88-95%）。一方で、ワクチンの効果が発現するのは 1 回目接種から 12 日目以降であった。

さらに、同研究所は、「日本国内で報告された新規変異株症例の疫学的分析（第2 報）（2021 年 5 月 10 日時点）」を 5 月 12 日、公開した（8330）。要旨は以下の通り。

日本では 2020 年 12 月 25 日に空港検疫で英国からの帰国者から VOC-202012/01 が初めて検出された。さらに同年 12 月 28 日に南アフリカ共和国からの帰国者から 501Y.V2 が、2021 年 1 月 6 日にブラジルから到着した渡航者 4 名から 501Y.V3 が、2 月 25 日にフィリピンからの入国者から P.3 が検出された。その後、国内では VOC-202012/01 症例が増加しており、SARS-CoV-2 陽性例に占める割合が急速に上昇。日本国内で報告された VOC-202012/01 症例の重症度に関して、サーベイランスデータを用いて暫定的評価を行った。VOC-202012/01 群は N501Y-PCR 検査陰性群と比べて届出時に重症であるリスクは 1.40 倍 （95%信頼区間：1.11-1.75）であった。一方、非 VOC-202012/01 群との比較では 3 月 31 日以前は 1.22 倍 (1.00-1.48)、4 月 1 日以降は 0.88 倍 (0.79-0.98) であった。この違いは非 VOC-202012/01 群に含まれる未診断の VOC-202012/01 症例が占める割合が経時的に上昇したことが理由であると考えられた。

6）mRNA-1273 ワクチン接種後の抗体（6 カ月目のデータ）（米国）

米国国立アレルギー・感染症研究所の Nicole Doria-Rose らは、Moderna 社ワクチン mRNA-1273 の 2 回接種後の抗体活性の検討を行った（8331）。mRNA-1273 の第 3 相臨床試験の中間報告では、COVID-19 予防の有効率が 94％であると報告された。この予防の期間が不明であったため、mRNA-1273 で誘導される結合及び中和抗体に関して、現在進行中の第 1 相臨床試験

における 33 人の成人参加者の検体を用いて、検討を行った。2 回目の接種から 180 日後（209 日目）の検体を用いた。

　結果として、抗体活性は、どの年齢層でも高いままであった。ほとんどすべての参加者において、偽型ウイルス中和活性アッセイ法で測定した結果、活性が検出できた。さらに、高感度の生ウイルスフォーカス減少中和検査法で測定しても、同様に、ほとんどすべての検体で活性が検出できた。

　今回の結果は、COVID-19 患者で発症 8 カ月後の回復者血漿で得られた結果と一致した。このように、3 種類の血清学的評価で検出された、mRNA1273 誘導抗体が、2 回目接種から 6 カ月間持続したことが明らかとなった。

8.3.3 副反応（Adverse reaction）及び反応原性（Reactogenicity）
1）ワクチン接種によるアナフィラキシー発生率

　2020 年 12 月、米国 FDA（アメリカ食品医薬品局）は、2 種類の COVID19 用 mRNA ワクチンに対して EUA（緊急使用許可）を与えた。Pfizer 社と BioNTech 社の COVID-19 ワクチン（2 回の投与、3 週間の間隔）は 12 月 11 日に許可され、Moderna 社の COVID-19 ワクチン（2 回投与、1 カ月の間隔）は 12 月 18 日に許可された。

　アナフィラキシーは、ワクチン接種後、数分から数時間以内に起こる重篤なアレルギー反応である。アナフィラキシー発生率に関して、米国での初期の報告では、Pfizer 社と BioNTech 社のワクチンで、11.1 症例（100 万回投与あたり：2020 年 12 月 14 日～ 23 日）、Moderna 社のワクチンで、2.5 症例（100 万回投与あたり：2020 年 12 月 21 日～ 2021 年 1 月 10 日）であった。この初期の報告以来、ワクチン接種数は、増加して、約 750 万回から約 1000 万回投与数となった。

　VAERS（Vaccine Averse Event Reporting System、ワクチン有害事象報告システム）は、免疫後の有害事象に対する国家的な受動的調査システム（自発的報告）で、ワクチン接種後のアナフィラキシーと懸念される届出及び報告を記録している。この VAERS データを用いて、米国 CDC の Tom Shimabukuro らは、ワクチン接種後のアナフィラキシー発生率のデータのアップデートをした（83311）。

2020 年 12 月 14 日 か ら 2021 年 1 月 18 日 ま で、Pfizer 社 と BioNTech 社ワクチン 9,943,247 回投与、そして、Moderna 社ワクチンの 7,581,429 回投与が米国で報告された。Brighton Collaboration（医療従事者向けの非営利のグローバルワクチン安全研究ネットワーク）のアナフィラキシーに対する症例定義基準（レベル 1、2 及び 3）に合致した 66 症例の報告を CDC は、確認した。Pfizer 社と BioNTech 社のワクチン接種後アナフィラキシーが 47 症例報告され、100 万回投与あたり 4.7 症例（前回の報告では、11.1 症例）、Moderna 社のワクチン接種後では、19 症例報告され、100 万回投与あたり 2.5 症例（前回の報告でも、2.5 症例）となった。Brighton レベル 1 は、報告症例がアナフィラキシーである診断確度が最も高いレベルで、レベル 2 及び 3 は診断確度が連続的により低くなるレベルである。

　アナフィラキシー症例で共通に見られた症状は、全身性蕁麻疹、びまん性紅斑性発疹、血管性浮腫、呼吸器及び気道閉塞症状及び吐き気であった。66 例の報告症例の 21 例（32%）は、その他の暴露からのアナフィラキシー歴があった。

　アナフィラキシー症例の 61 人（92%）において、緊急治療の一環として、エピネフリンが処方された。66 人全てが、医療現場で治療を受け、そのうち、34 人（52%）は、緊急部門での治療、32 人（48%）は、入院した（18 人は集中治療室、そのうち 7 人は、気管内挿管）。この 7 人は、アナフィラキシー症状が出るまでの時間の中央値は、6 分（範囲、1 分未満〜 45 分）で、一人を除いて全ての患者は、11 分以内に症状が現れた。この挿管された 7 人全てがエピネフリン治療を受け、6 人がコルチコステロイド、そして、5 人が抗ヒスタミン剤治療を受けた。どちらのワクチンを接種された後のアナフィラキシーで死亡した報告例はなかった。

　結論として、COVID-19 の罹患率及び死亡率の文脈で考えた場合、ワクチン接種の恩恵は、治療可能であるアナフィラキシーリスクを大きく上回るものであると言える。

2）mRNA ワクチン接種後の反応原性

　米国 CDC の COVID-19 レスポンスチームの Johanna Chapin-Bardales らは、mRNA ベースの COVID-19 ワクチン接種後の反応原性の報告をした

表　各ワクチン接種後のアナフィラキシー症例
（2020 年 12 月 14 日〜 2021 年 1 月 18 日）

項目	症例数（%）			
	Pfi zer と BioNTech 社 （n=47）		Moderna 社 （n=19）	
投与数	9,943,247		7,581,429	
年齢、中央値（範囲）歳	39	（27〜63）	41	（24〜63）
女性	44	94%	19	100%
発症までの時間（分）、 中央値（範囲）	10	（＜1分〜 1140分 「19h］）	10	（1分〜 45分）
発症（分）				
15分以下	34	76%	16	84%
30分以下	40	89%	17	89%
報告履歴				
アレルギーまたはアレル ギー反応	36	77%	16	84%
アナフィラキシー歴のある 人	16	34%	5	26%
ワクチン接種				
初回	37		17	
2回目	4		1	
不明	6		1	
Brighton Collaboration 症例定義レベル				
1	21	45%	10	52%
2	23	49%	8	43%
3	3	6%	1	5%
アナフィラキシー発生率 （100万回投与あたりの報 告症例数）	4.7		2.5	

（出典；JAMA ホームページ　February 12, 2021. doi:10.1001/jama.2021.1967 より）

（83321）。反応原性とは、ワクチン注射部位での局所的な痛み、発赤、腫れと共に、全身や注射部位以外の場所での症状（発熱、筋肉痛、頭痛など）が含まれる。反応原性の一部は、免疫系がワクチンに応答している正常な症状であると考えられるため、初期段階の安全性評価では特に、より重篤な影響に焦点が合わせられる（83322）。

　mRNA ベースの 2 回のワクチン接種の臨床試験で、参加者は局所及び全身性反応（反応原性）の報告をした。最も報告された反応は、注射部位の痛み、倦怠感、そして頭痛であった。2 回目の接種の後では、反応原性はさらに増加したと報告されていた。米国 CDC は、COVID-19 ワクチンの迅速な評価を促進するために、ほぼリアルタイムのデータを収集するための新規なサーベイランスシステム、v-safe を構築した。v-safe の参加者は、自発的に、自分で登録し、定期的な携帯電話のテキストメッセージを受け取り、ワクチン接種日（0 日）からCOVID-19 ワクチンの最終接種日から 12 カ月後までウェブ上の健康サーベイを開始する。ワクチン投与後 0 日から 7 日まで、参加者は、局所及び全身性反応に関する質問を受ける。これらの反応には、アレルギー反応またはアナフィラキシー反応は含まれない。

　本報告は、2020 年 12 月 14 日から 2021 年 2 月 28 日までにワクチン接種を受けた人で、接種後 0 日から 7 日の間の局所及び全身性反応を v-safeに報告した人が対象となっている。本システムは、自主的な参加であるため、ワクチン接種者の 10%以下の人が、v-safe にデータを登録した。

　2021 年 2 月 21 日までに、mRNA ベースの COVID-19 ワクチンを少なくとも 1 回接種された人は、米国で 4600 万人以上であるが v-safe に登録し、初回接種後 7 日以内にすくなくとも 1 回の健康調査を完了した人は、3,643,913 人であった。

　表に示したように、注射部位での反応または全身性反応が、接種後 7 日以内に報告された。第 1 回目の接種後の反応としては、注射部位での痛み（67.8%）、倦怠感（30.9%）、頭痛（25.9%）、そして、筋肉痛（19.4%）であった。反応原性は、両方のワクチンで、2 回目接種の後の方が実質的により多く見られた。2 回目接種後の全身性反応として、倦怠感（53.9%）、頭痛（46.7%）、筋肉痛（44.0%）、悪寒（3.3%）、発熱（29.5%）そして関節痛（25.9%）が報

表　mRNA COVID-19 ワクチン接種後 7 日間における非自発的局所及び全身性反応
（米国 CDC の V-safe サーベイランスシステム：2020 年 12 月 14 日～ 2021 年 2 月 28 日）

反応	No. (%) Dose 1						No. (%) Dose 2					
	Both vaccines (N = 3 643 918)		Pfizer-BioNTech (n = 1 659 724)		Moderna (n = 1 984 194)		Both vaccines (N = 1 920 872)		Pfizer-BioNTech		Moderna (n = 949 497)	
注射部位反応	2,550,710	70.0%	1,085,242	65.4%	1,465,468	73.9%	1,443,899	75.2%	666,635	68.6%	777,264	81.9%
痛み	2,472,373	67.8%	1,055,604	63.6%	1,416,769	71.4%	1,389,629	72.3%	645,917	66.5%	743,712	78.3%
発赤	204,097	5.6%	56,780	3.4%	147,317	7.4%	240,265	12.5%	57,956	6.0%	182,309	19.2%
腫れ	379,539	10.4%	110,077	6.6%	269,462	13.6%	348,986	18.2%	100,430	10.3%	248,556	26.2%
かゆみ	197,441	5.4%	62,486	3.8%	134,955	6.8%	214,658	11.2%	60,946	6.3%	153,712	16.2%
全身性反応	1,823,068	50.0%	797,410	48.0%	1,025,658	51.7%	1,333,931	69.4%	623,746	64.2%	710,185	74.8%
倦怠感	1,127,638	30.9%	483,146	29.1%	644,492	32.5%	1,034,462	53.9%	464,659	47.8%	569,803	60.0%
頭痛	943,607	25.9%	409,359	24.7%	534,248	26.9%	897,005	46.7%	392,266	40.4%	504,739	53.2%
筋肉痛	705,100	19.4%	281,743	17.0%	423,357	21.3%	845,314	44.0%	357,381	36.8%	487,933	51.4%
悪寒	321,009	8.8%	116,034	7.0%	204,975	10.3%	600,354	31.3%	220,831	22.7%	379,523	40.0%
発熱	314,676	8.6%	116,951	7.0%	197,725	10.0%	566,112	29.5%	208,976	21.5%	357,136	37.6%
関節痛	317,034	8.7%	123,319	7.4%	193,715	9.8%	492,031	25.6%	192,926	19.9%	299,105	31.5%
吐き気	275,423	7.6%	114,087	6.9%	161,336	8.1%	319,248	16.6%	127,454	13.1%	191,794	20.2%
嘔吐	25,425	0.7%	9,966	0.6%	15,459	0.8%	31,056	1.6%	11,276	1.2%	19,780	2.1%
下痢	189,878	5.2%	83,016	5.0%	106,862	5.4%	133,877	7.0%	60,641	6.2%	73,236	7.7%
腹部痛	111,044	3.0%	47,096	2.8%	63,948	3.2%	117,494	6.1%	48,129	5.0%	69,365	7.3%
注射部位以外の発疹	42,409	1.2%	17,765	1.1%	24,644	1.2%	32,686	1.7%	13,132	1.4%	19,554	2.1%

（出典：JAMA ホームページ April 5, 2021. doi:10.1001/jama.2021.5374 より）

告された。

　Moderna 社ワクチンを接種された人の方が、Pfizer-BioNTech 社のワクチン接種者よりも、高い比率で反応原性が報告された。この傾向は、2 回目接種の後ではさらに顕著となった。

　これらの反応原性の報告は、両方のワクチンで、ワクチン接種後 1 日目で最大となり、その後、7 日目まで著しく減少した。

　ここで報告された反応原性は、臨床試験での結果と一般的に同様な結果であった。また、65 歳以上のワクチン接種者の反応原性は、若い人よりも、少なかった。

3) アデノウイルスベクターワクチンと血栓症

　アストラゼネカ社ワクチンが血栓症を引き起こすかもしれないとの報告から、英国 Cambridge 大学は、アストラゼネカ社 COVID-19 ワクチンの潜在的 "恩恵と危害" に関する調査結果を公表した（83331）。

潜在的恩恵

　2021 年 4 月 1 日の英国国家統計局 COVID-19 感染調査に基づく感染率を用いて、潜在的恩恵を推計した。入院の割合は、10 年毎の年齢層別に関連した COVID-19 入院率を用いて推計した。2020 年 7 月の報告に比べて、ICU への入院割合は、治療方法の改善により、低くなった。ICU 入院減少に対する全ての年齢層に対する固定のワクチン有効率 80% が使用された。

　潜在的危害に関しては、3 月 31 日までに、MHRA に提供された血液凝固反応の症例数（5 年毎の年齢層別）を用いた。年齢が若いほど、潜在的危害が潜在的恩恵よりも大きくなることがわかる。

　COVID-19 ワクチンと血栓症に関する記事を、MedPage Today 誌に、Veronica Hackethal 氏が、2021 年 4 月 9 日、配信した（83332）。

　欧州医薬品庁（EMA）、WHO と英国医薬品・医療製品規制庁（MHRA）は、「アストラゼネカ社の COVID-19 ワクチンによる非常に稀な血栓症のリスクよりも、ワクチンの全体的な恩恵が上回る」と声明を出した。

　WHO は、「因果関係は、もっともらしいと考えられるが、確定はされていない」と、MHRA は、「ワクチンと血栓症の間の関連性の証拠はより強くなった」と、そして、EMA は、「これらは低血小板を伴う異常な血液凝固であり、本ワクチンの非常に稀な副反応であるとリスト化すべきである」とそれぞれ述べた。

アストラゼネカ社 COVID-19 ワクチンの潜在的恩恵及び危害

潜在的恩恵 COVID-19 による ICU 入院 の予防（16 週間あたり）	低暴露リスクの 10 万人 に対して 年齢層 （歳）	潜在的危害 ワクチンによる重大な危害
0.8	20-29	1.1
2.7	30-39	0.8
5.7	40-49	0.5
10.5	50-59	0.4
14.1	60-69	0.2

＊2021 年 3 月：英国での新型コロナ発生率
（約 1 万人に 2 人）をベースに計算

（出典：出典：Cambridge 大学ホームページ　https://wintoncentre.maths.cam.ac.uk/news
/communicating-potential-benefits-and-harms-astra-zeneca-covid-19-vaccine/ より）

　2021 年 4 月 4 日時点では、脳静脈洞血栓症（CVST）が 169 症例、内臓静脈血栓症が 53 症例、欧州薬剤安全性データベースに報告された。アストラゼネカ社ワクチンは、欧州及び英

国で既に 3,400 万回分接種されている MHRA の見解では、この種の血栓症の全体的なリスクは、100 万人あたり約 4 人である。MHRA は、3 月 31 日時点で、英国での接種は 2,200 万回で、血液凝固の報告が 79 症例あった。これらのうち、44 症例が CVST で、残りの 35 症例が主要静脈の血栓症であった。これらの血栓症は、18 歳から 79 歳の女性 51 人、男性 28 人で起こった。このうち、19 人が死亡した（13 人が女性、6 人が男性）。死亡者のうち、11 人は、50 歳以下で、3 人は、30 歳以下である。

　EMA は、4 月 9 日、アストラゼネカ社と同様にアデノウイルスベクターを用いている Johnson & Johnson 社（J&J 社）のワクチンでも同様な問題が起こっているかもしれないと述べた。J&J 社ワクチン接種を受けた約 450 万人のうち、3 人が凝固症状を示したが、因果関係はまだ結論できていない。

　注目すべきは、Moderna 社や Pfizer-BioNTech 社の mRNA ワクチンが過剰な血栓症症例に関連していなかったことである。

　この現象に対する妥当的な説明として、EMA は、ワクチンが自己免疫性免疫反応を誘発して、"普通ではないヘパリン誘導性血小板減少症" のような疾患に至ったとしている。

　これらの問題に関して、ドイツとノルウェーの研究者は、血小板因子 4 抗体（PF4 抗体）と呼ばれる自己抗体が本疾患に関連しているらしいことを発見した。PF4 抗体は、ヘパリン誘導性血小板減少症（HIT）を引き起こし、HIT はヘパリンに暴露した人の 1、2% が影響を受ける稀な血液凝固疾患である。下記にこれらの研究の概要を記した。

　ドイツ・グライフスヴァルト大学の血液凝固専門家の Andreas Greinacher らは、アストラゼネカ社の COVID-19 ワクチン接種後に起こる血栓性血小板減少症に関する知見を報告した（83333）。

　アストラゼネカワクチン AZD1222（ChAdOx1nCoV-19）接種後に血栓症または血小板減少症を呈した、ドイツとオーストリアの 11 人の患者の臨床的及びラボ試験的特徴を報告した。これらの症状は、今まで知られているヘパリン誘導性血小板減少症（HIT）と類似の疾患であるが、HIT との混同を避けるために、ワクチン誘導免疫性血栓形成促進性血小板減少症（VITT）と命名した。

　この 11 人の患者は、アストラゼネカ社ワクチンを受けた後、5 日から 16 日

の間に、異常な血栓症と中等度から重度の血小板減少症を呈したが、これらの全ての患者は、過去にヘパリン投与を受けたことはなかった。11人中9人は女性で、全体の年齢中央値は36歳（範囲：22歳〜49歳）。9人が脳静脈血栓症、3人が内臓静脈血栓症、3人が肺塞栓症、4人がその他の血栓症、そして、5人が播種性血管内凝固症候群（DIC）であった。6人が死亡した。

アストラゼネカ社ワクチン接種を受けた後に、血栓症及び血小板減少症に進展して、かつ、血小板因子4（PF4）に対する抗体検査が陽性であった28人の患者の血小板活性化アッセイを実施した。結果は、PF4の存在下で、血小板活性化が増加した。そして、その活性化は、免疫グロブリンで、阻害された。

結論として、アストラゼネカ社ワクチンは、臨床的には自己免疫性のHITに似ている稀な疾患を引き起こすことができる。この稀な疾患を、ワクチン誘導免疫性血栓形成促進性血小板減少症（VITT）と名付けた。

また、ノルウェーの研究者らも同様な結果を発表した（83334）。ノルウェー・オスロ大学のNina Schultzらは、アストラゼネカ社ワクチンの初回接種後7日から10日までに、静脈血栓症と血小板減少症の5人の患者が報告された。

欧州の多くの国は、国毎に違うが、アストラゼネカ社ワクチンに対して年齢制限を設けた。例えば、ドイツとオランダでは、60歳以上へのワクチン接種に制限した。フランスは、年齢の閾値を55歳とした。英国では、基礎疾患のない30歳以下の人は、他のワクチン接種を受けるべきであるとした。ノルウェーは、現時点では、全てに対するワクチン接種を停止した。カナダ、オーストラリアそしてフィリピンでも年齢制限をかけた。

米国Science誌(2021年4月11日)の記事は、ワクチンの選択が困難になったことを説明している（83335）。

アストラゼネカ社ワクチンの第1回目の接種を受けた3,400万人の中で、少なくとも222人が血栓症の疑いがある。30人以上の人が死亡した。Greinacher氏は、「DNAは、ヘパリンのように負の電荷を持っているので、正電荷をもつPF4に結合するのを手助けするのであろう」と述べている。「その複合体がそれから、特に、免疫システムがワクチンのために既に厳戒態勢に入っている時に、抗体産生の引き金となる。細胞外DNAに対する免疫反応は、重度の感染または障害によって引き起こされる古代の免疫防御の一部である。そして、

遊離の DNA それ自身が、体に信号を与えて、血液凝固を増加させることができる」と述べている。

　修飾アデノウイルスを用いている他のワクチンとして、J&J 社、CanSino Biologics 社、そして、ロシアの Sputnik V がある。4 月 9 日時点で、EMA は、米国で 2021 年 3 月から開始された J&J 社ワクチンを受けた米国の患者 4 人が同様な血液凝固症例が見られたと報告した。

4）mRNA ワクチン接種後の副反応（帯状疱疹活性化）

　イスラエル Tel Aviv 大学の Victoria Furer らは、自己免疫性炎症性リウマチ症（AIIRD）をもつ患者への BNT162b2 mRNA ワクチン接種後の帯状疱疹に関する症例研究の報告を行った（83341）。

　AIIRD 患者への BNT162b2 ワクチン接種後の帯状疱疹の有病率は、1.2%（6 人）で、対照群では、0 人であった。6 人が女性の患者で、関節リウマチ患者が 4 人、シェーグレン症候群患者が 1 人、そして、未分化結合組織疾患患者が 1 人。5 症例では、ワクチンの初回投与後短時間で、残りの 1 症例では、2 回目の接種後に、生涯で初めて帯状疱疹を発症した。トファシチニブ治療を受けたリウマチ患者における眼部帯状疱疹症例以外の症例では、帯状疱疹感染は軽度であった。1 人以外の患者全ては、帯状疱疹関連症状の寛解まで 6 週間、抗ウイルス治療を受けた。5 人の患者は、他の副反応もなく、2 回目の接種を完了した。

　結論として、AIIRD を有する患者への mRNA COVID-19 ワクチンの安全性に関する研究は、BNT162b2 mRNA ワクチン接種と帯状疱疹の再活性化の関連性を明確化するために必要である。

8.3.4 ワクチンと変異株
1）Pfizer-BioNTech 社の BNT162b2 ワクチン

　Pfizer-BioNTech 社の BNT162b2 ワクチンは、SARS-CoV-2 の完全長プレフュージョンスパイク糖タンパク質（S）を発現するヌクレオシド修飾 RNA ワクチンである。約 44,000 人が参加したランダム化プラセボ対照臨床試験で、本ワクチンによる免疫で、COVID-19 に対して 95%の有効性を示した。その後、感染力の高まった変異株が、英国（B.1.1.7 系列）、南アフリカ（B.1.351 系列）

図　BNT162b2 ワクチン 2 回接種者血清の各種 SARS-CoV-2 変異株に対する中和抗体活性

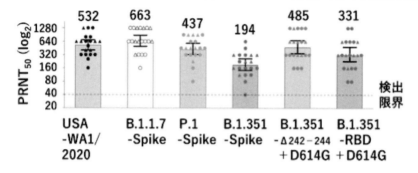

（出典：NEJM ホームページ 8 Mar. 2021, doi:10.1056/NEJMc2102017 より）

そしてブラジル（P.1 系列）で、それぞれ、検出され、全世界に感染拡大した。

　米国 Texas 大学の Yang Liu らは、BNT162b2 で誘導される抗体中和活性に対する影響を解析するために、比較的初期に単離されたウイルス株 USA-WA1/2020（2020 年 1 月）に B.1.351 の 3 種類の新規変異株のそれぞれの S 変異を導入した遺伝子組換えウイルス及び B.1.351 系列の組換えサブセットに更なる変異を追加した 2 種類の変異ウイルス、合計 5 種類を作成した（8341）。1) B.1.1.7-Spike、2) P.1-Spike、3) B.1.351-Spike）、4) アミノ末端ドメインの欠失と世界的に優勢となった D614G 置換をもつ組換え体（B.1.351 － Δ 242-244 + D614G）、そして、5) B.1.351 系列で、RBD の 3 つのアミノ酸に影響を与える置換（K417N、E484K 及び N501Y）と D614G 置換をもつ組換え体（B.1.351 ―RBD + D614G）、である。

　臨床試験の 15 人の参加者から取得した 20 の血清検体を用いて、PRNT50（50％プラーク減少中和検査）測定を行った。血清検体は、30 μg の BNT162b2 でブースター免疫（初回免疫から 3 週間後の免疫）した後、2 週間または 4 週間後に、採取した。

　図からもわかるように、対照検体（USA-WA1/2020）の中和と比較して、B.1.1.7-Spike と P.1- Spike は、ほぼ同等であったが、B.1.351-Spike ウイルスに対しする中和活性は、頑健ではあったが、活性が低下した。受容体部位の K417N、E484K 及び N501Y のアミノ酸置換の変異が、S タンパク質のアミノ酸末端領域に影響を与える欠失 Δ 242-244 変異よりも中和活性に対して、

図　血清検体中の B.1.1.7 及び B.1.351　SARS-CoV-2 偽型ウイルスの中和活性

（出典：N Engl J Med. 2021 Feb 17. doi:10.1056/NEJMc2102179. より）

より大きな影響を及ぼすこともわかった。

2）Moderna 社の mRNA-1273 ワクチン

　米国 Moderna 社の Kai Wu らは、2021 年 2 月 17 日、NEJM 誌に、mRNA-1273 で誘導された血清中の変異株に対する中和活性に関する中間報告をした（8342）。組換え VSV（rVSV）ベースの SARS-CoV-2 に対する血清中の中和活性の評価を、第 1 相臨床試験の参加者から採取した検体を用いて行った。オリジナルな武漢株（Wuhan-Hu-1）、D614G 変異株、B.1.1.7 及び B.1.351 変異株及びその他の変異株（20E [EU1]、20A.EU2、N439K-D614G 及びデンマークで最初に同定されたミンククラスター 5 変異株からのスパイクタンパク質をもった偽型ウイルスをテストした。

　図に示したように、B.1.1.7 変異株の S タンパク質の変異の全体のパネル及び RBD 領域に影響を与える変異のサブセットの両方とも、第 1 相臨床試験で mRNA-1273 ワクチン接種を受けた参加者から取得した血清による中和に対しての有意な影響はなかった。それとは対照的に、B.1.351 変異株及び RBD に影響を与える変異体に対する中和抗体の力価の減少が観察され、ワクチンの 2 回接種の後 1 週間後に取得した血清検体において、変異の部分的なパネルに対して、中和抗体の力価は、2.7 倍減少し、変異のフルパネルに対しては 6.4 倍

減少した。

　結論として、mRNA-1273 ワクチン接種により得られた血清検体の中和活性の評価に、rVSV ベースの偽型ウイルス中和アッセイ法を用いたが、ワクチン接種により得られた血清検体は、B.1.1.7 変異株及び B.1.351 変異株を、特に後者では、比較的低い希釈率ではあったが、両方とも中和することがわかった。

3）アストラゼネカワクチンと南アフリカ変異株

　南アフリカ医学研究審議会の Shabir A Madhi らは、アストラゼネカワクチンの B.1.351 変異株に対する有効性に関する論文を発表した（8343）。

　Madhi らは、南アフリカでの多施設、ランダム化二重盲検プラセボ対照臨床試験を行い、非 HIV 感染者に対する ChAdOx1nCoV-19 ワクチン（2 回接種：間隔 21 日〜 35 日）の安全性及び有効性の評価をした。2020 年 6 月 24 日から 11 月 9 日の間に、2026 人の HIV 陰性の成人（18 歳〜 65 歳）が登録され、1010 人にプラセボ投与、1011 人にワクチン投与した。結果として、有効率は、21.9%（95% CI：− 49.9%〜 59.8%）。COVID-19 発症者 42 人のうち、39 症例（92.9%）が、B.1.351 変異株によるものであった。この変異株に対する有効率は、10.4%（95% CI：—76.8 〜 54.8%）となった。重度の有害事象の発生率は、両群で差異はなかった。

　結論として、アストラゼネカワクチン ChAdOx1nCoV-19 は、B.1.351 変異株に対しては、軽度から中等度の COVID-19 発症に対する効果はほとんどなかった。

4）Pfizer-BioNTech 社ワクチンと南アフリカ変異株（カタール）

　カタール・Weill Cornell Medicine–Qatar の Laith J. Abu-Raddad らは、BNT162b2 ワクチンの英国変異株 B.1.1.7 と南アフリカ変異株 B.1.351 に対する有効性の検討結果を報告した（8344）。

　カタールでは、集団予防接種キャンペーンを、2020 年 12 月 21 日から開始した。2021 年 3 月 31 日時点で、385,583 人がワクチン接種を、少なくとも 1 回受けて、265,410 人が 2 回の接種を受けた。カタールでは、SARS-CoV-2 感染の第 2 波及び第 3 波に襲われていたために、ワクチン接種の規模

を拡大させた。B.1.1.7 変異株の感染拡大が 2021 年 1 月中旬に始まり、3 月の第 1 週にピークとなった。そして、B.1.351 変異株の感染拡大は、2021 年 2 月中旬に始まり、急速な拡大が 3 月中旬から続いた。2 月 23 日から 3 月 18 日の間に行われたゲノム配列解析から、カタールでの COVID-19 症例の 50.0%が B.1.351 により、44.5%が B.1.1.7 により引き起こされたことがわかった。3 月 7 日以降は、ほぼすべての症例は、B.1.351 か B.1.1.7 によるものであった。

　B.1.1.7 変異株感染に対するワクチンの推定有効率は、第 2 回目接種 14 日以降で 89.5%（95% CI、85.9%～ 92.3%）、B.1.351 変異株に対する推定有効率は、75.0%（95% CI、70.5%～ 78.9%）であった。B.1.351 と B.1.1.7 が大部分であったカタールでの SARS-CoV-2 感染に対する重症、重篤、または致死的疾患に対する有効率は非常に高く 97.4%（95% CI、92.2%～ 99.5%）であった。

　ワクチン接種者における SARS-CoV-2 感染率を抗体陰性の人の発生率と比較したコホート研究でワクチンの有効率も評価した。その結果、有効率は、B.1.1.7 に対して、87.0%（95% CI、81.8%～ 90.7%）、B.1.351 に対して、72.1%（95% CI、66.4%～ 76.8%）であり、上述の結果を確認した結果であった。

5）Pfizer-BioNTech 社ワクチン接種後の中和抗体（日本）

　横浜市立大学は、2021 年 5 月 12 日、「新型コロナ変異株に対するワクチン接種者の約 9 割が 流行中の変異株に対する中和抗体を保有することが明らかに」と題したプレスリリースをした（8345）。プレスリリースでの概要は以下である。

　同大学学術院医学群臨床統計学・山中竹春教授、同微生物学・梁明秀教授らの研究チームは、現在接種が進められている新型コロナウイルスワクチンが、従来株のほか、様々な変異株に対しても中和抗体の産生を誘導し、液性免疫の観点から効果が期待できることを明らかにした（8346）。研究成果のポイントは下記であると発表した。

　1) 日本人のワクチン接種者 111 人（未感染 105 人、既感染 6 人）を対象に、

ファイザー製ワクチンの有効性について、中和抗体（液性免疫）の保有率という観点から調査。

2) 独自の迅速抗体測定システム「hiVNT 新型コロナ変異株パネル」を活用して、従来株および変異株 7 種の計 8 株に対する中和抗体を測定。変異株は、英国変異株 B.1.1.7、南アフリカ変異株 B.1.351、ブラジル変異株 P.1、B.1.1.316 (R1) 変異株（由来不明）、B.1.617 変異株（E484Q と L452R の 2 重変異株）、B.1.429 変異株と B.1.526 変異株の 7 種類である。従来株として、D614G 株を用いた。

3) 未感染者でワクチン 2 回接種した人のうち、99% の人が従来株に対して中和抗体を保有していた。流行中の N501Y 変異を有する 3 つのウイルス株（英国、南アフリカ、ブラジルで初めて確認された株）に対しても、90 〜 94% の人が中和抗体を有していた。

4) 懸念されているインド由来の株に対しても中和抗体陽性率が低下するような傾向は見られなかった。

5) 計 8 株すべてに中和抗体陽性であった人は全体の約 9 割（93/105; 89%）であった。B.1.351 変異株を除くと、94%以上であった。

6) 中和抗体の上がり方については個人差が見られた。特に 1 回接種のみでは、変異株に対して中和抗体が産生されない人が一定数存在した。

8.3.5 自然感染後のワクチン接種

米国 Maryland 大学の Saman Saadat らは、「以前に SARS-CoV-2 に感染した医療従事者におけるワクチンの単回投与後の結合及び中和抗体力価の検討を行った（8351）。

Maryland 大学メディカルセンターで、2020 年 7 月から 8 月に実施された病院全体の血清サーベイ研究に登録した医療従事者（3816 人）を対象にして、151 人に、ランダムにコンタクトして、59 人を 3 つの群に振り分けた。1) SARS-CoV-2 IgG 抗体陰性、2)IgG 陽性であるが無症候性 COVID-19、そして、3) IgG 陽性で、有症状 COVID-19 の履歴あり。参加者は、Pfizer-BioNTech 社または Moderna 社ワクチンの接種をうけた。血液は、ワクチン接種後の 2020 年 12 月と 2021 年 1 月に、0 日（ベースライン）、7 日目そして 14

図　医療従事者のワクチン単回投与後の抗 SARS-CoV-2 抗体応答

（出典：JAMA ホームページ March 01, 2021. doi:10.1001/jama.2021.3341 より）

日目に採取された。血漿は、S タンパク質に対する IgG 測定用の ELISA キットで測定。既知の対照検体が飽和に達する最大結合量の 50%に達する血漿の希釈率を 50%結合活性とした。ワクチン接種者からの 0 日と 14 日の検体は、ID99 の検査を実施した。ID99 は、99%阻害量で、細胞の 99%が防御される最も高い希釈率である。

　結果として、0 日、7 日、及び 14 日目で、50%結合力価の逆数の中央値は、無症候性群のそれぞれ及び有症状群のそれぞれで、抗体陰性群に比べてより高かった。0 日と 14 日目で、ID99 ウイルス中和力価の逆数の中央値は、それぞれ、無症候性群及び有症状群の値で、抗体陰性群よりも、より高かった。

　このように以前に COVID-19 感染した人は、以前に感染したことがない人に比べて、mRNA ワクチンの単回接種に対してより高い抗体力価応答を示した。抗体力価は、7 日目でピークになり始め、抗体陰性群に比べて 14 日目でより高い力価及び中和能を達成した。

感染歴のある人とない人における抗体価の比較

幾何学的平均抗体価 (95%CI)		過去に感染した人 N=37	過去に未感染の人 N=62
血中抗体 (抗S IgG抗体)	単位：任 意（/ml）	20,120 (16,400〜23,800)	22,639 (19,400〜25,900)
中和抗体	単位：任 意（/ml）	569 (467〜670)	118 (85〜152)

（出典：N Engl J Med ホームページ 2021 Apr 14. doi: 10.1056/NEJMc2103825. より改変）

また、イタリア Siena 大学の Gabriele Anichini らは、過去に自然感染した人へのワクチン接種後の SARS-CoV-2 抗体応答を調べた（8352）。

血清検体は、既感染者からは、BNT162b2 ワクチン接種第 1 回目後 10 日目に、感染歴のない人からは、BNT162b2 ワクチン接種第 2 回目後 10 日目に、採取した。これらの検体を用いて、特異的抗 SARS-CoV-2 スパイク（S）タン

表　SARS-CoV-2 感染とワクチン接種の間の期間（3 グループ）による抗体力価の比較

幾何学的平均抗体価 (95%CI)		1～2カ月 N=8	2～3カ月 N=17	3カ月以上 N=12
血中抗体 (抗S IgG抗体)	単位：任意 (/ml)	15,837 (11,265～ 20,410)	21,450 (15,377～ 27,523)	21,090 (14,702～ 27,477)
中和抗体	単位：任意 (/ml)	437 (231～643)	559 (389～730)	694 (565～823)

(出典：N Engl J Med ホームページ 2021 Apr 14. doi: 10.1056/NEJMc2103825. より改変)

パク質 IgG 抗体の検査をした。その結果、血中抗 S タンパク質 IgG 抗体力価に関して、既感染者からの検体と感染歴のない人からの検体の間では、有意な差異はなかった。同じ血清を用いて、特異的な抗 SARS-CoV-2 中和抗体力価の解析を行った。既感染者からの血清と感染歴のない人からの血清の間では、中和抗体力価の有意な差異が認められた（幾何学的平均力価 569 vs 118、P ＜ 0.001）。

次に、SARS-CoV-2 に感染してからワクチン接種までの期間を 3 つのグルー

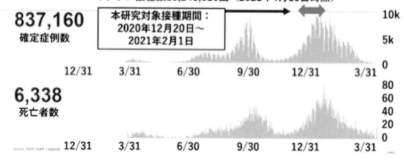

(出典：WHO ホームページ　https://covid19.who.int/region/euro/country/il より）

プに分けて解析した。その結果、血中抗体力価は、いずれのグループでも、同様の力価であった。中和抗体力価に関しては、3 グループ間の差異は、顕著であった。感染後 3 カ月以上経過してからのワクチン接種によるブースター効果は、検体数が少ないので明確な結論は出せないが、より効果的であることがわかる。

　本研究のワクチン接種の対象期間は、2020 年 12 月 20 日から 2021 年 2 月 1 日までであるが、その後もワクチン接種は継続された。2020 年 12 月からの COVID-19 感染者数及び死亡者数の波は、その後、急激に低下していることがわかる。

　世界有数の速さで新型コロナウイルスのワクチン接種を進めるイスラエルで 2021 年 4 月 18 日、感染者数の減少を受けて屋外でのマスク着用義務が撤廃された。市民生活には大きな変化。飲食店が 3 月に営業を本格化したこともあり、ワクチン効果でコロナ前の日常に戻りつつある。屋内では、マスク着用義務が継続する（東京新聞 2021 年 4 月 19 日）。

8.3.6 SARS-CoV-2 変異株によるワクチンブレイクスルー感染

　米国 Rockefeller 大学の Ezgi Hacisuleyman らは、SARS-CoV-2 変異株によるワクチンブレイクスルー感染事例を報告した（8361）。

　Pfizer-BioNTech 社の BNT162b2 または Moderna 社の mRNA-1273 のワクチン接種を少なくとも 2 週間前に、2 回目を受けた 417 人のコホート集団で、2 人の女性がワクチンブレイクスルー感染を受けたことがわかった。両方の女性でワクチンの有効性は確認したけれども、COVID-19 症状が進展して、PCR 検査で陽性となった。ウイルス遺伝子配列を調べたところ、1 人は、E484K 変異を持ち、そして、二人とも、3 つの変異（T95I、del142-144 及び D614G）を持っていた。臨床的症状は、両者とも軽度であった。これらの観察結果から、ワクチンで中和抗体活性等を誘導し成功したと思われても、変異株の感染で、COVID-19 を発症するリスクがあることが示された。

　2021 年 5 月 1 日から、CDC は、ブレイクスルー感染の定義を変更して、入院または死亡した COVID-19 患者のみのブレイクスルー感染のモニタリングをすることにした。

8.3.7 妊婦へのワクチン接種と母乳中の抗体

　イスラエル Shamir メディカルセンターの Sivan Haia Perl らは、母乳育児中の女性の COVID-19 ワクチン接種後の母乳中の SARS-CoV-2 特異的抗体（IgA と IgG）の経時変化を調べた（8371）。

　イスラエルでは、2020 年 12 月 20 日から、国家的なワクチン接種プログラムが開始され、医療従事者が優先的になされた。ワクチンの臨床試験では含まれていなかった授乳中の女性にもワクチン接種が行われた。米国 CDC も、授乳中の女性へのワクチン接種の推奨をしていた。本研究では、授乳中の女性へのワクチン接種に関して、母乳への SARS-CoV-2 抗体分泌が起こるのかどうかの検討を行った。

　本研究は、2020 年 12 月 23 日から 2021 年 1 月 15 日の間、イスラエルから参加者を募った。すべての参加者は、Pfizer-BioNTech 社ワクチンを 2 回接種済み。母乳検体は、ワクチン接種前とワクチンの 1 回目接種後 2 週目から 6 週まで、毎週、採取した。

　結果として、84 人の女性が本研究を終了して、504 件の母乳検体を得た。女性の平均年齢は、34 歳（SD、4 歳）と子供の平均年齢は 10.32 カ月（SD、7.3 カ月）。母乳中の抗 SARS-CoV-2 特異的 IgA 抗体は、急激に増加して、第 1 回目のワクチン接種後 2 週目で有意に増加した（比率 2.05 倍；P ＜ 0.001）。検体の 61.8％が IgA 陽性で、4 週目には、86.1％となった。その後、フォローアップの期間、高いレベルを維持した。抗 SARS-CoV-2 特異的 IgG 抗体は、最初の 3 週間は、低いレベルで、4 週目で、増加した（20.5U/ml；P ＜ 0.004）。この時、検体の 91.7％が IgG 抗体陽性であった。その後、5 週目と 6 週目で、97％となった。母親も幼児も本研究期間中重症副反応

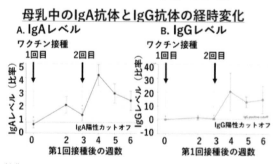

（出典：JAMA ホームページ 2021 Apr 12 doi: 10.1001/jama.2021.5782. より）

は観察されなかった。47 人（55.9％）の女性が第 1 回目のワクチン接種後に、ワクチン関連副反応を報告した。2 日目接種後は、52 人（61.9％）が副反応を報告した。4 人の幼児が、母親のワクチン接種後、7 日、12 日、15 日及び20 日の期間、発熱した。すべて、咳などの上気道感染症状を示し、治療なしに寛解した。但し 1 人のみが、新生児の発熱評価で、抗生物質の治療を受けた。

8.3.8 妊婦へのワクチン接種

　米国ベス・イスラエル・ディーコネス医療センターの Ai-ris Collier らは、妊産婦における COVID-19 mRNA ワクチンの免疫原性を調べた（8381）。

　有症状 COVID-19 の妊婦は、ICU 入室、機械的換気、そして死亡が、非妊娠女性に比べて、より高いリスクをもっている。早産や死産もまた COVID-19 合併症として観察される。子宮での母親から胎児へのウイルス感染は稀であり、そして、新生児が、母親の自然感染の後に、胎盤を介した抗体の移行及び母乳による受動免疫を受けているように思える。妊娠中のワクチン接種は、インフルエンザからの母親の罹患率及び死亡率、そして、百日咳からの新生児の罹患率を、受動免疫を介して減少させた。2020 年 12 月の米国での 2 種類の COVID-19 mRNA ワクチンの緊急使用許可後、11,087 人の妊婦が mRNA ワクチン接種を受けていた。

　2020 年 12 月から 2021 年 3 月まで、COVID-19 ワクチンを接種したか、または、2020 年 4 月から 2021 年 3 月までに SARS-CoV-2 感染が確定されたかの 18 歳以上の成人の探索的、記述的コホート研究を行った。フォローアップは、2021 年 3 月 26 日までとした。

　56 人（54％）が、BNT162b2 ワクチン、47 人（46％）が、mRNA-1273 ワクチンの接種を受けた。

　結果として、18 歳から 45 歳の女性に COVID-19 mRNA ワクチンを接種したが、第 2 回目の接種後、発熱の報告が、4 人（14％；SD、6％）の妊婦、7 人（44％；SD、12％）の授乳中の女性、そして、27 人（52％；SD、7％）の非妊娠女性であった。結合、中和、そして、機能的な非中和抗体応答が、CD4 陽性及び CD8 陽性 T 細胞応答同様に、ワクチン接種後、妊娠、授乳中、及び非妊娠女性で観察された。結合及び中和抗体は、幼児の臍帯血及び母乳でも

検出された。SARS-CoV-2 B.1.1.7 及び B.1.351 変異株に対する結合及び中和抗体力価は、低下したが、T 細胞応答は、ウイルス変異株に対しても保持された。

このように、妊婦、授乳中の女性、そして非妊婦非授乳女性において、COVID-19 mRNA ワクチンの免疫原性が確認された。

8.3.9 免疫抑制者へのワクチン接種

1）臓器移植者

臓器移植者に対する SARS-CoV-2 mRNA ワクチン接種に対する抗体応答に関する結果、Johns Hopkins 大学の Brian Boyarsky らから、報告された（8391）。

2020 年 12 月 16 日から 2021 年 3 月 13 日の間に、mRNA ワクチン接種を 2 回受けた COVID-19 PCR 陰性の臓器移植患者に関して、4 月 13 日までのフォローアップも含めた検討を行った。mRNA ワクチン接種を 2 回受けた 658 人の臓器移植者のうち、396 人の第 1 回の接種後（接種の 21 日後 [中央値、四分位範囲；18 日〜 25 日]）の抗 SARS-CoV-2 S タンパク質抗体は、98 人（15%）で観察され、第 2 回目接種後（接種の 29 日後 [中央値、四分位範囲；28 日〜 31 日]）の抗体は、357 人（54%）（95% CI、50%〜 58%）で観察された。

全体的に、658 人の参加者のうち 98 人（15%）が第 1 回目と第 2 回目のワクチン接種後に抗体測定ができたが、301 人（46%）は、第 1 回目あるいは第 2 回目のワクチン接種後で、抗体応答がなかった。259 人（39%）は、第 1 日目のワクチン接種後で、抗体応答がなかったが、第 2 回目接種後に抗体応答が観察された。

臓器移植者における mRNA SARS-CoV-2 ワクチンの 2 回接種に対する液性免疫に関する本研究から、大部分の人は、第 2 回目接種の後に、抗体応答が検出された。液性免疫の低下は、代謝拮抗剤使用による免疫抑制と相関関係があった。

2）がん患者へのワクチン効果

フランス・ソルボンヌ大学の R. Palich らは、「がんの治療を受けたまたは治療中のがん患者に対する SARS-CoV-2 mRNA ワクチンの第 1 回目接種の後で

の免疫原性が弱かったこと」を報告した（8392）。

　がん患者（乳がん、肺がん、婦人科がん、前立腺がん等）と対照群である医療従事者に対する BNT162b2 ワクチンの初回接種後 4 週間後の抗体応答を調べた。フランスのパリの病院で、現在もがんであるか、または、直近 2 年以内にがん治療（化学療法、分子標的治療薬、免疫療法、ホルモン療法、放射線治療、及び臨床的サーベイランス）をうけたがん患者と医療従事者に対して、2021 年 2 月 17 日から 3 月 21 日までに、ワクチン接種を行った。抗 SARS-CoV-2 抗体測定は、がん患者 110 人、医療従事者 25 人の血清を用いて行った。ワクチン接種前に感染歴のないがん患者において、抗体陽転率はわずか 55％であった。対照者の医療従事者では、抗体陽転率は、100％であった。抗 S タンパク質 IgG 抗体力価は、医療従事者で、がん患者よりも有意に高いレベルであった（680 vx 315 UA/ml, P=0.04）。潜在的な交絡因子で調節した後、2 つの因子が抗体陽転しないことと関連性があった。65 歳を超えた高齢者（オッズ比 3.58；95％ CI、1.40 ～ 9.15）と化学療法治療（オッズ比 4.34；95％ CI、1.67 ～ 11.30；P=0．003）。両群で、症候性 COVID-19 は生じなかった。

　結論として、がん患者の約半分が BNT162b2 ワクチンの第 1 回接種後、抗 S タンパク質抗体が検出されなかった。高齢者と化学療法を受けた患者で、抗体陽転率が極めて低かった。これらの結果は、ワクチンの接種間隔を本来の 21 日間より長くしないことが重要であることを示している。

8.3.10 ワクチン接種間隔（3 週間 vs 12 週間）

　英国では、ワクチンの限定的供給のために、2020 年末に、大胆な公衆衛生学的実験を行った（83101）。COVID-19 ワクチンの 2 回目の接種を遅らせることで多くの人に 1 回のワクチン接種が行き渡らせ、少なくとも部分的ではあるが、入院や死亡を防げると思われる人の割合を最大化しようとした。多くの COVID-19 ワクチンは、2 回の接種が必要である。最初の接種で、免疫応答を開始させて、そして、2 回目の接種、"ブースター" 接種で、それを強化させる。いくつかの現行のワクチンで、この接種間隔を長くすればするほど、2 回目の接種で免疫応答はさらに強力となる。COVID-19 ブースター接種を遅らせることは、接種間隔が短い場合に比べて、大多数の集団の中で、部分的な免疫を拡大す

ることにもなる。2020 年 12 月 30 日、英国政府は、最初の接種から 2 回目の接種までの間隔を 12 週間まで遅らせることを公表した。

2021 年 5 月 14 日、英国 Birmingham 大学と英国公衆衛生庁は、「Pfizer-BioNTech 社 BNT162b2 ワクチンの接種間隔を 3 週間から 12 週間に変更すれば、80 歳以上の人の抗体応答は、2 回接種の後、3.5 倍に増加した」と発表した（83102）。

英国に関しては、接種間隔を遅らせたことは明らかに正しい選択であったが、英国でロックダウンしていたこともこの成功の一部であり、英国リーズ大学のウイルス学者、Stephen Grifin 氏は、「人は、理論的には、第 1 回目の接種と第 2 回目の接種の間は、攻撃を受けやすい。英国で成功したのは、ワクチン接種と同時期にロックダウンによる制限を維持していたからである」と述べた。

8.3.11 COVID ワクチンのミックス接種

英国 Nature 誌（2021 年 5 月 19 日）に、ライターの Ewen Callaway 氏が、COVID-19 ワクチンをうまく組合せた場合の有効性に関して、記事を配信した（83111）。

スペインで、アストラゼネカ社ワクチンと Pfizer-BioNTech 社ワクチンの両方で接種された人が、SARS-CoV-2 に対する有効的な免疫応答を誘導することがわかった。600 人以上の予備的試験結果（2021 年 5 月 18 日オンラインで公表）であるが、異なるワクチンの組合せの効果を示した初めての報告である。同様な戦略での英国の試験で、安全性のデータが報告された。

安全性の懸念（血栓症の副反応）のために、欧州の一部では、アストラゼネカ社ワクチンの接種を 1 回受けた人の一部またはすべての人は、2 回目の接種に関して、別のワクチン接種をうけることを推奨した。研究者は、このようなうまく組合せた COVID-19 ワクチン接種の処方が、同一のワクチンの 2 回接種よりも、より強力で、より強固な免疫応答を誘導することを期待している。カナダの McMaster 大学の Zhou Xing 氏は、「Pfizer-BioNTech 社のワクチンは、アストラゼネカ社ワクチンの 1 回接種者で抗体応答を著しく増強したように思える」と述べた。

2021 年 4 月に開始されたスペインの CombivacS 試験に、アストラゼネカ社ワクチンを 1 回接種されている 663 人が登録された。参加者の 3 分の 2 が、

ランダムに選ばれて、Pfizer-BioNTech 社のワクチン接種を受けた。対照群の
232 人は、ブースター接種を受けなかった。この2回目の接種後、参加者は、
以前の抗体レベルよりもはるかに高いレベルの抗体を産生した。そして、これ
らの抗体は、研究室の試験で、SARS-CoV-2 を認識して不活化することができ
た。ブースター接種を受けなかった対象群では、抗体レベルの変化はなかった。
Xing 氏は、「Pfizer-BioNTech 社のブーストに対する抗体応答は、初期の臨床
試験データによれば、アストラゼネカ社ワクチンの2回接種よりも、さらに強
力であるように見えた」と述べている。しかしながら、「これらの抗体応答レベ
ルは、Pfizer-BioNTech 社のような mRNA ワクチンの2回接種に比べてどの
程度かは不明である」と述べた。

　アストラゼネカ社のようなアデノウイルスベクター由来のワクチンの繰り返し
の接種は、免疫システムがアデノウイルスに対する応答を開始してしまうので、
次第に効果が弱まる傾向がある。これとは対照的に、RNA ワクチンは、投与回
数を増やすと、より強力な副反応を誘導する傾向がある。

　同じ2つのワクチンの組合せを解析した Com-COV と呼ばれる英国研究が、
2021 年5月10日の週に発表されたが、組合せの群では、同じワクチンを2
回接種された人よりも、発熱のような、通常のワクチンに関連した副反応が、よ
り高い発生率で観察された。スペインの CombivacS 試験では、軽度の副反応
は普通に見られ、そして、それは、標準的なワクチン処方で見られたものと同様
であった。いずれの副反応も重度ではないと思われた。

8.3.12 抗体依存性感染増強 ADE（大阪大学）

　大阪大学微生物病研究所の荒瀬尚教授らは、COVID-19 患者由来の抗体を解
析することにより、新型コロナウイルスに感染すると感染を防御する中和抗体ば
かりでなく、感染性を高める感染増強抗体が産生されていることを初めて発見し
た（83121）。同研究所のホームページに掲載された要旨は下記の通り。

　1）新型コロナウイルスのスパイクタンパク質の受容体結合部位（RBD）に
対する抗体は、ヒトの受容体である ACE2 との結合を阻害することにより、新
型コロナウイルスの感染を抑える中和抗体として重要な機能を担っている。一方、
スパイクタンパク質の他の部位に対する抗体の機能は不明だった。

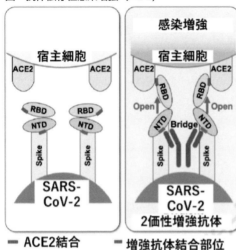

図 抗体依存性感染増強（ADE）

（出典：Cell 誌ホームページ
May 24 2021 DOI:https://doi.org/10.1016/j.cell.2021.05.032 より）

2）本研究成果により、新型コロナウイルスに感染すると中和抗体ばかりでなく、感染を増強する抗体が産生されることが判明。さらに、感染増強抗体が産生されると、中和抗体の作用が減弱することが判明。中和抗体は RBD を認識するのに対して、感染増強抗体は NTD（N-Terminal Domain「N 末領域」はスパイクタンパク質（Spike）のアミノ酸の N 末の領域で、機能はよくわかっていない領域。）の特定の部位を認識することが明らかとなった。

3）また、感染増強抗体は重症患者で高い産生が認められたほか、非感染者でも感染増強抗体を少量持っている場合があることが判明した。。

詳細は、米国 Cell 誌に掲載された（83122）。

ADE(抗体依存性免疫増強) は、本書シリーズ Part　2 で詳述したが、抗体の Fc 部分を介して起こると説明したが、今回のケースは、Fc 受容体とは異なるメカニズムで、抗体依存性感染増強が起こりうることを示した。SARS-CoV-2 ウイルスのスパイクタンパク質の N 末端（NTD）に 2 価性感染増強抗体が結合して、スパイクタンパク質の立体構造が "開" 状態になり、その結果、RBD（受容体結合部位）が、宿主細胞上の ACE2 受容体に結合して、結果として、感染増強が起こるとのメカニズムである。

Fc 受容体を介した ADE は、単球やマクロファージなどの Fc 受容体を発現している細胞に限定されていたが、本研究では、ACE2 を発現している宿主細胞に直接、結合することにより、ADE が引き起こされることを明らかにした。

さらに注目すべきは、未感染者が、低頻度であるとはいえ、S タンパク質の

N 末端領域の感染増強部位を認識する抗体を持っていることである。これらの感染増強抗体の産生が、SARS-CoV-2 感染またはワクチン接種によってブーストされる可能性もある。

8.3.13 ワクチン接種と若年男性の心筋炎

　米国で 2021 年 4 月以降、Pfizer 社と Moderna 社のワクチンによる心筋炎・心膜炎の報告数が増加したが、J&J 社ワクチンの同様な報告パターンとは異なっていた（MedPage Today 2021 年 6 月 10 日）。2 回目の接種後 30 日以内で、これらの症状が、特に 16 歳から 34 歳の若者で多く観察された。2020 年 12 月から 2021 年 5 月までの米国 500 万人以上の接種者の中で、275 例で心筋炎が見られた。患者のほとんどは入院日数がせいぜい 4 日間、95%は軽度で、症状は、胸痛、息切れ、または動悸等。6 月 24 日、米国 CDC は、Pfizer 社と Moderna 社のワクチン接種が心筋炎発症と関連している可能性があることを明らかにした。6 月 23 日までに、米国で両方のワクチンが 3 億回以上接種されているが、39 歳以下で、2 回目の接種後の心筋炎等の頻度は、100 万回当たり、12.6 例程度。日本では、6 月 13 日時点で、Pfizer 社ワクチン接種で、心筋炎・心膜炎の症例が 11 人（25 歳から 70 歳）で確認された。接種者が 1716 万人であったので、156 万人に 1 人の頻度。11 人のうち、9 人は 2 回目の接種後に発症し、8 人が男性。厚生労働省の見解は、「現時点では接種の重大な懸念は認められず、メリットが上回る」とのことであった（NHK　2021 年 6 月 24 日）。

第 9 章

環境・福島原発事故

9.1　国家的 COVID 負債と気候変動

　今回のパンデミック時に、多くの政府は、天文学的借金を抱えたが、気候変動がその借金に対する支払い能力に影響を及ぼすであろう。

　英国 Oxford 大学の Cameron Hepburn らは、Nature 誌の 2021 年 4 月 6 日号に、各国の財政出動の現状及び脱炭素社会への影響を伝えている（9101）。各国の 2020 年発行のソブリン債（各国の政府又は政府関係機関が発行し又は保証している国債などの債券）分析を行った。地球温暖化への影響評価がなされていないため、金融市場は、現行リスクの値踏みを誤れば、ある国のある出来事が、投資家の感覚を呼び起こして、いたるところに、ソブリン債の同調的な再評価の引き金となるであろう。この脆弱性は、気候リスクが適正に評価され、そして、お金を調達するためのソブリン債を発行する政府によって開示され、そして、借金したお金がグリーン政策に使われれば、回避できうる。2021 年 3 月初旬時点で、経済力のある主要 20 カ国（G20）がエネルギー分野に費やした COVID-19 経済刺激基金の約半分（約 2500 億ドル、約 27.5 兆円）が、クリーンエネルギー源よりもむしろ、化石燃料に向けられた。

　ソブリン債は、パンデミック前では、債券市場における最も重要な手段で、2019 年の世界の債券市場 115 兆ドル（12,650 兆円）の約半分を占めている。2020 年では、裕福な国が何十兆ドルもの追加的債権を発行し、そして、新興国では、何千億ドルもの債権を発行した。

　このパンデミックは世界経済に重要な問題を課した。2020 年 7 月時点で、負債の津波、1,300 億ドル（14.3 兆円）が、100 カ国以上の低所得国及び中所得国から債権者に負わされた。この半分は、民間金融機関である。2020 年に、ザンビア、アルゼンチン、ベリーズ、エクアドル、レバノン、そしてスリナムが

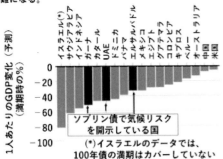

気候破綻

多くのCOVID-19ソブリン債の満期は、来る30年から100年以内である。将来の経済
生産性の予測によると、気候変動のために多くの国で、GDPが急激に落ち、負債の支
払いが困難になる。

（出典：Nature ホームページ 06 APRIL 2021 doi: https://doi.org/10.1038/d41586-021-00871-w より）

債務不履行となった。その結果、これらの国は、債権者との関係がこじれていて、何とか支払いをするために緊縮財政に直面しなければならないだろう。

　COVID-19 パンデミック中の民間部門の国への貸出しに関する法的文書を分析すると、7,830 億ドル（86 兆円）が、満期が 30 年、50 年または 100 年ものソブリン債を通して借りられている。

　気候変動は国家経済に深刻な影響を与える可能性がある。ほとんどの COVID-19 貸し付け満期の 30 年、50 年間にわたって、世界の平均気温の変化のみで、GDP を、何十％も引き下げてしまう国もある。例えば、サウジアラビアの債権の満期は、2060 年であるが、この国のより低い生産性が、気候変動なしのシナリオに比べて、GDP が 60％落ち込むと思われる。2017 年マリアハリケーンがドミニカを襲ったとき、損害は、GDP の推計 220％であった。この時、政府は回復以外に費用を回す余裕はなかった。

　バーミューダ、ドミニカ共和国及びエルサルバドルの３つの政府のみが、より頻繁におこる大きな気象現象が経済に物理的リスクを引き起こすことがわかった。ブルガリアとアラブ首長国連邦の２つのみが、それらの経済が排出削減に転換するリスクがあることがわかった。そして、ガーナだけは、両方のリスクが支払い能力に影響を与えることもわかった。

　今まで、公表された COVID-19 回復のための支出のわずか 18％だけが、世

界の排出削減の取り組みに向けられている。そして、長期的な回復のための支出は、全体のわずか13%である。ほとんどの支出は、回復目的よりもむしろ救済に対するものであり、そして、救済への支出は、現在の排出集約型の世界経済を永続化させてしまう。"より良い復興"への呼び掛けにもかかわらず、政府が、インドの新規石炭基盤に少なくとも69億ドル（7600億円）やドイツの主要航空会社ルフトハンザへの無条件財政援助99.8億ドル（1兆978億円）を含めて、気候にダメージを与える取り組みに融資した。繁栄の創出や負債の支払いの促進よりもむしろ、旧来の化石燃料技術への投資は、将来の世代に、さらに多くの負債、さらに高い資本コスト、座礁資産（市場環境や社会環境が激変することにより、価値が大きく毀損する資産で、石炭、石油、天然ガスなど化石燃料資産が該当）及びさらなる温暖化を残すことになる。これらの支出傾向は、COVID-19負債、気候への影響、そして、信用リスクの悪循環を作り出している。

　この状況を回復するためには、研究者、政府及び金融機関は、3つの直接的ステップを実施しなければならない。

　1）彼らは、気候リスクに対する脆弱性をより良く評価し、開示し、そして、管理するために協調して作業しなければならない。

　2）政府は、COVID-19クレジットを、将来の負債支払いを援助するために、気候リスクの軽減、気候変動からの復元力の構築、そして、経済拡大に使用すべきである。

　3）より裕福な債権国及び開発金融機関は、財政的支援を最も脆弱な借金国に対して提供すべきである。

9.2　福島第一原発事故から10年後のコロナ禍での風景

　今回の新型コロナとの戦いも福島第一原発事故との戦いも、どちらも見えない敵との戦いであった。新型コロナは生物学的な戦いであったが、原発事故は、物理学的な戦いであった。2011年3月11日に発生した東日本大地震から10年後の2021年3月11日は、国内のCOVID-19感染者数は443,011人、死亡者数は、8,402人を記録した（WHOデータ）。東日本大震災に関連して、これまでに確認された死者と行方不明者は18,425人、また、避難生活などで亡くなった「震災関連死」は3,700人以上で、「関連死」を含めた死者と行方

不明者は 22,200 人にのぼった（NHK ニュース　2021 年 3 月 10 日）。復興庁によると、福島県から県外に避難している人は、2021 年 2 月 8 日の時点で、28,505 人。ピーク時には 62,000 人あまりとされているので、１０年たっても４５％以上の人が避難先での暮らしを続けている状況である（NHK ニュース 2021 年 3 月 11 日）。

　英国 Nature 誌に、米国 Harvard 大学 Stanton 核セキュリティフェローの Aditi Verma らが、「核エネルギー、福島原発事故から 10 年」と題した記事を、2021 年 3 月 5 日、配信した（9201）。

　地球温暖化の原因となるＣＯ2などの温室効果ガスの排出を防ぐために、石油や石炭などの化石燃料から脱却する脱炭素社会の構築が喫緊の課題である。世界の電気の 10 分の 1 は、原子力発電に依存している。

　東日本大地震と津波が福島第一原発に損害を与えてから 10 年が経過した。1986 年のチェルノブイリ原発事故以来、最悪の原発事故となったが、この事故は、新たな希望と立証されていない楽観主義が支配していた時期に起こった。即ち、核エネルギー技術の新しい波と低炭素社会の将来を達成するには原子力が必要不可欠なものであると信じていた時期に起こった、この事故から 10 年、気候危機がますます迫りつつある状況下でも、解決すべき重要な課題が長引いている。多くの学者たちは、この地球が世界の温暖化を食い止めようとするならば、原子力利用は、避けられない選択肢であるとしている。しかしながら、環境及び社会的懸念を考えると、他の学者は、より慎重かまたは反対している。

　原子力産業界の国民との関わり方が、敵対的な専門家－国民の分断に至らしめた。例えば、福島は、国民の精神に紛れもない傷跡を残した。しかしながら、原子力産業界は、一貫して、この事故は、いかなる直接的な犠牲者を出さなかったとの事実に焦点を絞って、この事故を軽視した。この事故から直接的な死者はでなかったけれども、生活、社会的な絆の破壊そして、生態系への不可逆的な損害は多大なものであった。165,000 人もが、住むところがなくなり、そして、10 年後でも、約 43,000 人もが自分の故郷に帰還できないでいる。産業のリスク評価は、このような問題の経済的影響を捉えるが、普通、定量化することがより難しい、人々の生活や環境への二次的な損害を把握することができない。

　福島県立医大放射線健康管理学主任教授の坪倉正治医師は、福島原発事故以来、

10 年の長きにわたって、医師の立場から、福島原発の災害と向き合ってきた。米国 Science 誌に、2021 年 3 月 4 日、特派員の Dennis Normile（上海在住）が、「この医師は、10 年間、福島の災害を研究してきて、驚くべき健康への脅威を発見した」との記事を寄稿した（9202）。

2011 年 6 月のある夕刻、坪倉正治医師（2021 年 3 月現在：福島県立医大放射線健康管理学主任教授）は、ベッドに行き、彼の左目を閉じることができなかった。彼の顔面は麻痺して、原発事故で移動を余儀なくされた住民のカウンセリングに何ヵ月も費やしていた彼が、彼自身、2，3 週間、患者となってしまった。麻痺は一時的なものであった。

2011 年 3 月 11 日、マグニチュード 9 の東日本大地震、40m もの高さの津波、そして、福島原第一原発のメルトダウンの 3 重の災害が福島を襲った。この災害の後数ヵ月間に、坪倉医師は、通常医療から放射線暴露測定へと移動した。彼は、放射線の基礎及びリスクを住民や役人に説明するのが上手になった。坪倉医師と共同研究をしていた英国キングス・カレッジ・ロンドンの公衆衛生学者、渋谷健司氏は、「彼は、市民集会、講演、地元民との対話に多大な時間を費やした。そのため、彼は、尊敬され信頼されることになった。避難は、放射線よりも健康に対してはるかに大きな影響を与えた。放射線で誰も死ななかったが、何万人もの人が明らかに社会的健康的問題を引き起こすことになった」と述べている。坪倉医師は、福島住民への比較的低い放射線暴露及び避難の健康への影響を 140 以上の論文に、文書化した。健康への影響は、特に高齢者の高い死亡者数、慢性疾患の増加、そして、満足できる生活状態の低下として現れた。坪倉医師は、「私の目標は、地元の人々を、研究者としてではなく、1 人の地方の医師として、手助けすることである」と言っている。彼らが論文を書いたのは、科学会で知識を共有するためである。そして、別の動機として、哀悼の意を表するように、災害が人々に如何に影響を与えたのかを記録するためであると言っている、

2021 年 4 月 13 日午前、東京電力福島第一原子力発電所の放射性物質を含んだ「処理水」を巡り、日本政府は関係閣僚会議を開き、海洋放出を開き、海洋放出する方針を正式に決めた（読売新聞　2021 年 4 月 13 日）。大量の海水で希釈し、放射性物質の濃度を国の基準値以下にしたうえで、約 2 年後をめどに放出を始める。菅首相は会議で、「基準をはるかに上回る安全性を確保し、政

府を挙げて風量対策を徹底することを前提に、海洋放出が現実的と判断した」と述べた。原子力規制委員会の認可を前提に、東京電力が 30 年程度かけて放出を行う。

　Science 誌（2021 年 4 月 13 日号）に、上海在住の Dennis Normile 氏が、福島汚染水の海洋放出に関する記事を寄稿した（9203）。

　この政府の福島汚染水の海洋放出決定に対して、環境団体、漁業組合、そして隣国が直ぐに非難した。海洋科学者は、海洋生物及び漁業に対する推定される影響に関する懸念を表明した。東電は、多核種除去設備（ALPS）でトリチウム以外の 62 種類の放射性核種を捕捉除去できると言っている。しかしながら、大量のトリチウムに加えて、ルテニウム、コバルト、ストロンチウム及びプルトニウムのようなより長い半減期をもったより危険な放射性同位元素が、ときどき、ALPS の処理工程を通り抜けしていたことを、東電は、2018 年に認めただけであった。これらの放射性核種がタンクの 71％に存在していると、東電は現時点でも述べている。

　東京大学大気海洋研究所の海洋地質化学者、乙坂重嘉准教授は、「海底堆積物に放射性同位元素が蓄積されることに懸念を示し、それらが、海洋生物相に取り込まれてしまう。この可能性は限定的ではあるが、それを適切に評価することが重要である。一例を挙げると、東電の"再精製"は、小量の水でテストされただけであり、東電は、この除去能力が長い期間維持されるのかどうかを確認しなければならない」と述べている。

　日本での新型コロナの第 4 波が始まり、大阪では医療崩壊ラインに達し始めたときと同じくして、福島汚染水の海洋放出のニュースが隠れるかのごとくに、発表された。

　英国 Nature 誌（2021 年 5 月 7 日）は、汚染水の海洋放出に関しての記事を配信した（9204）。ベルギー原子力研究センターで、放射線の海洋生態系への影響を研究している Jordi Vives i Batlle 氏は、「確かに、処理水の放出は、原子力発電所の標準的な作業手順の 1 部分である。しかしながら、"福島での 100 万トン以上という膨大な量"と"溶融した原子炉と直接接触した廃水中の放射性核物質のもともとの高い濃度"を考えると、今回の状況は異常である」と述べている。さらに、この放出計画は、「処理水が自然の過程の結果として環境

中に存在するバックグラウンドレベル以上の放射線レベルを含んでいる」ことを何ら示唆するものではない、と追記している。

　2021 年は、ウクライナのチェルノブイリ原発事故発生から 35 年目である。1986 年 4 月 26 日、チェルノブイリの原子力発電所第 4 号機で爆発が起こり、その後、欧州の広大な領域に放射性汚染物質が放たれた（9204）。原子力発電所の作業員 2 人と消防士 28 人が急性放射線中毒で亡くなった。イオン化放射線が DNA を破壊して、放射性ヨードが破壊された反応器から噴出した。そして、その事故の 5 年後ぐらいから、子供や若者に甲状腺がんが起こり始めた。また、放射線暴露は、白血病のようながんや心血管疾患にもリンクした。米国 Science 誌（2021 年 5 月 5 日）では、「チェルノブイリ事故から 35 年経過したが、核反応が再度燻り出した」との記事を配信した（9205）。核分裂反応がズタズタになった原子炉ホールの内側に深く沈んでいるウランが再び燻りだした。中性子数がゆっくりと増加し始めて、この脅威をどのように制圧するかを見いださなければならないが、2, 3 年を要するかもしれないと、ウクライナの原子力発電所の安全性問題研究所の Maxim Saveliev 氏が述べている。

第 10 章
新型コロナウイルス対策

10.1　マスク

　COVID-19 パンデミックの前は、コミュニティーでのマスク着用が呼吸器系感染の拡大を抑制するかどうかに関しては、議論のあるところであったが、パンデミックの間に、多くの科学的な証拠が集積されてきた。コミュニティーでのマスク着用は、効果的な非医薬的介入であることが証明されてきた、

　COVID-19 は、ある感染者が呼吸し、話し、咳をし、くしゃみをし、または、歌を歌う時に、主に吐き出された呼吸器の小滴を通して、感染拡大する。

　1）マスクは、ウイルスを含んでいる小滴の呼気を阻止することにより、感染者から他人への SARS-CoV-2 の暴露を防止する。この観点が特に重要で、感染伝播の少なくとも 50%以上は、COVID-19 の症状がまったくない人あるいは発症前の人から起こる。多層構造の布マスクは、単層のマスクよりもより効果的で、吐き出された小滴や粒子の 50%から 70%も阻止する。

　2）マスクは、非感染のマスク着用者を防護している。マスクは、目、鼻そして口の暴露されている粘膜に捕捉されると思われる大きな呼吸器小滴に対するバリヤとなる。マスクは、また、部分的には吸入した空気から小滴や粒子を除去することもできる。しかし、布マスクの非感染のマスク着用者を守る効果は、感染者からの他人への感染防止効果よりは、より低いことが示されている。

　3）布マスクの濾過能力は、デザイン、フィット感、そして使用された材質に大きく影響を受ける。

　米国 CDC の John Brooks らは、マスク着用の SARS-CoV-2 感染拡大防止効果の有効性に関して報告された論文を纏めて、評価した（1011）。

　疫学的研究により、マスク着用の SARS-CoV-2 感染拡大の防止効果を定量化できるようになった。今まで報告されている疫学的研究を表に纏めてある。へ

アサロンでは、全てのスタッフ及びクライエントは、市の条例と店の方針で、マスク着用が要請されていた。2 人の有症状の感染したスタイリストが、139 人のお客にサービスを提供したが、インタビュー及び検査を受けてくれた 67 人全ての人で、感染は観察されなかった。また、米国セオドア・ルーズベルト航空母艦での COVID-19 アウトブレイクの間、マスク着用した人は、SARS-CoV-2 感染の検査陽性のリスクは 70%低かった。中国北京での家庭での事例でも、マスク着用が、二次感染リスクを 79%減少させていた。

　このように多くの研究で、マスクは感染拡大防止に有効であることが証明され

表　マスク着用における代表的な研究結果

原著	場所	研究対象集団	介入	結果
Hendrixら	Missouri州 Springfield市	感染した有症状のスタイリスト2人からサービスを受けたクライエント139人	サロンでのユニバーサル・マスキング（市の条例と本サロンの方針による着用）	暴露者全員にPCR検査を提供したが検査希望者は67人（48.2%）。検査した全員67人がPCR陰性だった。
Payneら	Guam セオドア・ルーズベルト航空母艦	米国海軍従事者382人	自己報告によるマスク着用	マスク着用が感染リスクを70%減少させた。（未調整オッズ比、0.30；95%CI、0.17～0.52）
Wang Yら	中国・北京、家庭	診断症例者335人の124の家庭	初発症例者の診断前の初発症者または一人以上の家族メンバーの自己報告のマスク着用	マスク着用が二次感染リスクを79%減少させた。（調整オッズ比、0.21；95%CI、0.06～0.79）
Doung-gnernら	タイ・バンコック	211人の初発症例者との濃厚接触者839人	感染症例者とのハイリスク暴露時の接触による自己報告のマスク着用	常時マスク着用が感染リスクを77%減少させた。（調整オッズ比、0.23；95%CI、0.09～0.60）
Gallawayら	アリゾナ州	州全体	人前でのマスク着用命令	マスク着用政策の制定とその後の新規診断の減少との間の暫定的相関関係が見られた。
Raderら	米国	ウェブ調査した374,021人	食料品店及び家族または友人宅での自己報告のマスク着用	マスク着用が10%増加すると、コミュニティーでの感染伝播を抑制する可能性が3倍となった。（調整オッズ比、3.53；95%CI、2.03～6.43）
Wang Xら	Massachusetts州Boston	医療従事者9850人	Mass General Brigham医療システムの医療従事者及び患者のユニバーサルマスキング	マスク着用政策の完全な実施の後で、医療従事者の新規診断者は、毎週3.4%減少したと推定された。
Mitzeら	ドイツ・Jena	市の15歳以上の人	公共の場（公共交通機関や店など）でのマスク着用命令	マスク着用命令の後で、新規診断数が毎日1.32%減少と推定された。
Van Dykeら	カンザス州	州全体	公共の場でのマスク着用命令	マスク着用命令の群では、10万人あたりの症例数は、0.08減少し、他方、マスク着用命令が無い群では、0.11増加した。
Lyu& Weyby	米国15州及びWachington, DC	州全体	人前でのマスク着用命令	新規診断数の一日あたりの減少率（推定）は0.9%から命令後21日目で2.0%となった。
Karaivanovら	カナダ	国全体	室内でのマスク着用命令	マスク着用命令後、新規診断数が推定で、週当り25%～40%減少した。

（出典：JAMA ホームページ　February 10, 2021. doi:10.1001/jama.2021.1505 より）

てきたが、マスクを着用することは、心地よくなく、特に、長い時間、暖かい場所での場合は、さらに不快である。加えて、鼻や口をカバーしているので、言葉での、そして顔色などの非言語的なコミュニケーションを阻害しているかもしれない。

　ワクチンに対する集団免疫と同様に、コミュニティーでのマスク着用率が、マスクの種類などよりももっと重要で、コミュニティーでのマスク着用率が高ければ高いほど、それぞれの個々人に対する恩恵はより大きくなる。

10.2　集団免疫は可能か？

　集団免疫は、ワクチンまたは自然感染を通して、確立され、COVID-19 の場合、集団の 60 ～ 70％が閾値であると推定されてきた。しかしながら、パンデミックが 2 年目に突入するにつれて、この考え方が変化してきた。データサイエンティストの Youyang Gu 氏は、彼の最も有名な COVID-19 予測モデルの名前を "集団免疫への経路" から "常態への経路" へと変更した。集団免疫の閾値に達することは、ワクチン接種の躊躇、新規変異株の出現及び子供に対するワクチン接種開始の遅れなどの要因により、ありそうもなくなった。

　COVID-19 の集団免疫が恐らく不可能な 5 つの理由に関して、英国 Nature 誌に、科学ジャーナリストの Christie Aschwanden 氏が解説している（1021）。

　米国 Texas 大学の Lauren Ancel Meyers も、「私たちは、集団免疫の閾値に達し、そして、このパンデミックが永遠に消え失せるであろう」との考えから遠ざかっている」と述べている。この考え方の変化は、パンデミックの複雑性及び課題を反映しているだけで、ワクチン接種が手助けになるとの事実に暗い影を投げかけているわけではない。「ワクチン接種とは、"ウイルスが勝手に消え失せ始めるだろう" ことを意味しているが、新規変異株が出現し、そして、感染者からの免疫が消えてしまう可能性があるので、何ヵ月かまたは 1 年後にまだこの脅威と戦いながら、そして、今後の再来に対処しなければならない私たちがいるかもしれない」と Meyers 氏は述べている。このパンデミックの長期的な予測は、「COVID-19 が、インフルエンザのような流行病になるだろう」ことも含めた予測である。しかしながら、短期的には、科学者は、集団免疫を含まない新常態を

考えている。この考えの背後にはいくつかの理由がある。

1）ワクチンが感染伝播を予防するかどうかは不明である
2）ワクチンの世界展開は不均一である
3）新規変異株が集団免疫の方程式を変化させてしまう
4）免疫は永続的ではないかもしれない
5）ワクチンは人の行動を変化させるかもしれない

　集団免疫の閾値は、"我々は安全である"との閾値ではなく、"我々はより安全である"との閾値である。閾値を超えたとしても、隔絶した場所でのアウトブレイクは、まだ、起こるであろうと、米国 Northwestern 大学の感染症研究のネットワーク科学者 Samuel Scarpino 氏は述べている。

　行動と免疫の相加的効果を理解するには、このインフルエンザシーズンが異常なほど穏やかであったことを考えればわかる。インフルエンザは、恐らく、COVID-19 ほど、感染性は高くない。ほぼ確実なことと思うが、なぜ、今年はインフルエンザが出現しなかったかとの理由は、「我々は、普通、集団の約 30％が前年度感染を受けているので免疫を持っている。そして、ワクチン接種の普及率が約 30％である。その結果、約 60％程度免疫を持っている」ためと思われる。さらに、マスク着用及びソーシャル・ディスタンシング対策を加えれば、インフルエンザは、全くお手上げになってしまう、と Scarpino 氏は述べている。このような簡単な計算から、如何に行動がその方程式を変えるかがわかる。さらに、ソーシャル・ディスタンシングのような行動規律が要らなくなるような集団免疫を達成するためには、なぜさらに多くの人が予防接種を受ける必要があるだろうことがわかる。

　「ウイルスの伝播を断ち切ることは、正常に戻すための 1 つの方法であるが、別の方法は、重症化や死亡を予防することであろう」と、英国のロンドン大学衛生熱帯医学大学院のワクチン疫学者、Stefan Flasche 氏は述べている。現在までの COVID-19 に関する知見から考えて、ワクチンのみを通して集団免疫を達成することは、むしろ、現実的ではないように思える。もっと現実的な予測をすべき時期であると思われる。ワクチンは完全に拡散を抑制できるとは考えにくく、ウイルスとともにどのように生きるかを考える必要がある。集団免疫無

しでも、弱者にワクチン接種を行えば、COVID-19 による入院及び死亡を減少させるように見える。「この疾患は、すぐには、いかなる時期でも消え失せることはないかもしれないが、その突出した存在は、衰退していく」と思われると、Flasche 氏は述べている。

第 11 章

COVID-19 と経済及び特許

11.1　IMF の世界経済見通し（2021 年 4 月）

　国際通貨基金（IMF）は、2021 年 5 月 14 日、「世界経済見通し（WEO）2021 年 4 月」を「世界経済の基盤は安定化しているが、経済回復の差が拡大しつつあり、不確実性も大きい」との見出しで、公表した。概要は以下である。

　世界の見通しは今も非常に不確実な状態が続いている。ワクチン接種率の増加によって景況感が改善する中にあっても、ウイルスの新たな変異株やさらなる人的犠牲によって懸念が生じている。コロナ禍に伴う混乱や政策支援の規模が多様であったことを反映して、各国間や業種間で経済回復に差が生じ、その差が拡大しつつある。今後の見通しを左右するのは、ウイルスとワクチンのスピード競争の結果だけではない。不確実性が高い中で実施された経済政策がどれほど効果的に未曾有の危機による長期的な損失を抑え込めるかも大きな影響をもたらすことになる。

　世界経済の成長率は 2021 年に 6.0% を記録し、2022 年には 4.4% までペースを緩めると予測。この 2021 年と 2022 年の予測は、2020 年 10 月「世界経済見通し」の数字よりも上方修正。この上方修正は、一部の経

表　IMF 世界経済成長率

(実質 GDP 伸び率：単位、%、ポイント)
(2020 年 4 月発表)

		2020年	2021年	2022年
		実績	予測	予測
世界全体		-3.3	6.0	4.4
先進国		-4.7	5.1	3.6
米国		-3.5	6.4	3.5
欧州エリア		-6.6	4.4	3.8
	ドイツ	-4.9	3.6	3.4
	フランス	-8.2	5.8	4.2
	イタリア	-8.9	4.2	3.6
	スペイン	-11.0	6.4	4.7
日本		-4.8	3.3	2.5
英国		-9.9	5.3	2.5
中国		2.3	8.4	5.6
インド		-8.0	12.5	6.9
ロシア		-3.1	3.8	3.8
ブラジル		-4.1	3.7	2.6
メキシコ		-8.2	5.0	3.0
南アフリカ		-7.0	3.1	2.0

(出典：IMF ホームページ
https://www.imf.org/ja/Publications/WEO より)

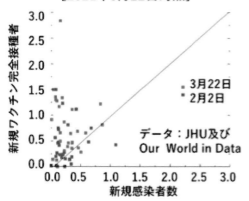

ウイルスとワクチンとの競争
（千人当たり、7日間移動平均）
[2021年3月22日時点]

（出典：IMF ホームページ　https://www.imf.org/en/Publications/WEO/I
ssues/2021/03/23/world-economic-outlook-april-2021 より）

済大国における追加の財政支援や、年後半にワクチン接種効果による景気回復が期待されること、移動量の低迷への適応が続くことを反映したものである。パンデミックの今後の展開や、ワクチンが牽引する経済活動の正常化が進むまでのつなぎとなる政策支援の有効性、金融環境の動向に関連して、予測を取り巻く不確実性は大きなものとなっている、と概括している。

経済回復は、国毎、分野毎に異なっていて、ワクチン接種率が進んだとしても、パンデミックに由来する経済破壊の変動度合い及び政策による支援の程度を反映しつつ、新規変異株及び累積死亡者数が懸念事項のままである。この経済成長率の見通しは、ウイルスとワクチンとの競争の結果（図）のみを反映するのではなく、非常に不確実な状況下での展開される有効的な経済政策が、いかに、この未曾有の危機からの損害を限定的にできるかにも左右される。本図から、ワクチン摂取率が高くなると、新規感染者数が減少する傾向があることがわかる。

11.2　COVID-19 mRNA ワクチンと特許

企業活動において、特に医薬業界においては、特許とノウハウは生命線である。米国ミシガン大学化学部門の Mario Gaviria らは、COVID-19 mRNA ワクチン特許のネットワーク解析の予備的な報告（2021 年 5 月 12 日）をした（1121）。

今までに、80 種類のワクチンが臨床試験を実施し、70 種類以上が臨床開発をしている。ワクチン技術基盤は、ウイルスベクターベース技術、タンパク質ベース技術、そして、mRNA 及び脂質ナノ粒子技術まで多岐にわたる。このような

mRNAベースのCOVID-19ワクチンの特許網解析

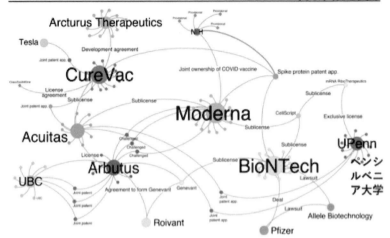

(出典：Nature Biotechnology ホームページ 12 May 2021 https://doi.org/10.1038/s41587-021-00912-9 より)

技術にもかかわらず、配送そして知的財産権（IP）の壁が、公平なアクセス及び公正な分配の方法において立ちはだかっている。

　COVID-19 ワクチン技術を取り巻く IP の保護及びライセンシングを含む複雑性を解析するために、予備的な特許網解析を行った。米国証券取引所（SEC）ファイリングを使用して解析し、可視化した。Moderna 社、Pfizer-BioNTech 社、そして、CureVac 社及び Arcturus 社が、mRNA ベースのワクチンを開発している。このワクチンの技術基盤は、mRNA 技術、脂質ナノ粒子、及び送達システム技術を使用する。脂質ナノ粒子は mRNA を分解されずに、細部まで到達させなければならず、この点が、ワクチン技術の重要な側面である。

　1990 年代の初期から、研究者は、mRNA を新規治療薬としての開発を行ってきたが、2005 年になって初めて、ペンシルベニア大学の研究者が mRNA ベースの治療薬の展開に本質的と思われる mRNA 技術の発見が公開された。SEC ファイリングから、ペンシルベニア大学の mRNA 特許に関して一連のサブライセンスが Moderna 社と BioNTech 社の両方になされていることがわかった。2017 年のファイリングでは、ペンシルベニア大学が独占的に mRNA Ribo Therapeutics 社にライセンスし、そして、それらの特許を関連会社の CellScript 社にサブライセンスしている。そして、CellScript 社が、特許

を Moderna 社と BioNTech 社にサブライセンスしている。しかしながら、特許番号は、すべての SEC ファイリングにおいて、編集されているので、何が COVID-19 ワクチンの製造に関連しているのかを決定するのは難しい。

　mRNA ワクチン基盤のその他の重要な側面は、mRNA を、脂質ナノ粒子を用いて細胞に送達させることである。脂質ナノ粒子に関する初期の研究のいくつかは、British Columbia 大学と Arbutus Biopharmaceuticals 社の共同で 1998 年になされた。この初期の技術に関する特許は、British Columbia 大学のみに帰属して、それから、Arbutus 社にライセンスバックした。2012 年、Arbutus は、核酸の送達に関する特許のセットを Acuitas Therapeutics 社にライセンスした。2016 年、Acuitas 社は、CureVac 社と開発及びオプション契約を締結した。この契約は、脂質ナノ粒子技術特許へのアクセスも含んだものである。Acuitas 社は、Moderna 社へサブライセンスの許可を与えたが、2016 年、Arbutus 社は、Acuitas 社の Moderna 社へのサブライセンスは不当で、救済を求めて、カナダ司法当局に訴えたことを公表した。カナダでの訴訟は、結果的に解決したが、2018 年、Moderna 社は、特許無効手続として、当事者系レビュー（Inter Partes Review：IPR）をファイリングし始めた。Arbutus 社の特許 3 件に関しての特許無効手続きであったが、3 件のうち 2 件の特許請求項の取り消しで決着した。さらに、Arbutus 社は、Roivant 社と契約を締結して、Genevant 社をスピンアウトさせた。その Genevant 社は、脂質ナノ粒子に関する特許群のライセンスをうけた。Genevant 社は、特許のサブライセンスを BioNTech 社にした。そして、それから、BioNTech 社は、Pfizer 社と COVID-19 ワクチンの開発の契約を締結した。米国国立衛生研究所（NIH）と Moderna 社は、2019 年に、コロナウイルスワクチンの共同開発の契約を締結したが、この締結時は、SARS-CoV-2 の同定及び感染拡大の前であった。

　COVID-19 に対する mRNA ワクチンの基盤は、免疫応答を誘導するコロナウイルスのスパイクタンパク質の製造に依存している。Moderna 社、CureVac 社、Pfizer-BioNTech 社は、すべて、ワクチン候補に使用される mRNA が NIH によって開発された安定化されたスパイクタンパク質をコードしていることを公開した。一般市民による報告書では、NIH により申請されたこの修飾スパイクタンパク質に関する特許出願が明らかとなった。NIH は、新型コロナウ

イルスワクチンに関する４件のその他の特許出願もある。

　これらの当事者における特許、ライセンス、及び契約の複雑なマトリックスが、医薬品開発に含まれる複雑な問題を露にしている。

　臨床試験でのmRNAワクチンの成功は、将来の医薬品で、mRNA技術の潜在的可能性を明確化した。COVID-19 mRNAワクチンの迅速なる開発と臨床的成功により、発明者と革新者の間の関係に信頼性を与えた。この特許網解析により明らかになったように、アカデミーのラボまたは小さなバイオテック会社で技術的な発見がなされ、そして、その後、革新者であるより大手の企業へのライセンスを行い、製品開発を行う道筋である。この成功にもかかわらず、特許、トレードシークレット、ノウハウの所有者または譲渡されたより大手の企業が、本技術へのアクセスを制限する法的なバリアを作って、mRNA技術の今後の研究揮発を阻害してしまう可能性もある。

　バイデン米政権は2021年5月5日、新型コロナウイルスワクチンの特許権放棄を支持すると表明した。新興国が世界貿易機関（ＷＴＯ）に要請し、米国は当初反対していたが、方針を転換した。ワクチン製造の知的財産権を開放することで、先進国がワクチンを独占しているとの批判をかわし、中国やロシアの「ワクチン外交」に対抗する狙いがあるが、製薬業界は強く反発している（東京新聞2021年5月6日）。

11.3　ワクチン・ビリオネア

　COVID-19パンデミックの後に、9人のビリオネア（10億ドル）が生まれた。ほとんどが、Moderna社、BioNTech社及びCanSino Biologics社等のワクチン開発製造を含む会社の幹部及び科学者である。彼らの得た富は、主に、会社の急上昇した株価によるものである。

表　ワクチン・ビリオネア

	氏名	会社名・役職	億ドル	億円（@110）
1	ステファン・バンセル	モデルナ最高経営責任者	43	4,730
2	ウール・シャヒン	ビオンテック最高経営責任者、共同設立者	40	4,400
3	ティモシー・シュプリンガー	モデルナ創設投資家	22	2,420
4	ヌーバー・アフェヤン	モデルナ会長	19	2,090
5	ファン・ロペス-ベルモンテ	モデルナワクチン製造のスペインバイオテックRovi社会長	18	1,980
6	ロバート・ランガー	マサチューセッツ工科大学教授、モデルナ創設投資家	16	1,760
7	Zhu Tao	中国CanSino共同設立者	13	1,430
8	Qiu Dongxu	中国CanSino共同設立者	12	1,320
9	Mao Huinhoa	中国CanSino共同設立者	10	1,100
	合計		193	21,230

（データ出典：MEDPAGE TODAY Vaccine Billipnaires 2021年5月26日）

　この 9 人の合計 193 億ドルは、低所得国の 7.76 億人にワクチン接種でき
る額である。

11.4　医療経済学からの視点

　障害調整生存年数（Disability adjusted life years, DALY）は、早世によ
る健康負担と障害による健康負担を合計した指標である。障害の指標としては、
寝たきり率、知的・精神・身体・咀嚼・視覚・聴覚の障害が該当する。質調整生
存年 (Quality-adjusted life year、QALY) は、生存年数と生活の質 (QOL) の
双方を考慮する。QOL については、1 を完全な健康、0 を死亡とする「効用値」
を用いる。ある健康状態での QALY ＝【効用値】×【生存年数】となる。QALY は、
疾病負荷の測定方法として一般的であり、生存における量と質の 2 点を評価す
る手法である。 医療行為に対しての費用対効果を経済的に評価する技法として
用いられ、1QALY は、完全に健康な 1 年間に相当する。

　英国ロンドン大学衛生熱帯医学大学院の Andrew Briggs と Anna Vassall
は、COVID-19 による障害のコストも重要な課題であることを報告した
(1141)。

　英国では、2021 年 3 月、COVID-19 で入院した 5 人に 1 人が、退院後の
新規の障害を持っていた。米国での大規模研究でも同様な結果が報告されている。
入院しない成人の間では、10 人に 1 人が、SARS-CoV-2 検査陽性後 12 週間
後も後遺症が見られている。

　COVID-19 症例数と死亡者数を追跡することは、医療緊急事態において重要
である。しかしながら、このような単純化された指標を使用し続けると、国民全
体に対する真の健康影響を過小評価することになる。死亡の緊急的予防及びロッ
クダウン政策の経済的影響に関する政策及び公開講演に焦点が当てられ、健康や
生産性に影響を与えることになる長期間の疾患関連障害を無視することになる。
より若い世代で構成される低所得及び中所得国（LMIC）で、もし、乏しい資源
を死亡者のみを気にして配分するとしたならば、それらの若者には何の分け前が
行かないことになる。このことは、経済発展に勤労年齢の人の生産性に依存して
いる国にとって、破壊的なものとなる。従って、正しい指標を選択すれば、国内
での不公平を見つけ出し明らかにする手助けとなる。この指標として、DALY（障

害調整生存年数）と QALY（質調整生存年）がある。これらの指標は、早期死亡のために失われた年数及び COVID-19 による結果として残った障害とともに生きる年数を組合せることにより計算されるので、健康障害のその人の残りの人生への影響を、把握することができる。

　これらの指標を用いて、COVID-19 による死亡は、平均で、約 5 年の QALY の損失と推計された。COVID-19 による健康負荷の 30% 程度が、COVID の障害によるものであると単純な仮定をした。高所得国である英国と低所得国であるパキスタンを用いて、QALY 及び DALY を比較検討した。この 2 カ国は、医療システム、基礎疾患のパターンなど、異なっている。また、仮定として、長期 COVID の平均的な症例に対して、0.5 年の DALY 損失と仮定した。この解析から、長期的な健康影響の如何に多くが、死亡者数をカウントするだけでは見逃してしまっていることが明らかとなった。DALY の損失を比較すると、パキスタンでは、勤労年齢の人に対する疾患の負荷がより多くかかっていることがわかる。他方、英国では、死亡率が年齢とともに急激に上昇しているので、この死亡が、高齢者においては、DALY の結果に多大なる影響を与えていることになる。

　このように、QALY

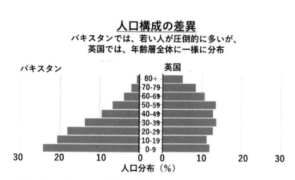

人口構成の差異
パキスタンでは、若い人が圧倒的に多いが、英国では、年齢層全体に一様に分布

（出典：Nature ホームページ 26 May 2021 doi: https://doi.org/10.1038/d41586-021-01392-2 より）

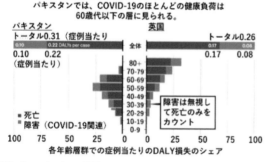

COVID-19によるDALY損失
パキスタンでは、COVID-19のほとんどの健康負荷は60歳代以下の層に見られる。

（出典：Nature ホームページ 26 May 2021 doi: https://doi.org/10.1038/d41586-021-01392-2 より）

及び DALY の指標により、政府が COVID-19 に対するロックダウン、隔離、ソーシャル・ディスタンシング、換気、マスク着用、ワクチン接種、検査、治療及び長期間のケアの間で、どのようにリソースを配分するかを決定することが可能となる。

　世界の人口の約 6%が 2 つ以上の基礎疾患を持って生きていると推定されているが、これらの人々は、COVID-19 による死亡または障害のより高いリスクを抱えている。QALY と DALY が、政府がこのような基礎疾患をターゲットにした介入を、直接的に COVID-19 をターゲットにした介入と比較する手助けとなる。

　COVID-19 による、愛する人、仕事、コミュニティーの安全の破壊的な損失を経験しているが、健康の継続的な損失もまた勘定されなければならない。もし正しい指標がなければ、問題の氷山の一角ばかりを、見て、理解して、そして対応することになってしまう。

第12章

見えざる新型コロナウイルス
からの教訓

12.1　日本

12.1.1 Go To トラベルの科学的評価は？

　2020年7月22日、安倍首相と菅官房長官の強力な梃子入れのもとで、Go To トラベル事業が開始された。その時、足下では第2波が押し寄せてきていて、政府の経済回復のための、無謀とも思える強行作戦であると、誰もが訝しがった。7月23日から26日の4日間の連休に照準を合わせて、22日に開始した。

　京都大学教授西浦博氏と安西麻美氏が、Go To トラベルキャンペーンの旅行関連COVID-19発生率の解析を行った（1201）。西浦氏は、新型コロナ感染症対策専門家会議後「8割おじさん」と呼ばれ、危機的な状況に至る前に、数理モデラーとして、日本人の感染症危機管理のマインドに、先手を打ちながら警鐘をならし続けてきた。「8割おじさん」と呼ばれた時は北海道大学教授で、第2波の中の2020年8月1日、京都大学に華麗なる異例の異動をした。

　解析のための期間を3つに分けた。1)　期間1a：2020年6月22日〜7月21日（期間1b：7月15日〜19日）、2)　期間2：7月22日〜26日、そして、3)　期間3：8月8日〜31日。Go To トラベルキャンペーンの間の旅行関連症例の発生率は、発生率比（IRR：incidence rate ratio）を用いて、キャンペーン開始前の発生率と比較した。

　結論として、Go To トラベルキャンペーン開始直後（期間2）のCOVID-19発生率は、開始前30日間（期間1a）の約3倍（2.19もしくは3.31）、開始直前5日間（期間1b）の約1.5倍（1.44もしくは1.48）と推計された。観光関連COVID-19発生率は、開始前30日間に比べて、開始直後5日間では、約6倍（5.66倍もしくは6.80倍）と推計された。

　このように、本研究により、Go To トラベルキャンペーンが、感染拡大を助長したことが示唆され、従来の政府の見解とは異なる科学的データとなった。

12.1.2 コロナ禍での自殺率（第 1 波と第 2 波）は？

　東京都健康長寿医療センター研究所の岡本翔平氏と香港科技大学の田中孝直氏は、日本の新型コロナウイルス感染症流行下において、自殺は、感染症「第 1 波」が起こった 2020 年 2 月〜 6 月では 14%低下したのに対し、「第 2 波」が発生した 7 月以降では 16%増加したことを明らかにした（1202，1203）。第 2 波では、特に、女性（37%）、子ども・青年（49%）の自殺率の上昇が顕著であった。

　本研究では、2016 年 11 月〜2020 年 10 月の 4 年間の月別の市区町村データを用いて、差の差分法（Difference-in Difference）により、新型コロナウイルスの感染拡大以降（2020 年 2 月以降）の日本の自殺者数の動向を分析した。

表　差の差分法解析による自殺発生率比の比較
（年齢層別、性別）（表に改変）

	第1波 (2020年)		第2波 (2020年)	
	2月〜6月		7月〜10月	
	IRR	95%CI	IRR	95%CI
全年齢	0.86	0.82〜0.96	1.16	1.11〜1.21
20歳以下	0.98	0.75〜1.27	1.49	1.12〜1.98
20歳〜69歳	0.85	0.80〜0.89	1.17	1.11〜1.24
70歳以上	0.87	0.79〜0.95	1.11	1.01〜1.22
男性	0.86	0.82〜0.91	1.07	1.01〜1.13
女性	0.82	0.76〜0.89	1.37	1.26〜1.49

IRR：Incidence rate ratio、発生率比　＊過去 3 年の同月との比較
（出典：Nature Human Behaviour ホームページ
https://doi.org/10.1038/s41562-020-01042-z より）

表　差の差分法解析による自殺発生率比の比較
（就業形態別）（表に改変）

	第1波 (2020年)		第2波 (2020年)	
	2月〜6月		7月〜10月	
	IRR	95%CI	IRR	95%CI
雇用者	0.80	0.70〜0.91	1.24	1.11〜1.40
定年退職者	0.80	0.69〜0.92	1.08	0.94〜1.24
失業者	0.83	0.73〜0.95	1.11	0.95〜1.29
自営業者	0.81	0.61〜1.09	0.95	0.68〜1.33
主婦	1.17	0.81〜1.70	2.32	1.65〜3.26

IRR：Incidence rate ratio、発生率比　＊過去 3 年の同月との比較
（出典：Nature Human Behaviour ホームページ h
ttps://doi.org/10.1038/s41562-020-01042-z より）

結果の要約（一部、抜粋）は以下となる。

　1．第 1 波（2020 年 2 月〜 6 月）において、日本の自殺者数は過去 3 年間の同時期と比較して、14% 程度減少。

　2．第 2 波以降（2020 年 7 月〜 10 月）は自殺者数が 16% 程度増加。特に女性の自殺は 37% 上昇し、これは男性の約 5 倍（男性は 7% 上昇）にあたり、主婦の自殺も倍増した。年齢別では、子どもの自殺が 49% 上昇し、大人、高齢者と比較して特に顕著だった。

　3．新型コロナウイルス感染症が拡大して以降、2020 年 10 月の段階で日本の失業率は 9 か月連続で上昇。

　4．本分析の結果は、過去の金

融危機などにおける自殺の動向と大きく異なる。一般的に経済状況の悪化は男性労働者の自殺増につながり、本研究の結果と反対である、などと纏めている。

　厚生労働省は、2021 年 3 月 16 日、日本の 2020 年の自殺者数について、確定値で前年比 912 人増の 2 万 1081 人と発表した。増加に転じたのはリーマン・ショック直後の 2009 年以来の 11 年ぶりで、男女別では、男性が 1 万 4055 人（前年比 23 人減）、女性が 7026 人（同 935 人増）であった（毎日新聞　2021 年 3 月 16 日）。厚生労働省によると、コロナ禍では緊急事態宣言期間の 2020 年 4 〜 5 月を含め、上半期は減少が続いたものの、7 月以降は増加したと伝えた。上述の岡本氏らの研究結果が再確認された形となった。

・**（参考）米国：コロナ禍での自殺率（看護師）**

　米国 Michigan 大学看護学部の Matthew A. Davis らは、米国での看護師及び医師の職業の自殺リスクとの関連の論文を発表した（1204）。2007 年から 2018 年までのデータを用いて、自殺率の比較検討を行った。看護師 2374 人、医師 857 人、一般人（30 歳以上）156,141 人のデータを含んでいる。2017 年から 2018 年の自殺率データで比較すると、一般人（30 歳以上）に対して、看護師の自殺率が有意に高く、医師に対しては、有意差はなかった。

　米国サウスカロライナ医科大学の Constance Guille 氏が米国 JAMA 誌の総説で看護師の自殺に関する見解を示した（1205）。Davis らの研究は、COVID-19 パンデミックの前のデータであるが、医療従事者の間での自殺に関するよく知られている 2 つのリスク要因の悪化を懸念している。

米国における男女別自殺率（2017〜2018 年）

（米国） 10万人当たりの 自殺率		看護師	医師	一般人 （30歳 以上）
2017-2018	女性	17.1	10.1	8.6
	男性	31.1	31.5	32.6

（出典：JAMA ホームページ　April 14, 2021. doi:10.1001/j amapsychiatry.2021.0154 のデータ使用）

仕事からくるストレス要因とメンタルヘルス問題である。現在の COVID-19 での作業環境下では、医療従事者は、極度に高いレベルのストレスとメンタルヘルス問題に直面している。医療従事者の 2020 年のメンタルヘルス問題の発生率に関する体系的レビューでは、医療従事者における不安、うつ病、そしてストレスの有病率は、COVID-19 パンデミック開始後、それぞれ、24.1%から 67.5%へ、12.1%から 55.9%へ、そして、29.8%から 62.9%への上昇している。

12.2　シンガポール（対策の盲点）

　2020 年 3 月 24 日までに、シンガポールでの COVID-19 症例は、231 例であった。その後、寮に居住する移民、主に、バングラデシュとインドからの移民の間で 244 症例の波が、3 月 25 日から 4 月 7 日にかけて、起こった。国家的なロックダウンが、4 月 7 日から 6 月 1 日まで実施され、強制的な移動制限、そして、作業員の彼らの寮への閉じ込め対策を行った。PCR 陽性の全ての作業員は、医療施設に隔離及び治療のために、入院させられた。

　シンガポールがん研究センターの Iain Beehuat Tan らは、「シンガポールの移民労働者の間における SARS-CoV-2 感染の発生率と結果」に関して、報告した（1221）。

　2020 年 3 月 25 日から 7 月 25 日の間、シンガポールの多目的寮に居住する 198,320 人の移民労働者を対象にした。結果として、PCR または血清検査陽性者が、111,280 人で、全ての感染罹患率は、56.1%（95% CI、55.9%〜 56.3%）（寮毎の範囲、0%〜 74.7%；中央値、52.9%）。要約すると、シンガポールにおける移民労働者の間の COVID-19 流行の特徴として、1）感染率が非常に高い、そして、2）ICU 入院が少なくて、死亡数及び致死率が低い、ことであった。その後、全体的に見ると、全体の感染者数は少ない数値で推移した。

　英国 BBC（2021 年 5 月 20 日配信）の「台湾とシンガポールで感染急増：何がまずかったのか」の記事によれば、感染者が少ない状況が続く中、シンガポールでは常に厳しい対策が取られてきた。会合は 8 人までとされ、クラブは営業が禁止されている。結婚式のような大規模な集会は、いまも参加人数が制限されている。だが、ワクチン戦略にはまだ欠陥があり、2021 年 5 月半ばにはチャンギ国際空港が、今年の国内最大の感染クラスターとなった。その後、感染した人の多くが、インドで最初に見つかった感染力の強い変異株「B1617」に感染していたことが判明した。このように、変異株に対する対策が従来の対策では困難であることの証左となった。

12.3　ブラジル（マナウス）自然感染による集団免疫の結果は？

　本シリーズ Part2 では、ブラジル・マナウスでは、自然感染による免疫達成か！と記した。ブラジル・サンパウロ大学の Ester Sabino らは、「高い抗体陽性率にも関わらず、ブラジル・マナウス（人口約 200 万人）で、COVID-19 の再燃が起こったことを報告した（1231）。

　2020 年 10 月、マナウスの血液提供者の研究で、人口の 76%（95% CI、67%〜98%）が、SARS-CoV-2 に感染していることが示された。SARS-CoV-2 の高い発病率は、他のアマゾン領域、例えば、ペルー北東部の、アマゾン川上流にあるイキトス（人口約 44 万人）でも、70%（67%〜73%）と推計された。マナウスの推定発病率は、基本再生産数 Ro を 3 とすると、理論的な集団免疫の閾値 67% を上回っていることになる。この観点から考えて、2021 年 1 月（2021 年 1 月 1 日〜19 日で、3,431 入院症例 vs 2020 年 12 月 1 日〜19 日で、552 入院症例）の期間で、マナウスでの COVID-19 入院数が急激に増加したことは、予想外で、懸念事項となった。2020 年 4 月末にピークとなった大規模な流行の後、マナウスでの COVID-19 入院は落ち着き、COVID-19 抑制対策が緩和されたにもかかわらず、5 月から 11 月の 7 カ月間は、かなり低い数値であった。

　マナウスでの COVID-19 の再燃に関しては、相互に関連するかもしれないが 4 つの理由で説明ができる。

　1）SARS-CoV-2 発病率は、第 1 波の期間で、過大評価されたために、実は、2020 年 12 月の初めまで集団免疫の閾値以下であった可能性。

　2）自然感染に対する免疫は、最初の暴露の後、SARS-CoV-2 に対する免疫防御が一般的に減少したために、2020 年 12 月までに、衰退し始めた可能性。

　3）SARS-CoV-2 系列は、以前の感染に対する応答で生成された免疫を逃避する可能性。

　4）第 2 波で蔓延している SARS-CoV-2 系列は、マナウスで蔓延している既存の系列よりももっと高い固有の感染伝播性をもっている可能性。

図　ブラジル、マナウスでの COVID-19 入院、過剰死亡及び実効再生産数 Rt の推移
（2020 年〜 2021 年）

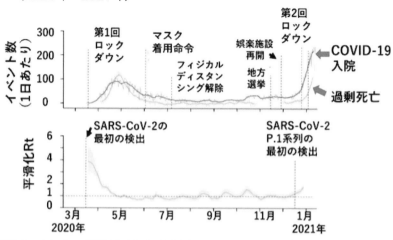

（出典：Lancet ホームページ 2021 Jan 27　doi:10.1016/S0140-6736(21)00183-5 より）

12.4　インド（ワクチン接種で感染拡大を抑制できるか？）

　米国 Science 誌（2021 年 3 月 26 日）に、インド・ムンバイのジャーナリスト Vaishnavi Chandrashekhar が、インドでの感染再燃に関する記事を配信した（1241）。

　わずか 1 カ月前には、多くのインド人は、パンデミックは徐々に静まるだろうと思った。COVID-19 症例数は、直近 5 カ月間、連続的にかつ劇的に低下し、旅行制限も解除され、そして、結婚式のシーズンも、たけなわであった。ムンバイ（旧ボンベイ）では、通勤列車の運行が、2 月 1 日には、完全に元に戻った。

　しかしながら、第 2 波が襲い始めた。全土での感染者数は、2 月中旬には毎日 11,000 人を超える程度であったが、3 月 22 日の週は毎日 50,000 人以上となった。このうちの半分以上は、ムンバイが州都であるマハラシュトラ州で発生して、残りは、5 つの他の州に集中した。インドの第 1 波は、2020 年 9 月にピークとなり、その後、劇的な減少に転じた。抗体調査で、デーリーやムンバイの人口密集地域では、ほぼ集団免疫のレベルに達し、そのため、感染伝播は、消え去るであろうと期待された。

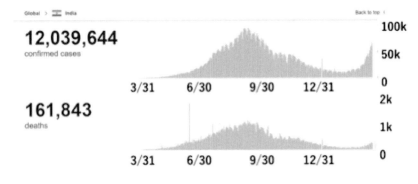

2021年3月29日時点：インド感染者数及び死亡者数（WHOデータ）

（出典：WHO ホームページ https://covid19.who.int/region/searo/country/in より）

　しかしながら、この楽観主義は、事実無根のものであったのかもしれない。700 の地域での抗体調査では、インドの人のわずか約 22%が感染者であることが明らかとなった。その間、マスク着用などの抑制対策は緩和され、旅行やパーティーが増加して、そして、検査や接触者追跡がもたついた。

　変異株もまた、パンデミックの再燃に関わっているのかもしれない。直近の何カ月かで 10,000 以上の検体のうち、736 検体のゲノム配列検査に回した。検査した 400 検体のうち、81% が B.1.1.7 であった。感染症例数が急上昇しているいくつかの地域では、2 つの変異 E484Q と L452R をもった変異ウイルスが検出された。この 2 つの変異は、免疫逃避に関連していて、感染力を増強させる。衛生当局の職員は、この感染数の急激な増加がこの変異ウイルスによるかどうかはまだ不明であると述べている。

　気候もまた同様にある種の関与をしているかもしれない。ある科学者は、インドでの流行は、欧州や米国とは反対の季節性パターンをもっている。欧州や米国では冬の期間は、室内に閉じこもり、ウイルスが拡散し易くなっているが、インドでは、人々は夏の暑さに耐えきれず、ファンやエアコンがある室内に閉じこもると、グローバル健康研究センター所長の Prabhat Jha 氏は言っている。

　この間、インドの人口 13 億人の 5%以下が、ワクチンの少なくとも 1 回の接種を受けた。インドは、世界のワクチンの 60%も製造しているワクチン大

国である。アストラゼネカのワクチン（インドでは、Covishield として知られ
ている）は、世界で最大のワクチン製造者であるインド血清研究所で製造され、
これまで接種された 5,500 万回分の大半を占めている。もう１つのワクチン、
Covaxin は、インドの Bharat Biotech がインド医学研究評議会と共同で開発
した不活化ワクチンである。

　Bharat Biotech は、設立 24 年の会社であるが、16 種類のワクチンがあり、
123 カ国に輸出している（BBC ニュース　2021 年 3 月 9 日）。Covaxin は、
2℃〜 8℃で保管できる。

　インドは、いわゆる "ワクチン外交" で、2021 年 1 月以来、約 80 カ国に
6 千万回分を輸出した。

　2021 年 3 月 3 日、Bharat Biotech 社は、ワクチンの有効率は、未発表の
初期の 43 症例の解析結果に基づき、81％であると発表した。

　第 2 波を遅くするために、いくつかの州と都市は、パーティーに対する制限
を再度導入し、暫定的なロックダウンの実施、そして、検査及び接触者追跡を強
化した。ムンバイは、パンデミックのホットスポットに再びなり、ホーリー祭
（Holi）と呼ばれるインドやネパールのヒンドゥー教の春祭りは禁止された。

　米国 Science 誌（2021 年 4 月 30 日）に、インドでの感染爆発と低い
死亡率に関する記事を、スタッフライターの Jon Cohen 氏が配信している
（1242）。

　2021 年 5 月 1 日には、インドの新規感染者数が 40 万人（WHO データ）
を超え、世界では、累積感染者数が 1.5 億人、米国 31.9 千万人、インド 19.1
千万人、そして、ブラジル 14.9 千万人と続いた。インドでの感染者数は増加
しているが、死亡率に関しては非常に低く、「インドのパラドックス」と呼ばれ
ている。カナダ・トロント大学の疫学者、Prabhat Jha は、「インドのパラドッ
クスは本当に全く不可解である」と述べている。この理由として、死亡者数の下
方評価、人口学的影響、インドの気候からくる豊富なビタミン D のような環境
要因、そして、インドのベジタリアンの高い比率まで、種々説明されている。し
かしながら、今や、インドでは、酸素ボンベ不足で、病院は COVID-19 患者の
ための十分な酸素の調達ができず、そして、死者を火葬するための木材が不足し
てしまった火葬場、そして、メディアによる、現状の悲惨さを隠すための死亡者

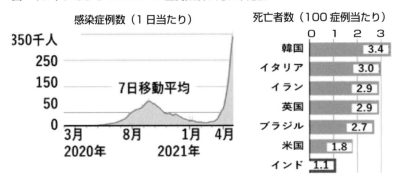

図　インドにおける COVID-19 症例数及び死亡率比較

感染症例数（１日当たり）

死亡者数（100 症例当たり）

国	死亡者数
韓国	3.4
イタリア	3.0
イラン	2.9
英国	2.9
ブラジル	2.7
米国	1.8
インド	1.1

（出典：Science 誌ホームページ　Apr. 30, 2021　doi:10.1126/science.abj2647 より）

数の意図的な実際の数よりも小さな数値の報道が相まって、この見かけ上のパラドックスは、消えてしまうかもしれない。

　インドの第１波では、2020 年６月から 11 月まで、新規感染者数は１日当たり 10 万人を超えたことはなかった。

　Jha らの研究によれば、2020 年６月と年末の間で COVID-19 検査をした 45 万人のデータ（ニューデーリー、ムンバイなど 12 の大都市）を調べたところ、抗体陽性率が、経時的に、17.8％から 41.4％に跳ね上がった。これらの都市での COVID-19 死亡が 30％下方報告（世界平均値）されているとすると、10 万人あたりの COVID-19 死亡者数は、約 41 人と計算できる。この死亡率は、米国の 91 人（10 万人あたり）に比べると半分以下である。

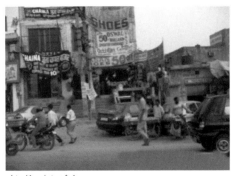

インド・ムンバイ

　　COVID-19 による死亡の最も高いリスクをもつ高齢者がインドの感染で比較的少ないことの理由として、インドの人口は、若い人が多いことがある。最新の国勢調査である 2011 年の調査では、人口の 45％が 19 歳以下であり、65 歳以上はわずか 4％である。（米国は、2010 年の調査

で、18 歳以下が 24%、65 歳以上が 13%）高齢者での感染率が異常に低い。多分、インドでは、高齢まで生き延びることができる人は、裕福で、ソーシャル・ディスタンシングがよりよく可能な人であるからと思われる。これらの 2 つの要因の結果として、インドでの 75 歳以上の死亡率は 17.9% で、米国では、58.1% であった。

　カナダ・トロント大学の疫学者、Prabhat Jha が、死亡率の低い理由の考察をしている。1 つには、家庭の構成である。1 つの家で 3 世代一緒に住むことは多くのインドでの標準である。インドでは高齢者が比較的少ないので、より移動している若者が家庭内にウイルスを最も持ち込み易い。そして、COVID-19 は一般的に若者では重症化しないので、若者はウイルス量が少なく、無症候性感染者がより多い。「インドでの感染者の 70% から 90% が症状を呈しない」と Jha は注記している。その結果、高齢者は、より少ないウイルス量に暴露されるので、彼らの免疫システムがより制御できる可能性が高い。

　インド近隣諸国でも、COVID-19 感染症例数が増加し始めた（1243）。スリランカでは、2021 年 4 月末に、COVID-19 検体 78 例

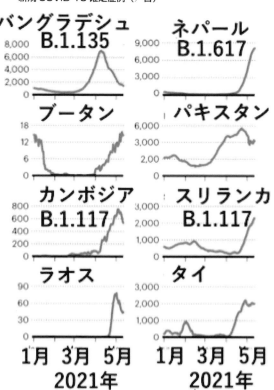

図　インドの近隣国での COVID-19 症例数
　　2021 年 4 月初めより、大幅に増加
　　新規 COVID-19 確定症例（／日）

バングラデシュ
B.1.135

ネパール
B.1.617

ブータン

パキスタン

カンボジア
B.1.117

スリランカ
B.1.117

ラオス

タイ

1月　3月　5月
2021年

1月　3月　5月
2021年

（出典：Nature 14 MAY 2021 doi: https://doi.org/10.1038/d41586-021-01287-2 より）

のうち、66 例が、英国変異株 B.1.1.7 であった。4 月 17 日以来、感染症例数は増加し、5 月 9 日は、2672 症例となり、病床は満床で、スリランカの状況は悲惨な状態になった。ブータンでは、人口の 62%が少なくとも 1 回のワクチン接種を受けているが、それでも、COVID-19 症例数の増加が見られた。ラオスは、以前は数例程度であったが、症例数は少ないといえども、増加した。インドの変異株 B.1.617 が近隣諸国に流出することが恐れられた。北西部に位置するネパールで、インドとの国境を明けていて、4 月中旬まで、COVID-19 症例の報告はなかったが、5 月 11 日、新記録の 9417 症例（／日）となった。人口当たりでは、インドの症例数を上回った。5 月初旬の 12 検体のうち、11 検体が、インドの変異株 B.1.617 であった。

　バングラデシュでは、感染症例数の波が B.1.351 南アフリカ変異株の広範な検出と一致した。バングラデシュでは、インドで製造されたアストラゼネカ社ワクチン、Covishield がほとんどの場合接種された。

　このように、インドの近隣諸国にも、変異株を中心に、アウトブレイクが起こっていった。

12.5　ペルー（ワクチン接種の不公平？）

　ペルーは、マチュピチュの遺跡で知られる南米の国（人口約 3,250 万人）である。ワクチンの争奪線が全世界で起こっている最中、ペルーでのワクチン接種の不正がペルー国民を苛立たせている。

　英国 Nature 誌（2021 年 3 月 26 日）に、Luke Taylor 氏は、「ペルー大学での COVID-19 ワクチン臨床試験に関する醜聞が、激しい怒りを引き起こしている」との表題で記事を配信した（1251）。

　2021 年 2 月 10 日に、地元紙が、2020 年 10 月に、マルチン・ビスカラ元大統領が中国シノファーム社の開発したワクチン接種を 2 回受けたことを暴露した。この時点では、第 3 相臨床試験が、ペルーの 2 つの大学で、実施されていて、ビスカラ氏は、その試験の参加者ではなかった。数日後、ペルー保険相やビスカラ氏の妻や兄弟のような 100 人の有名な人々にも、臨床試験が進行中時に、ワクチン接種が行われていた。英国 Oxford 大学のバイオ倫理学者、Euzebiusz Jamrozik 氏は、「臨床試験が実施されている中、それを実施してい

図　ペルー COVID-19 確定症例数及び死亡者数（2021 年 3 月 31 日）

ワクチン接種 794,965 回投与（2021 年 3 月 25 日）（WHO データ）

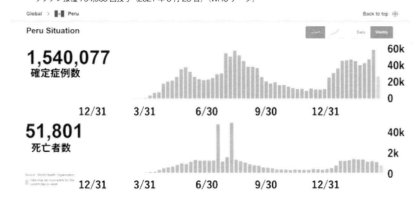

（出典：WHO ホームページ　https://covid19.who.int/ より）

る医療スタッフも含めて、臨床試験参加者以外の人が、ワクチン接種を受けることは、標準的技法ではない」と言っている。ペルーの臨床試験を規制する法律でも、未承認ワクチンのような輸入された、実験研究用製品は、研究専用に使用されることになっている。

　ペルーは、3,800 万回投与分のシノファーム社のワクチンの取引を行い、COVID-19 に対する戦いの転機点となった。他の低・中所得国家と同様に、ペルーは、自国で臨床試験を実施してワクチンを得るための自分自身のための道筋を切り開いた。2 月に、医療従事者にシノファーム社ワクチン 30 万回分を接種し始めた。

　臨床試験を率いている研究者は、Germán Málaga 氏で、医学界では高名な Cayetano 大学の内科専門医である。彼は、ビスカラ氏や彼の妻に対する大統領府でのワクチン接種に個人的に付き添ったことも含めて、政治家へのワクチン接種のいくつかを監督した。彼は、議会の委員会に 2 月 16 日、ワクチン接種の調査を行うように話した。彼は、彼自身の家族に対してもワクチン接種をした。Cayetano 大学は、Málaga 氏を臨床試験の主任研究者としての職務及び全ての大学の活動を保留とした。ペルー国立衛生研究所のプレスリリースによれば、Málaga 氏と彼のスタッフは、処方の 2 回ではなく 3 回のワクチン接種を受けた。臨床試験以外の何人かには、追加のブースター免疫がコロナウイルスに対する予防効果を改善するかどうかを見るために行ったと発表された。

215

このような事例は、ペルー以外にも、アルゼンチンでも起こっている。同様な高官のワクチン接種のリストが現れ、保健相の辞任に至っている。

12.6　台湾（感染拡大対策の成功例であったが）

　台湾は、世界中で、厳格なロックダウンや休校措置を取らずに、COVID-19収束に成功した数少ない国の１つである。台湾の国立台湾大学公衆衛生部のTa-Chou Ng らは、台湾での症例介入（接触者追跡及び隔離を含む）と集団介入（ソーシャル・ディスタンシング及びマスク着用を含む）の有効性の比較及び評価を行った（1261）。

　台湾は、人口が 2,360 万人の島国である。Ng らは、台湾の COVID-19 疫学データを用いて、確率的分岐プロセスモデルによる有効性の比較研究を行った。2020 年 4 月から 12 月の間の 253 日間、COVID-19 の国内症例はなかった。2021 年 2 月 28 日時点で、台湾での COVID-19 確定症例は 955 例で、そのうち、77 症例 (8.1%) が国内で獲得された。医療システムの崩壊を回避するために、台湾は、"軽減としての封じ込め" 即ち排除戦略を実施した。このアプローチは、国境管理、COVID-19 患者の症例介入、及び一般大衆に対する集団対策を含む。症例介入は、感度の高いサーベイランスシステムを通した症例検出及び隔離、濃厚接触者の間の 2 次感染の早期検出を容易にするための確定症例の接触者追跡、そして、症候の有無に関係なく濃厚接触者の 14 日間の隔離を含んだ。多くの集団介入手段は、流行の早期のフェーズで台湾の中央流行疫情指揮中心（CECC）による推奨であったが、いくつかの対策は、台湾での流行が進展した時（例えば、2020 年 4 月以降は、公共の交通機関での強制的なマスク着用）、強制的になった。台湾での COVID-19 に対する初期での成功が、どの封じ込め対策が実質的に機能したのかを明らかにする目的で本研究を行った。

　結論として、台湾が 2020 年の COVID-19 抑制に成功した理由は、症例介入と集団介入の両方を組合せて実施したためと思われる。単独の介入では、有効的な公衆衛生システムと総括的な接触者追跡プログラムがある国においてすら不十分であったと思われる。

　英国 BBC は、2021 年 5 月 20 日の配信記事で、台湾の感染爆発の状況を伝えた。シンガポールと台湾は新型コロナウイルスの感染者がほとんど確認され

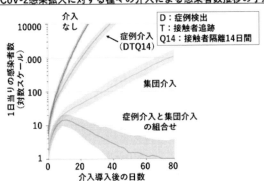

SARS-CoV-2感染拡大に対する種々の介入による感染者数推移の予測

（出典：JAMA ホームページ April 06, 2021.　doi:10.1001/jamainternmed.2021.1644 より）

　ず、対策に成功したと称賛されてきた。しかし 2021 年 5 月に入り、この 2 地域で感染者が急増している。シンガポールは先週だけで新規感染者が 248 人を記録。台湾は域内での感染が 1200 人を超えた。台湾の中では、人々と政府の間に大丈夫だという感覚が広がり出し、新型ウイルス関連のデータをオンラインでまとめている「アワ・ワールド・イン・データ」によると、台湾でウイルス検査を受けたのは、2 月中旬時点で 1000 人あたり 0.57 人だけだった。同じ時期、シンガポールでは 6.21 人、イギリスでは 8.68 人だった。「症状が出ている人々の間でさえ COVID-19 になる可能性は実質的にゼロだという感覚が広がっていた」と国立台湾大学の林先和副教授は BBC に説明した。根底には、台湾の厳しい水際対策が新型ウイルスの侵入を許すことはないという思い込みがあったという。如何に、感染症対策が人間心理と直結していて、少しの気の緩みが優等生から問題児になってしまった悲しい例でもあった。日本でも、緊急事態宣言が何度も発出され、オオカミ少年のように、その感染リスクから心理的に遠ざかっていく人々が多くなってきたのも事実であった。

　2021 年 6 月 4 日付の台湾各紙は、日本政府が台湾に英アストラゼネカ製のワクチンを提供することを、「日本の 124 万回分が今日台湾到着」との見出しで 1 面トップに掲載し、日台の友情を改めて証明したと報じた。米国が国際枠組み「COVAX（コバックス）」を通じ、台湾を含むアジアに 700 万回分を提供することも伝えた（共同通信社 2021 年 6 月 4 日）。

12.7 フランス（ワクチン開発失敗）

　フランスは COVID-19 ワクチン開発に失敗した。米国 Science 誌（2021年4圧23日）に、Tania Rabesandratana 氏が、その経緯を説明している（1271）。この記事の配信時点で、国際連合安全保障理事会の常任理事国5カ国（米中露英仏）の中で、唯一 COVID-19 ワクチンがない国である。

　2021年1月25日、フランスが COVID-19 パンデミックの第3波に襲われていた時、パスツール研究所のサイエンティフィック・ディレクター、Christophe d'Enfert 氏は、国営テレビで、「ワクチン開発の先駆者ルイ・パスツールに因んで名付けられたパスツール研究所が、最も開発が進んでいた COVID-19 ワクチン候補をどうして断念したか」を説明するために出演した。同じ頃、フランスのメガファーマである Sanofi 社が、「自分たちの候補ワクチンが遅れていて、フランスの何百人もの仕事を削減するであろう」と述べた。これらの失敗はフランスの生物医学が直面する課題を浮かび上がらせた。フランス国立研究センター（CNRS）の生物医学の社会学者、Audrey Vezian 氏は、「これらの失敗は予測できなかったが、このパターンは、単純に運が悪かったからということではない。フランスの革新的プロセスに何かが足りなかったことを示している」と述べている。基礎研究の財政的支援と乏しいベンチャーキャピタルが指摘されている。Vezian 氏は、資源を浪費し、さらに混乱を増長させる官僚的組織の増殖を非難している。

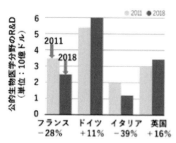

フランスの健康研究に対する公的財政支援の低下
1つの要因は、フランスの生物医学的革新の遅いペースである。

（出典：Science 誌ホームページ 23 Apr 2021: DOI: 10.1126/science.372.6540.331 より）

　経済分析評議会（CAE）の研究では、生物学及び健康研究に費やす公共投資は、2011年以降、劇的に縮小してしまった。他方、ドイツや英国ではその投資は増加している。

　マルセイユの CNRS でコロナウイルスの研究をしている構造生物学者、Bruno

Canard 氏は、「ほぼ原子レベルの解像度で、コロナウイルスの分子構造を解明できる低温電子顕微鏡（cryo-EM）がフランスでは 3 台しかなく、他方、ドイツや英国ではそれぞれ約 20 台、もっている。」と述べている。フランスの国立研究資金提供機関は、競争的プロジェクトに対する支援を 2005 年に開始したが、その後、急激にその支援額は低下した。緊急的 COVID-19 研究資金が供給され始め、2003 年のレベルまでに研究室の予算が戻ったと Canard は述べている。しかしながら、パンデミック資金が利用可能になった頃には、とりわけ、中国のチームは、最初の cryo-EM の論文を、最高峰の科学誌 Science 誌、Nature 誌そして Cell 誌に既に掲載していた。

　フランスのバイオテックに依頼されたボストンコンサルティンググループの 2017 年の報告書では、「フランスは、専門家よりもむしろジェネラリストを育成するエリート校に対する偏りがある」と非難している。

　フランス政府は、過去の低投資を、2020 年 12 月に発効した 10 年計画及び改革で逆転させることを約束し、R&D 支出を GDP の 2.2%から 3%に引き上げる。

12.8　イスラエル：COVID-19 のエンドゲームか？

　イスラエルの Clalit 保健サービスの Ran Balicer らは、イスラエルでの集団 COVID-19 ワクチン接種（Pfizer-BioNTech 社 BNT162b2）後の状況（米国 Science 誌 2021 年 5 月 14 日号）を伝えている（1281）。

　まだ世界のいくつかの国では COVID-19 の再燃に直面しているが、イスラエルは、パンデミックを乗り越えたように思える。先週の段階では、世界の COVID-19 新規感染者数は 550 万人に対して、イスラエルではわずか 398 人（1 月時点では、5 万人以上）であった。イスラエルの 920 万人の国民の 54% がワクチン接種を完了した。来る何ヵ月かで、制限は緩和され続けるので、再燃のリスクはあるが、状況は楽観的である。

　イスラエルは、2021 年 1 月、英国変異株 B.1.1.7 で、第 3 波に直面していた。4 週間の厳格なるロックダウンとともに、迅速な集団ワクチン接種が行われた。2 月初めには人口の 38%が少なくとも 1 回のワクチン接種（50 歳以上では、80%）をうけ、それに加えて、感染歴のある人が 7.5%であった。本書

第8章での詳述したように、集団ワクチン接種の中間報告でも、ワクチンの有効性は90%以上を示し、再燃及び予想された負荷のリスクは、十分に回避されたように思えた。このために、新規感染者が8000人／日を超えていたにもかかわらず、ロックダウンは解除された。

　予想を超えて、多くの制限が徐々に解除されたにも関わらず、新規感染者数は、90日間連続的に急激に減少し、感染者数は、100倍以上減少、そして、重症症例も50倍以上減少した。これらの減少は、季節性または一部残っている制限対策よりも、主に、ワクチンキャンペーンによるものと思われる。重症症例の減少は、最初、高齢者（最初にワクチン接種を受けたグループ）で明らかとなり、そして、何週間か後には、ほとんどがワクチン未接種の若者でも、減少した。3月末には、COVID-19死亡の55%以上は、60歳以上のワクチン未接種の成人グループ（＜1.6%）で発生した。

　安全なワクチン接種率の閾値（国が安全に経済活動を再開できる閾値）を、イスラエルの経験から外挿することは難しい。なぜなら、このような閾値はその環境・状況の設定に特異的であるからである。4月中旬に、英国で、1回のワクチン接種キャンペーンの後に、感染の同様な減少が見られたが、他方、チリやセイシェルでは、比較的高いワクチン接種率にもかかわらず、COVID-19の再燃が見られた。少なくとも1回のワクチン接種率は、それぞれ、48%、39%及び67%である。

　イスラエルがどうして迅速な集団接種が可能であったかは、10年にわたるコミュニティに焦点を当てユニバーサルな医療制度（デジタル保健衛生基盤を含めて）の確立であった。1）コールセンター及び簡単に使用できる携帯アプリを介した積極的な交信活動、2）電子的健康記録のワクチン接種場所での利用が直ぐにできること、そして、3）1日の終わりに残ったワクチンをすべての年齢の人に提供することが、できた。

　2021年6月4日のNHKニュースによれば、ワクチンの接種が進む中東のイスラエルでは、1日当たりの新型コロナウイルスの感染者が平均で10人台となり、ほぼすべての規制が解除された。16歳以上の人口の8割以上が接種を終えたイスラエルでは、1日の新規感染者数が平均で10人台にまで減少し、今月からは集会の際の人数制限や接種の証明書の提示が必要なくなるなど、屋内でマ

スクを着用することを除いて、ほぼすべての規制が解除された。

12.9　キューバ：アメリカの経済封鎖下での独自ワクチン開発

　キューバにおいても、COVID-19 のアウトブレイクが起こり、その対策の 1
つであるワクチン開発を独自で行っている。

　英国 Nature 誌（2021 年 4 月 29 日配信 ）に、ライターの Emiliano
Rodríguez Mega が、「キューバは自国製ワクチンで COVID-19 に打ち勝てる
だろうか」との記事を配信した (1291)。キューバの Finlay ワクチン研究所所
長の Vicente Verez-Bencomo らは、COVID-19 ワクチンの自国開発を行っ
ている。Soberana02 と呼ばれるワクチン候補は、2020 年 3 月に第 3 相臨
床試験に入った。自国製のワクチン 2 種類のうちの 1 つで、他のワクチン候補は、
Abdala である。キューバでは、2020 年は、SARS-CoV-2 感染がほとんど無
かったが、2020 年 11 月末に、国境封鎖を解除した後に、人口 1100 万人の
キューバに COVID-19 の波が押し寄せた。

　感染のピークは、4 月 24 日で、約 5800 例の活動性症例であった。キュー
バは世界でも最後に残っている共産主義国家の 1 つで、米国による経済封鎖を
何十年も耐え忍んでいる。Verez-Bencomo 氏は、「これが、キューバ国民に独
立的な性格を与えて、世界中のワクチンを公正に分配使用との目的で設立された

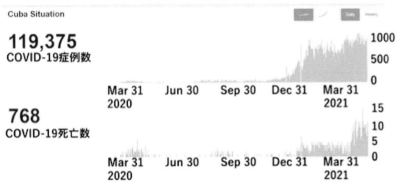

（出典：WHO ホームページ https://covid19.who.int/region/amro/country/cu より）

国際的な COVAX 構想への参加よりもむしろ、独自に COVID-19 ワクチンを創製することに拍車をかけた歴史である」と述べた。

　Soberana02 ワクチンですら、独立的な性格を持っていて、その他のワクチンとは異なった作用をする。このワクチンは、"共役型" ワクチンで、弱い抗原が強い抗原に結合していて、活発な免疫応答を誘導する。Soberana02 を作成するために、Finlay ワクチン研究所の研究者は、新型コロナウイルスのスパイクタンパク質の断片を免疫細胞及び抗体の産生をブーストできる強力な抗原である破傷風毒素（Tetanus toxin）に結合させた。

　キューバ大統領のミゲル・ディアス＝カネル氏が、2020 年 5 月頃に、キューバでワクチン開発ができるものはいないかとの呼びかけがあり、それから、自国でのワクチン開発が Finlay ワクチン研究所で開始された。

　今までの臨床試験で、Soberana02 の 2 回接種により、ワクチン接種者の約 80％で抗体応答があった。3 番目の Soberana プラスでのブースター投与をすると、100％の抗体応答になった。

　キューバは、貧しい国である。「医薬を作るかまたは食料を買うかに使われるお金のびた一文たりとも、ワクチン製造に回しているわけではない」と、Verez-Bencomo 氏は述べている。筆者も何度かウイルス安全性の実験でキューバを訪問しているが、確かに、医療水準は高いが、分析機器にしても、アメリカの実質的な経済封鎖で、調達が困難であることが明らかであった。今回のワクチン研究には、キューバの分子免疫センター（CIM）も関与している。ワクチン以外の部門である CIM のウイルス安全性部門とは交信を継続し、その責任者である Dr. Aymala Nieto Caballero 氏からは、キューバの日常も含めて、情報を頂いた。

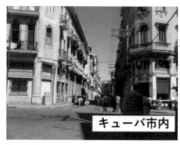
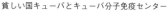
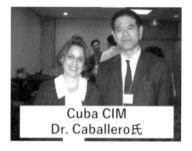

貧しい国キューバとキューバ分子免疫センター

第 13 章
議論のある話題

13.1　SARS-CoV-2 遺伝子がヒト DNA に挿入されるのか？

　著名な科学者らのチームが、「パンデミックコロナウイルスの遺伝子断片がヒトの染色体に挿入されて、感染が終った後も長い間、辺りをブラブラすることができる」との議論を醸し出す仮説を提出した（1311）。もしこれが本当だとすると、この挿入は、「人が COVID-19 から回復できるが、それから、何ヵ月も後に、再度、SARS-CoV-2 陽性になる」という稀な知見を説明できるだろう。「この結果は、あくまで人工的な実験によるものである」と反論している科学者もいる。英国フランシス・クリック研究所の Anastasiya Kazachenka らは、反論の論文を査読前であるが、公開した（1312）。

　ヒトゲノムは、多様な RNA 及び DNA ウイルス同様に、レトロウイルスやその他のレトロ配列による広範な侵入を受けている証拠を有している。SARS-CoV-2 RNA ウイルスが感染細胞の DNA に挿入される頻度が高いことが、Jaenisch らにより、報告された（後述）。SARS-CoV-2 RNA とヒト宿主DNA から転写された RNA の間のキメラ RNA 配列リード（Read：解析された配列）が検出されたとのデータに基づく仮説である。RNA 配列ライブラリーにおけるヒト SARS-CoV-2 キメラリードが何に由来するかを調べた結果、Janisch らの結論とは異なる説明ができることがわかった。キメラリードは、"SARS-CoV-2 RNA" と "形質転換された細胞株に存在するミトコンドリアDNA またはエピソーム性のアデノウイルス DNA から転写される RNA" との間でも、しばしば、検出される。エピソームとは、細胞が本来もっている染色体とは別に、比較的短い環状 DNA が独立した染色体として安定的に維持されたもので、染色体に組み込まれて増殖する場合と，染色体から離れて細胞質内で自律的に増殖する場合との二つの状態をとることができる。

さらに、SARS-CoV-2 RNA と核 DNA から転写される RNA との間のキメラリードは、宿主のイントロンまたは遺伝子間の配列よりもエキソン配列で多く存在していて、そして、しばしば、同じ高発現の宿主遺伝子を含んでいる。これらの知見から、RNA 配列データで検出されたヒト SARS-CoV-2 キメラリードは、ライブラリーを調整するときに生じた可能性が示唆され、これは、必ずしも SARS-CoV-2 の逆転写、宿主 DNA への挿入そして転写を意味する結果ではない。結論として、Jaenisch らのキメラリードは、本当の逆転写挿入そして転写の結果というよりも、実験手法的な産物である可能性が明らかとなった。これらの反論に対しても説明できるように、追加データを加えた論文が公開された。

　米国 Whitehead 生体医学研究所の幹細胞生物学者 Rudolf Jaenisch と遺伝子発現調節専門家 Richard Young らが、2021 年 5 月 6 日公開の米国 PNAS 誌に、「逆転写された SARS-CoV-2 RNA は培養ヒト細胞のゲノムに挿入することができて、そして、患者由来の組織で発現されうる」との表題で、発表した（1313）。

　SARS-CoV-2 RNA の長期間の検出及び PCR 検査陽性結果の再発が、COVID-19 から回復した患者で広く報告されているが、これらの患者の一部では、感染性のウイルスを放出しているようには見えない。従って、本研究では、SARS-CoV-2 RNA が逆転写されて、培養ヒト細胞の DNA に挿入され、そして、挿入された遺伝子配列の転写が患者で観察される PCR 陽性結果の一部を説明できるかもしれない可能性の検討がなされた。この仮説を支持する結果として、SARS-CoV-2 配列の DNA コピーが感染ヒト細胞のゲノムの中に挿入されうることがわかった。挿入部位でのウイルス配列とコンセンサス LINE1（ライン・ワン）エンドヌクレアーゼ認識配列に隣接する標的部位の重複が観察され、これらの知見は、LINE1 レトロポゾンで仲介されるターゲットプライム逆転写及び転移メカニズムと一致した。さらに、ある患者由来の組織において、ウイルス配列の大部分が、ウイルス配列の挿入された DNA コピーから転写されていたことを示唆する証拠も観察された。ウイルス配列のこの挿入及び転写が、感染して臨床的に回復した後の患者に PCR で検出されるウイルス RNA に寄与しているのかもしれない。但し、DNA に挿入されたウイルスゲノムの主に 3' 側に由来するサブゲノム（小ゲノム）配列のみが検出されたので、感染性のウイルスが、挿

入したサブゲノム SARS-CoV-2 配列から産生されることはない。

　COVID-19 から回復した人を厳格に隔離した研究で、すくなくとも、いくつかの"PCR 再陽性"症例は、再感染で引き起こされたものではないことが示唆されている。さらに、複製可能なウイルスが、これらの PCR 陽性患者から単離されていないし、拡散していなかった。

　SARS-CoV-2 は、プラス鎖 RNA ウイルスである。SARS や MERS のようなその他の β コロナウイルス同様に、SARS-CoV-2 は、RNA 依存性 RNA ポリメラーゼを用いて、そのゲノム RNA を複製して、サブゲノム RNA を転写する。ウイルス複製がない状態で、SARS-CoV-2 ウイルス RNA が継続的に検出できる理由として、ある場合には、ウイルスサブゲノム RNA の DNA コピーが宿主細胞の DNA に逆転写メカニズムで挿入される可能性も考えられる。挿入された DNA コピーの転写が、初期の感染が消えた後長い間、PCR 検査陽性となる可能性である。実際、非レトロウイルス RNA ウイルス配列が、多くの脊椎動物種のゲノムで検出されていて、「ウイルス mRNA の DNA コピーの、古代のLINE レトロトランスポゾンを介する生殖細胞系列への挿入」と一致したシグナルを示しているいくつかの挿入が見られる。LINE とは、長鎖散在反復配列（long interspersed nuclear element, LINE）で、非 LTR 型レトロトランスポゾンの一群であり、多くの真核生物のゲノムに広く見られ、ヒトゲノムでは全体のおよそ 17%を占める。レトロトランスポゾン (Retrotransposon) は、トランスポゾン（可動遺伝因子）の一種であり、多くの真核生物組織のゲノム内に普遍的に存在する。レトロトランスポゾンは、自分自身を RNA に複写した後、逆転写酵素によって DNA に複写し返されることで移動、つまり「転移」する。

　水疱性口内炎ウイルス（VSV）やリンパ球性脈絡髄膜炎ウイルス（LCMV）のような非レトロウイルス RNA ウイルスは、内因性の逆転写酵素により、DNA コピーに逆転写され、そして、ウイルス配列の DNA コピーが宿主細胞のDNA に挿入されることが示されている。

　ヒト LINE1 配列は、自立的なレトロトランスポゾンである。内因性 LINE1（ライン）配列は、老化したヒト組織で発現されることが示されていて、そして、LINE1 で仲介される体細胞逆転移が、がん患者で普通に見られる。さらに、宿主細胞の内因性 LINE1 及びその他のレトロトランスポゾンの発現が SARS-

CoV-2 感染を含めたウイルス感染で、通常、上方制御されている。

　SARS-CoV-2 配列が、感染したヒト培養細胞株で、逆転写され、そしてその感染細胞の DNA に挿入されたことが明らかになったが。培養細胞株で解析したウイルス挿入体の約 30％が、認識可能な近傍の LINE1 エンドヌクレアーゼ認識部位を欠失している。このことは、挿入が別のメカニズムによるものであることも示唆している。最新の研究では、「コロナウイルスの配列と内因性レトロトランスポゾンの間の相互作用が、ウイルス挿入メカニズムである」可能性を示している。

　これらの結果は、抗ウイルス治療薬の現行の臨床試験に関係してくる可能性もある。ウイルス RNA の挿入及び発現がかなり普通に見られるならば、治療薬のウイルス複製への効果を調べるために、高感度の PCR 検査に依存することは、"感染性ウイルスよりもむしろゲノムに安定的に挿入されたウイルス DNA 配列に由来するウイルス転写物を検出しているかもしれない"ので、注意しなければならない。

　その後も、この仮説に対しては、議論が沸騰した。MEDPAGE TODAY 誌（2021 年 5 月 17 日配信）に、企業・調査ライターである Veronica Hackethal 医師が、議論のいくつかを紹介している（1314）。

　ウイルス挿入は、多くのその他のウイルス感染でも記載されている。例えば、C 型肝炎ウイルス、インフルエンザ、そして、麻疹ウイルスなどである。そして、ヒトパピローマウイルスの挿入では、発がんでの役割の研究も行われてきた。今回は、コロナウイルスがヒトゲノムに挿入できるとの初めての研究であった。

　米国 Purdue 大学の Bingyu Yan らは、「SARS-CoV-2 感染細胞における宿主 - ウイルスのキメラ現象は、滅多におこらなく、そして、アーチファクト（人工物）である」との題名で論文を発表した（1315）。「この新規なデータは、甚だしく低頻度でおこるイベントで、統計的な異常値か用いた技術に潜む固有のノイズの結果であると思われる。彼らの解析は、不十分で COVID-19 におけるウイルス挿入を結論づけることはできない」と Yan らは、述べている。

　他方、Cornell 大学の Cedric Feschotte は、本仮説を最初に批判した科学者であるが、ウイルス挿入に関して更なる研究は必要ではあるが、この仮説は、あり得ると認めた。「私の批判の中心は、もし、これらのキメラ転写物が生物学

的に現実的であるとしても、そのキメラの生成には、挿入が必要ではなく、その他の既知のメカニズムがあって、挿入なしでもウイルス感染の間にキメラ転写物の形成に至ることができる。しかしながら、"最も大きな弱点"は、本報告のSARS-CoV-2 挿入イベントの頻度が定量化されていないことである。LINE-1 によるメカニズムは、既に、その他のウイルスの挿入に関与していることは明らかである。この過程に詳しい科学者なら、このメカニズムが今回のキメラ形成に関与しているだろうと思う。重要な問題は、このキメラ形成の頻度で、どの程度、そして、どの位の頻度で起こるかである。」と述べた。

　他方、ノーベル賞受賞者でもある Caltech の名誉教授の David Baltimore は、「この結果は、かなり説得性のあるものである」と述べた。「私にとっては、この結果は、非常にクリアカットである。常に、新しい知見に反対する人はいる。いかなる RNA ウイルスでも、その遺伝的情報の断片が逆転写され、そして、ヒト遺伝子に挿入されうるように、本当に思える。このようなことは、普通の風邪ウイルスあるいはどのようなその他のウイルスが感染した場合でも起こるのかもしれない」と述べた。

13.2　SARS-CoV-2 の S タンパク質が血栓の原因か？

1）ACE2 について

　SARS-CoV-2 は、ヒト細胞に、ACE2 受容体を介して侵入する。ACE2 は、カルボキシペプチダーゼで、タンパク質の C- 末端（カルボキシ末端）から１個のアミノ酸を除く酵素であるが、血圧を上げる物質であるアンジオテンシン（Ang）II の前駆体である AngI から、Ang（1 − 9）を、そして、AngII から Ang(1 − 7) を産生する。従って、ACE2 を阻害すれば、AngII の生成が抑制され、結果的に血圧が下がることになる。このような薬剤が ACE 阻害剤（ACEI）と称され、具体的には、カプトプリルやエナラプリル等がある。因みに、イワシやワカメなどに含まれる ACE 阻害ペプチドを含む食品が、特定保健用食品として販売されている。また、AngII 受容体拮抗薬（Angiotensin II Receptor Blocker, ARB）は、AngII と拮抗し、AngII が AngII 受容体への結合を阻害することにより血圧の降下作用を示す薬物で、ロサルタンやバルサルタン等が属する。このような ACEI や ARB がレニン−アンジオテンシン系（RAS: Renin-

図 レニンーアンジオテンシン系（RAS）

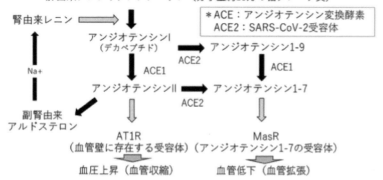

（出典：一部改変、化学と生物（2015）53（4）228-235、松井 利郎、レニン−アンジオテンシン系と血圧調節、doi.org/10.1271/kagakutoseibutsu.53.228 より）

angiotensin system）阻害剤と称される。尚、RAS は、水・電解質代謝，循環血液量および血圧・血行動態維持などの多彩な機能を担う重要な内分泌系である。

2）SARS-CoV-2 の S タンパク質が血栓症の悪役か？

　中国・西安交通大学・循環器内科の Yuyang Lei らは、「SARS-CoV-2 の S タンパク質が ACE2 受容体の下方制御を介して、内皮細胞の機能を障害する」との論文を発表した（1321）。

　SARS-CoV-2 は、ウイルスの S タンパク質が、宿主細胞の ACE2 受容体に結合して、感染を引き起こす。血管内皮細胞は、SARS-CoV-2 に感染し、そして、ミトコンドリアの活性酸素種の産生及び解糖シフトの引き金となる。逆説的には、ACE2 は、心血管系において保護的であるが、SARS-CoV-2 の S タンパク質は、感染肺において、ACE2 のレベルを減少させることにより、肺傷害を促進する。本研究では、S タンパク質単独で、血管内皮細胞を ACE2 の下方制御により、血管内皮細胞に傷害を与え、その結果、ミトコンドリアの機能を阻害することができることを明らかにした。

　S タンパク質を発現している偽型ウイルス（Pseu-Spike）をシリアンハムスターに気管内投与した。Pseu-Spike を投与された動物は、肺傷害が明らかとな

り、肺胞中隔が肥厚し、単核球の浸潤が増加した。次に、S タンパク質のミトコンドリア機能への影響を調べた。組換え型 S1 サブユニットタンパク質処理した内皮細胞の共焦点顕微鏡観察から、ミトコンドリアの断片化の増加が観察された。このミトコンドリアの変化が、部分的には ACE2 の減少によって起こるのかどうかを調べた結果、ACE2 の低発現の内皮細胞は、ACE2 高発現の内皮細胞に比べて、断片化したミトコンドリアの数がより多かった。さらに、この ACE2 低発現の内皮細胞では、ミトコンドリア呼吸、ATP 産生、そして、最大呼吸が、高発現系に比べて、減少した。

　SARS-CoV-2 感染が内皮細胞炎症を誘導して、内皮炎に至る。S タンパク質が ACE2 レベルを減少させて、そして、NO（一酸化窒素）の生物学的利用能を損なうので、S タンパク質の侵入が内皮細胞の不全に必要不可欠であるかどうかを調べた結果、アセチルコリンにより誘導される内皮依存性の血管拡張は、Pseu-Spike 投与のシリアンハムスターから単離した肺動脈で、傷害されていた。他方、血管拡張薬であるニトロプルシドで誘導された内皮依存性血管拡張は影響を受けなかった。

　本研究では、非感染性の偽型ウイルスを用いているので、結果の解釈には限界があるが、本データから明らかになったことは、S タンパク質が内皮を傷害させ、ミトコンドリア機能の傷害と解糖の増加が見られたことである。今後、これらの知見は、SARS-CoV-2 ウイルスで確認する必要があるが、S タンパク質による ACE2 の減少は、ウイルスの感染性を低下させて、それ故に、内皮を防御することは、逆説的なように見える。しかしながら、ACE2 減少によるレニン−アンジオテンシン系の不全は、内皮の不全を悪化させて、内皮炎に導くのかもしれない。要約すると、S タンパク質による内皮細胞の傷害は、ウイルス感染性の低下を圧倒してしまうことが示唆された。この結論から、S タンパク質に対するワクチンで生成される抗体及び／または投与される抗体は、SARS-CoV-2 感染から宿主を防御するばかりではなく、S タンパク質で引き起こされる内皮傷害も阻害することが示唆された。

　また、COVID-19 における内皮細胞感染及び内皮炎は、パンデミックの当初から指摘されていて、スイスのチューリッヒ大学病院の Zsuzsanna Varga らも、SARS-CoV-2 感染が、肺、心臓、腎臓、小腸等の臓器で、内皮炎の誘導を

促進させることを、2020 年 4 月 21 日に、報告している（1322）。心臓、小腸、肺の内皮細胞内にウイルス体が存在し、そこに炎症性細胞が集積し、内皮細胞・炎症性細胞がアポトーシス（細胞死）を起こしていることを報告した。

　米国 Salk 研究所のホームページに、前述した Yuyang Lei らの研究には、Salk 研究所も参加しているので、本研究の解説をしている（1323）。

　ウイルスの S タンパク質は、ワクチンで安全にコードされているものとは全く異なる動きをするが、その S タンパク質が、COVID-19 疾患そのものに重要な役割を果たしていることを明らかにした。COVID-19 は、血管の疾患である。SARS-CoV-2 ウイルスが血管系に対して細胞レベルで、如何に、損傷を与え、そして攻撃するのかを示した。共著者の Salk 研究所の Uri Manor 氏は、「COVID-19 は、多くの人は、呼吸器系の疾患と考えているが、実際は、血管疾患である。このように考えれば、ある人が、どうして脳卒中になるのか、そして、ある人はどうして体の他の部分で問題が生じるのかが説明できる。これらに共通するのは、これらすべてにおいて、血管が基盤にある。ウイルスの複製能力を取り除いても、S タンパク質が ACE2 受容体に結合する能力だけで、血管細胞に重大な傷害効果を持っている」と述べている。

米国は世界の教訓を活かせるか？

　米国は、COVID-19パンデミック時に犯した過ちから学習する機会があったが、既にそのチャンスを失ってしまう危機にある。米国Vox誌（2021年5月3日配信）が、米国と海外のCOVID-19パンデミック対策成功国との比較で、今後を語っている（1401）。COVID-19に対する戦いで成功した6カ国と米国を比較しながら、今後、どのようにすべきかを考察している。

教訓1：迅速な行動

　韓国は、2015年のMERSアウトブレイク時の過ちから学習した。韓国は、重大なCOVID-19アウトブレイクに直面した最初の国であった。韓国は、大量集団検査及び強制的な接触者追跡手段を用いて、断固たる態度で行動することでCOVID-19を抑制した。

　ニュージーランドや台湾の島国では、島国の優位性を利用できたかもしれないが、それでも、2020年、何度も、ウイルスの侵入があった。それらの国は、迅速に行動して、新しいクラスターを鎮圧して、そして、ウイルスが封じ込めから逃げ去るのを防止した。Minnesota大学感染症研究政策センターのMichael Osterholm所長は、「私たちの理解では、パンデミックを止めることはできないが、パンデミックを鈍らせることはできる。これらのアジア・オセアニアの国をモデルとして、直ちに、早期に、包括的にすることにより打ち勝つことができる」と述べている。

　韓国は、中東以外では最大の被害国となったMERSアウトブレイクの後、約50の公衆衛生改革法案を通過させた。韓国は病院の感染抑制ユニット及びバイオテック分野への投資を強化した。大邱（テグ）市で最初のクラスターを検出した1週間以内に、韓国は世界でも最多のCOVID-19検査を実施し、すぐに、接触者追跡プログラムを確立して感染者と暴露者用の隔離センターを開設した。

韓国とベトナムの両国は、中国政府への不信感から、コロナウイルスの完全な脅威が残りの世界の国々が気づく前に、行動した。ベトナムは、2020年1月の始めには中国との国境を封鎖し、そして、3月中旬には、外国旅行から自国を完全に封鎖した。

　英国は、このパンデミックを封じ込めようと格闘したが、世界の中でも最も有効な臨床試験のいくつかを実施した。米国が短期的な治療に対する効率的な試験を立ち上げようとしていた時に、米国の会社は、かれらの薬剤の臨床試験を英国で行うことにした。英国でのRECOVERY臨床試験の成功はそのスピードでも高い評価を受けている。このプログラムは、アイデアのひらめきから現実化させるのに、わずか2，3週間以内であり、そして、2020年の初夏には、最初の有効なCOVID-19治療薬が発見された。

　他方、トランプ政権の対応は、"不決定と矛盾"で特徴付けられた。米国は、部分的には、感染抑制を見据えた計画及び目標を決定することに失敗したために、麻痺状態となった。

教訓２：弾力的かつ創造的であれ

　韓国は、COVID-19の診断検査薬を開発できるバイオ医薬部門をリスト化した。そして、韓国は、信頼性が証明されたどのような検査薬に対しても、迅速なる承認を約束して、そして、市場に出した。他方、米国は、検査薬開発をCDCに一元化した。その結果、他の科学者は、自分自身で開発する気力をそがれた。そして、最初のCDCの検査薬が信頼性がないことが明らかになったとき、バックアップ計画がなかった。ウイルスが2020年3月末には米国で蔓延していたが、アメリカは、検査薬開発の失敗のために、感染症例を検出して追跡するためのサーベイランスができなかった。他方、韓国は、2020年2月中に、多数の検査薬の承認をして、2月末には、1日当たり1万件の検査ができた。4月中旬になって初めて、米国が1人当たりの検査能力で韓国を上回ったと思われた。この時点は、韓国がこのアウトブレイクを封じ込めてからずっと経過した後で、そして、米国が自分たちで制御不能の状態に至った時期でもあった。

　ベトナムは、同様に、公衆衛生の基本に挑戦した。専門家のコンセンサスは、「水際対策手段は、有効ではなく、そして、懲罰的である」との考えが支配していた

時に、ベトナムは国境封鎖をした。時間が経つにつれて、ベトナムの対策は、正しいことが証明されていった。このパンデミックを通して、1 日当たりの感染症例の最大値は、わずか 110 症例であった。

　ドイツの Jena 州は、1 つの小さな病院の研究が「マスク着用は、専門家の幅広いコンセンサスがまだ得られていなかったけれども、有効である」と示唆した後に、直ぐに、マスク着用命令を可決した。Jena 大学病院の感染症感染抑制研究所の医師でもある Mathias Pletz 所長は、「ときによっては、自分たちは、実利的な決断を下さなければならない」と述べた。

　コロンビア大学の疫学者、Wafaa El-Sadr は、「歴史は繰り返すだろう。そして、いったん COVID-19 が収まったら、人々は、再び、安心の中に浸ってしまうであろう」と述べている。「米国は、世界健康安全保障に関しては、最も高いランキングであったが、米国のパフォーマンスは、ショッキングではないが、がっかりさせるものであった。米国の感染症に対する準備の欠如は、破滅的であった」と付け加えた。

　しかしながら、パンデミックの疲れと米国のワクチン接種展開の成功の組合せが、このウイルスに対する戦いにおけるアメリカの遅きに失した勝利でもあるが、このことが、改革に対する緊急性の感覚を消し去ってしまう恐れがある。ハーバード TH チャン公衆衛生学部のマーク・リプシッチ疫学教授は、「mRNA ワクチンが今回うまく行くだろうとの保証もないし、次回に対しての保証もない」と述べている。

第 15 章

おわりに

　私たちは、コロナ禍の中で、沈黙を強いられ続けてきた。しかしながら、私た
ちは言葉を失ったわけではなかった。言葉をワインの如く芳醇に熟成するために
与えられた長い時間であったと考えることもできる。「言葉は沈黙から、沈黙の
充溢から生じた。もしもこの充溢が言葉の中へと流出することがなかったとすれ
ば、それは自己自身の充溢によって破裂してしまったことであろう。・・・沈黙は、
言葉の裏面なのである」とドイツの医師ピカートは沈黙と言葉の関係性を教えて
くれた（マックス・ピカート「沈黙の世界」、佐野利勝訳、みすず書房、1964 年）。
さらに続けて、「もしも言葉に沈黙の背景がなければ、言葉は深さを失ってしま
うのであろう」と言っている。今回の長い沈黙は、失われた時間ではなく、世界
全体に対する共感、そして、弱者への愛に対する土壌を紡ぎ出すことを、醸し出
してくれた貴重な時間であったとも言える。

コロナ禍が DX を介して PX 及び SX を生む
　デジタルトランスフォーメーション（DX）が、パーソナルトランスフォー
メーション（PX）やソーシャルトランスフォーメーション（SX）を生むことは、
Part2 で述べた。
　「COVID-19 のもう 1 つの副作用 "ZOOM 異形症"」と題した記事が、
Medpage Today（2021 年 5 月 6 日）誌に、上級編集者の Charles
Bankhead 氏から配信された。
　COVID-19 パンデミックが米国を席巻するにつれて、何百万にも人々が仕
事及び社会的なつながりとして、ビデオ会議に向かった。彼らの多くは、彼ら
が見ていることは好きではなかった。Harvard メディカルスクールの Shadi
Kourosh 氏は、「ビデオコールへの依存が高まるにつれて、いかに長い時間自分
自身を見つめ返していることが患者に重大な影響を与えるか（"ZOOM 異形症"と

呼んでいる）に関する解析し始めた」と述べた。

　世界的なパンデミックの最中、56.7％の人で化粧に関する相談が増え、その 86％のケースで、患者は、化粧の相談の理由として、ビデオ会議を挙げた。Kourosh らの調査で、患者の最も共通の関心は、上顔面のしわ（77％）、目のくま（64.4％）、顔のしみ（53％）、そして、首のたるみ（50％）であった。ZOOM 異形症の心理学的側面は、患者の自己認識に対する応答から来ている。皮膚学者の 82.7％が、患者はビデオ会議の使用が増加してから、もっと不満足になりあるいは楽しくなくなったと述べた。

　デジタル技術が、ZOOM 異形症に大きく寄与している。正面カメラ、典型的にはコンピュータディスプレイの正面カメラが、歪んでいて、ビデオの品質を下げている。鼻は広がって、目は小さく、離れていて、そして、自然の顔の影が、平らにくすんだように見えているかもしれない。ビデオ会議の間、視聴者は、感情と関連した顔面の表情を見ていて、表情の細かいしわに注意がいってしまう。Kourosh 氏は、ZOOM 異形症は、診断と認知されているわけではなく、そして、体の異形疾患とは混同すべきではないと述べている。

　厚生労働省は 2021 年 3 月 16 日、国内の 2020 年の自殺者数について、確定値で前年比 912 人増の 2 万 1081 人だったと発表。同省が 2021 年 1 月に発表した速報値と同様、リーマン・ショック直後の 09 年以来、11 年ぶりに増加に転じた。新型コロナウイルスの感染拡大による家庭環境や学校など教育環境の変化などが影響した可能性がある（毎日新聞 2021 年 3 月 21 日配信）。男性の自殺者は、14,055 人（前年比 23 人減少）、それに対して、女性の自殺者は 7,026 人（前年比 935 人増加、15％増）。女性の内訳で、20 代が 837 人（前年比 32％増）、20 歳未満 311 人（44％増）。小中学生・高校生の自殺が、499 人（前年比 25％；1978 年の統計開始以降最多）であった（NHK ニュース、2021 年 3 月 21 日）。このようにこのコロナ禍で追い詰められ、自分の手で死にゆくものもたくさん見られたが、心ならずも、死に襲われた人もいた。そして、第 4 波が日本で猛威を振るう中、新型コロナウイルスにより医療体制が危機的な状況となっている大阪では、大阪大学医学部附属病院の ICU ＝集中治療室が、5 月 1 日からすべて新型コロナの患者専用となった。病院が進めてきた脳死からの臓器移植手術も事実上、実施できなくなっていて、病院では影響を懸

念した（NHK　2021年5月1日）。大阪大学医学部附属病院は、府の要請を受けて5月1日から10日までの間、30床あるICU＝集中治療室をすべて新型コロナの患者専用とした。病院では、脳死と判定された人からの臓器提供による移植手術を実施してきたが、この期間はICUでの処置ができないため、手術は行えない状態となった。

　福島市の福島東高教諭の日高郁子さんは、担任する最後の卒業生を送り出した翌日の2021年3月2日、60年の生涯を閉じた。定年退職までの最後の1年間、がんに侵されていることを周囲に知られぬよう気丈に振る舞い、教壇に立ち続けた。絶対に卒業証書を手渡す。体調が優れない中でも式に臨み、担任する3年7組の40人と喜びを分かち合った。卒業式当日は朝から体調が悪く、学校の壁を伝って歩くほどだった。教え子と接すると、気力がみなぎった。立ち上がり、しっかりとした足取りで生徒を先導した。椅子に座り、クラス全員の名前を読み上げた。教室に戻るのは難しいため、最後のホームルームは保健室で開いた。そこで初めて、がんを患っていると告げた。皆が言葉を失い、涙する生徒もいた。生徒が下校後、体調が悪化して吐血し、救急車で福島市の病院に運ばれた。翌日午後、安らかに眠りに就いた(福島民報2021年3月18日から抜粋)。この記事は、歯科医師、法務博士などの多くの肩書きを持たれている堤隆夫先生からお教え頂いた。堤先生の根底には、今のコロナ禍に対処するために必須であると思われるヒューマンな蕩々たる心の流れがある。この記事を読んだとき、良寛が備中玉島の円通寺で読んだ漢詩「永平録を読む」の言葉が蘇った。「古を懐ひ今に感じて心曲を労す　一夜燈前　涙留まらず　湿（うるお）い尽くす　永平古仏録」この記事を読み返すたびに、良寛のように、涙が流れ止まらず、日高郁子さんの気高い精神がヨハネによる福音書の言葉へと繋がった。「一粒の麦が地に落ちて死ななければ、それはただ一粒のままである。しかし、もし死んだなら、豊かな身を結ぶようになる」。この言葉を、コロナ禍の真っ只中で、見事に実践されて、そして、豊かな実を結んだ。

　人間はすべて平等の権利を持つ。現在の私たちはこの原則を当然のように受け入れている。しかし、人類がこの原則に到達するまでに、どれほどの長い歳月と、おびただしい努力を重ねてきたことか。歴史がそれをなまなましく語っている。その最初の戦いに身を投じたのが、ほかならぬパウロであった。民族はそれぞれ

に特性を持つ。その特性こそが民族をひとつの民族たらしめるのである（森本哲郎　神の旅人－パウロの道を行く－　新潮社版 1988 年）。この新型コロナパンデミックは、IT 全体主義と自国開発のコロナワクチンで代表される科学力でそのパンデミックをねじ伏せたように思える中国という巨象が、全世界に、軍事的倫理的な新型コロナ以上の脅威を与え続けていることも確かである。森本哲郎氏も指摘するように、平等の達成は生半可なものではなく、戦いとらなければならない。ワクチン争奪線でも、低所得国などでの悲惨さも露になった。

　ギボンの「ローマ帝国衰亡史」に倣って、森本哲郎氏は言葉を続けた。かくまで悪行を重ねてきた人類が、なぜ滅亡せずに生きながらえているのか、それはおどろくべきことである。その理由はただひとつしか考えられない。人間のなかに立派な人がいたからである。そして人間の魂に一片の良心が消えることなく生きつづけてきたからだ。立派なひととは神の声に耳を傾ける人、良心とは神の命に従おうとする魂、正しく生きたいと願う希求である。その希求があればこそ、人類は生きながらえることができたのだ。想像を超える悪業にもかかわらず。この新型コロナパンデミックの中、世界を救う立派な人とは誰なのだろうかと自問自答してしまう。冒頭にも記した新型コロナワクチンの基礎を築いたカタリン・カリコ氏とワイズマン氏という科学者なのであろうか。政治と科学が鋭く対立した時代でもあった。融和点を見いだすのは至難の業であった。なぜなら、日本における新型コロナの状況は欧米、インド、ブラジルなどとは、その風景が異なっていたから、医療現場が悲鳴をあげているにも関わらず、比較論的に、安心してしまった。感染抑制政策が科学的な仮説を一笑に付すかの如く、科学の世界から遊離した。日本人のムラ社会的な心性そして個人を表面に露に出さない協調性のお陰で、科学の天井をゆく政治は、諸外国とは異なり、多いに助けられたように思えた。

　筆者も若かりし頃、福井県の永平寺には何度も足を運んだ。真夏の鬱蒼たる木立の中、厳寒の冬の中、"巣ごもり"をした。厳寒の中の永平寺での 12 月 1 日から 8 日までの臘八大摂心（ろうはつおおぜっしん）は、新型コロナで世間から隔離された世界以上の何もない世界であった。「臘八」とは、12 月を表す臘月（ろうづき）の 8 日間であり、「摂心」とは、心をおさめることである。この大摂心は、未明の 4 時に起床して、夜の 9 時まで、食事中も含めて、座禅三昧

で過ごすことである。座禅の単位は、「炷（ちゅう）」で、1炷は、線香1本が燃え尽きる時間約45分前後である。座禅を1日に何炷も繰り返す。結跏趺坐（けっかふざ）で、黙照禅ゆえ、何も考えずに、時の流れるままに、未明から夜中まで座り通した。8日間の座禅を終えて最後に思ったことは、刻一刻の時間の重みであった。一期一会なる言葉があるが、その時々一刻の時間の有り難みであった。

　この新型コロナパンデミックでは、緊急事態宣言が何度も発出され、行動変容なる対策で、自由度を限りなく制限されたが、この巣ごもりは、各人に、自分を、愛する家族を、そして他人を考えさせる時間を十分に与えた。ワクチン接種が進む中、新型コロナパンデミックが抑制された暁には、人々は、恐らく、その自由を謳歌せんと、自分を忘れるぐらいに、その抑うつされた気持ちを晴らすであろう。その時、その自由な中で、耐えてきた時を振り返るのも、重要なことと思われる。その時、もう一度、新型コロナパンデミックの中、社会を支えてくれたエッセンシャル・ワーカー、特に、医師、看護師等の医療従事者に対しては、最大限の敬意と感謝の念を想起すべきであると思われる。

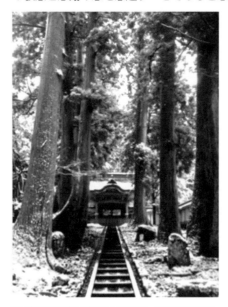

（厳寒の中の永平寺：横浜国立大学教授　渡辺 邦夫氏提供）

あとがき

　Aujourd'hui, maman est morte（今日、母親が亡くなった）は、不条理の
作家と称されるアルベール・カミュの「異邦人」小説の冒頭の言葉である。筆者が、
大学教養学部時代に第3外国語として、フランス語を選択し、授業の最初に渡
されたテキストであった。半世紀も後に、その言葉が唐突にフラッシュバックし
た。ジャン＝ポール・サルトル、ミシェル・フーコー、ジャック・デリダ等で代
表される実存主義、構造主義そしてポスト構造主義の理解のためにはフランス語
が必須であるとの思いで選択したフランス語が、このコロナ禍の中で、フランス
の悲惨な光景を描き始め、そして、それらの哲学とはまったく土壌の異なる不条
理の世界が、自分の中でも現実と化すことになった。しかしながら、「去年今年
貫く棒の如きもの（虚子）」のように、連続的な流れの中のワンショットであった。
　精神的にもこれほど不条理な新型コロナウイルスの第3波に見舞われていた
2020年11月14日、自宅かまたは病院か、もし病院の場合は死ぬときまで
は面会はできないとの究極的な判断を求められ、最終的に自宅でケアすることに
なった母親が、新型コロナ変異株が日本にも侵入し始め、日本が新型コロナとの
臨戦態勢となっていた2021年1月20日に自宅で静かに眠るように息を引き
取った。パルスオキシメータで計る酸素飽和度は、80％前後で何週間も推移し
た。人工呼吸器が絶対に必要な酸素飽和度であったが、自発的呼吸で耐えていた。
戦前戦中にかけて当時の花形職業であった東京のバスガールとして、社長の最優
秀賞の表彰を幾度も受けながら、青春を謳歌した母親への末期の水を、生前大好
きであった末期のコーヒーとともに、口に含ませることができた。20日の夕刻
まで、何とか意識があり、コロナ禍で封殺されてしまった生きた会話も交わすこ
とができ、そのまま、静かに息を引き取った。死にゆくもの、そして、医療・介
護に関わった三島中央病院の重光医師、看護師、"ふれあい富士"の人間的にも
見習うべき人間的すぎる介護士三浦氏、そして、妻など、全ての人に支えられな
がら、コロナ禍という不条理の中ではあったが、本当に自然で悠久たる連続的な

流れの「ひとこま」であった。筆者自身も静岡県三島市から茨城県大子町まで、往復600km、運転時間11時間超の強行日帰り運転を何カ月間も強いられた。

"おしん"は、橋田壽賀子氏が手がけた、「連続テレビ小説」第31作目。山形の寒村に生まれたヒロイン・おしんが、明治から昭和まで80余年の激動の時代を懸命に生きる生涯を描く。けなげな少女期を小林綾子、青春期から中年期を田中裕子、晩年を乙羽信子という三人の女優が演じ分け、日本中に「おしんブーム」を巻き起こした。平均視聴率52.6%、最高視聴率62.9%という驚異的な数字を記録した（NHKアーカイブス）。その橋田壽賀子氏は、2021年4月4日に亡くなった。筆者の両親は、尋常小学校、尋常高等小学校卒である。母親は、9歳か10歳にして、福島の田舎から東京に憧れて、子供心にも退路を断ち、上京した。お手伝いとして働き、その境遇は「おしん」と全く違わない状況であった。0歳児を筆頭に4人の小さい子供の世話を9歳か10歳の子供がした。特に厳寒の真冬の中、戸外での洗濯などでは、"あかぎれ"から滴る血で衣服を汚しては叱られてしまうとの恐怖心の中で、帰郷するという選択肢はなく、耐え抜いたことを聞かされた。当然ながら、食事はその家族が全員終ってからなので、最後に食事を取ることになるが、その食事すら、10分も経たないうちに、"のろい、おそい"と叱られながら、飲み込むように食事したことも聞かされた。母親の実母は、3人の子供に恵まれたが、33歳で、夫を失い、女手1つで3人の子供を育てた。15軒ほどの小さな田舎の農村集落では、農業用水路掃除など共同作業があり、男性がいないため、女性が出ると、嫌みを言われながら、そして、打ち上げ時の酒席になると、女性に対して、暴力的な言動が多く有り、失明の危機に会うぐらいの暴力を何度も受け、生き抜いてきた。やっと男手となるはずであった息子二人が20歳前後で、特攻隊で、帰らぬ人となった。晩年失明して、さらに、寝たきりになった状態のそのような実母を、農業のかたわら、何年も世話をし続けた母親を、コロナ禍との理由で、人間的にそして倫理的に捨て去ることはでき

なかった。

　明るい光も見られるようになった。集団免疫達成のためには、必須であるワクチンのニュースである。ファイザー社とビオンテック社の COVID-19 ワクチンが、2021 年 2 月 12 日に、ファイザー社のベルギー工場から、全日空 ANA の飛行機で、成田空港に到着した。4 月 30 日には、モデルナ社のワクチンも、ベルギーから、日本航空 JAL 便で、関西空港に到着した。

　2021 年 1 月 6 日、筆者の勤務する医療法人聖友会（慈泉堂病院）の理事長である鈴木直文医師が、日本で毎年 5 人しか選ばれない第 9 回「日本医師会 赤ひげ大賞」受賞者となった。筆者は、「鈴木医師が、365 日 24 時間、患者を診てきている姿を見てきている」ので、その受賞は、本人以上に嬉しく感じた瞬間でもあった。

　新型コロナは、人々に深い悲しみを与えた。福島原発の汚染水の海洋放出も、おそらく、多くの福島県民への風評被害を残すことになると思われる。それでも、人々は何事もなかったかの如く、日本人特有の諦観的な笑みを浮かべるかもしれない。

　患者のトリアージまで追い込まれた医療現場を余所目に、東京五輪を推し進めた“政治”と無力感に陥り、なす術を知らない“科学”が、日本でも、米国同様、デジャヴの如く、全く乖離してしまった。あの尋常高等小学校卒の田中角栄氏が今この新型コロナ緊急事態に生きていたなら、「全責任はワシが取る」と言って、そのコンピュータのような頭脳を駆使して、科学的かつ人情的な対策を実行していたかもしれない。

君看よ双眼の色
語らざれば憂い無きに似たり（白隠慧鶴「槐安国語」）

良寛が好んだ古語であるという。その解釈に関して、仏教学者の紀野一義氏は以下のように書いている。「あなた、あの人の双の目の底に沈んでいるあの深いかなしみの色をよくごらんください。あの人は自分について何も語らず、他の人もあの人のことを何も語らぬから、憂いなどなにもない底抜けに明るい人のように見える。しかし本当はあの人は、かなしみの人なのだよ」（こころの故里　旅と日本人　紀野一義、佼成出版社、1972年）。

　新型コロナ禍で沈黙に慣れてしまったその陰には、さまざまな思いそして悲しみがあることを忘れてはいけないことを痛感した。

　本書を執筆するに際して、大阪市立大学大学院医学研究科寄生虫学分野の城戸康年准教授及び中釜悠特任講師には、検査方法全般のご教示を頂き、東京都医学総合研究所の正井久雄所長、米国イェール大学の岩崎明子教授、電気通信大学大学院情報理工学研究科の三瓶嚴一准教授、そして、ドイツ・ビオンテック社のカリコ博士からは暖かいご支援を賜り深く感謝致します。医薬経済社の佐久間宏明氏は、全面的なご指導・ご支援を頂き、本書シリーズが刊行されていることに感謝の意を表します。そして、最後に、今回の新型コロナ禍でも、筆者の母親に対する献身的なケアも含めて、全面的に筆者を支えてくれた妻、アーミーに感謝するとともに、本書を捧げます。

　2021年7月6日

著者　吉成　河法吏

参考文献

[1001] Normile D. Pandemic could mark 'turning point' for Chinese science. Science. 2021 Jan 15;371(6526):222-223. doi: 10.1126/science.371.6526.222. PMID: 33446536.

[1002] STAT News Nov 10, 2020: The story of mRNA: How a once-dismissed idea became a leading technology in the Covid vaccine race ByDamianGardehttps://www.statnews.com/2020/11/10/the-story-of-mrna-how-a-once-dismissed-idea-became-a-leading-technology-in-the-covid-vaccine-race/

[1003] BioProcess Internatonal April 6, 2021: BioNTech on mRNA vaccine production: '50,000 steps but easy to modify' by Dan Stanton https://bioprocessintl.com/bioprocess-insider/therapeutic-class/biontech-on-mrna-vaccine-production-50000-steps-but-easy-to-modify/

[2001] Editorials Reconsider this summer's Olympic and Paralympic games BMJ 2021; 373 doi: https://doi.org/10.1136/bmj.n962 (Published 14 April 2021)

[3001] National Strategy for the COVID-19 Response and Pandemic Preparedness January 21, 2021 https://www.whitehouse.gov/wp-content/uploads/2021/01/National-Strategy-for-the-COVID-19-Response-and-Pandemic-Preparedness.pdf

[4001] Science May. 20, 2021 Two more coronaviruses can infect people, studies suggest By Anthony King doi:10.1126/science.abj5504

[4002] Clinical Infectious Diseases, 20 May 2021 Novel Canine Coronavirus Isolated from a Hospitalized Pneumonia Patient, East Malaysia Anastasia N Vlasova et al., https://doi.org/10.1093/cid/ciab456

[4003] medRxiv March 25, 2021.Emergence of porcine delta-coronavirus pathogenic infections among children in Haiti through independent zoonoses and convergent evolution John A. Lednicky et al. doi: https://doi.org/10.1101/2021.03.19.21253391

[4111] Torii, Shiho et al. Establishment of a reverse genetics system for SARS-CoV-2 using circular polymerase extension reaction. Cell Rep. 2021 Apr 20; 35(3):109014. doi: 10.1016/j.celrep.2021.109014.

[4201] JAMA May 5, 2021 Researchers Tie Severe Immunosuppression to Chronic COVID-19 and Virus Variants Jennifer Abbasi doi:10.1001/jama.2021.7212

[4202] Nature 05 February 2021 SARS-CoV-2 evolution during treatment of chronic infection Steven A. Kemp, Dami A. Collier, Ravindra K. Gupta et al., Nature 592, 277–282 (2021). https://doi.org/10.1038/s41586-021-

[4211] Zhang W, Davis BD, Chen SS, Sincuir Martinez JM, Plummer JT, Vail E. Emergence of a Novel SARS-CoV-2 Variant in Southern California. JAMA. Published online February 11, 2021. doi:10.1001/jama.2021.1612

[4221] Nature 08 March 2021 Antibody resistance of SARS-CoV-2 variants B.1.351 and B.1.1.7 Pengfei Wang et al., Nature volume 593, pages130–135 (2021) https://doi.org/10.1038/s41586-021-03398-2

[4231] Nature 09 March 2021 Detection of a SARS-CoV-2 variant of concern in South Africa Houriiyah Tegally et al., Nature volume 592, pages438–443 (2021) https://doi.org/10.1038/s41586-021-03402-9

[4241] Science 21 May 2021: Vol. 372, Issue 6544, pp. 815-821 Genomics and epidemiology of the P.1 SARS-CoV-2 lineage in Manaus, Brazil Nuno R. Faria, Ester C. Sabino et al., DOI: 10.1126/science.abh2644

[4251] Nature 11 MAY 2021 Coronavirus variants are spreading in India — what scientists know so far by Gayathri Vaidyanathan Nature 593, 321-322 (2021) doi: https://doi.org/10.1038/d41586-021-01274-7

[4411] Yeung, Man Lung et al. "Soluble ACE2-mediated cell entry of SARS-CoV-2 via interaction with proteins related to the renin-angiotensin system." Cell, 2 Mar. 2021, doi:10.1016/j.cell.2021.02.053

[4421] Wang, K., Chen, W., Zhang, Z. et al. CD147-spike protein is a novel route for SARS-CoV-2 infection to host cells. Sig Transduct Target Ther 5, 283 (2020). https://doi.org/10.1038/s41392-020-00426-x 04 December 2020

[4422] Shilts, J., Crozier, T.W.M., Greenwood, E.J.D. et al. No evidence for basigin/CD147 as a direct SARS-CoV-2 spike binding receptor. Sci Rep 11, 413 (2021). https://doi.org/10.1038/s41598-020-80464-1 11 January 2021

[5101] CDC Scientific Brief: SARS-CoV-2 Transmission Updated May 7, 2021

[5102] MedPage Today May 13, 2021 Droplets vs Aerosols: What's More Important in COVID-19 Spread? by Amanda D'Ambrosio

[5221] Piccoli L, Park YJ, Tortorici MA, et al. Mapping Neutralizing and Immunodominant Sites on the SARS-CoV-2 Spike Receptor-Binding Domain by Structure-Guided High-Resolution Serology. Cell. 2020;183(4):1024-1042.e21. doi:10.1016/j.cell.2020.09.037

[52311] Science 03 Mar 2021: Estimated transmissibility and impact of SARS-CoV-2 lineage B.1.1.7 in England Nicholas G. Davies et al., DOI: 10.1126/science.abg3055

[52312] 神戸市ホームページ https://www.city.kobe.lg.jp/documents/41218/20210301_rinjikaiken.pdf

[52321] Cell 17 February 2021: Evidence of escape of SARS-CoV-2 variant B.1.351 from natural and vaccine induced sera Daming Zhou et al., https://doi.org/10.1016/j.cell.2021.02.037

[52322] Tegally, Houriiyah et al. "Sixteen novel lineages of SARS-CoV-2 in South Africa." Nature medicine, 10.1038/s41591-021-01255-3. 2 Feb. 2021, doi:10.1038/s41591-021-01255-3

[52331] bioRxiv Feb 11, 2021.SARS-CoV-2 variants B.1.351 and B.1.1.248: Escape from therapeutic antibodies and antibodies induced by infection and vaccination Markus Hoffmann et al., doi: https://doi.org/10.1101/2021.02.11.430787

[52341] Science Feb. 23, 2021, California coronavirus strain may be more infectious—and lethal By Meredith Wadman doi:10.1126/science.abh2101

[52342] B.1.429 Lineage Report. Alaa Abdel Latif, Karthik Gangavarapu, Julia L. Mullen, Emily Haag, Ginger Tsueng, Nate Matteson, Mark Zeller, Chunlei Wu, Kristian G. Andersen, Andrew I. Su, Laura D. Hughes, and the Center for Viral Systems Biology. outbreak.info, (available at https://outbreak.info/situation-reports?pango=B.1.429). Accessed 1 March 2021.

[52343] Zhang W, Davis BD, Chen SS, Sincuir Martinez JM, Plummer JT, Vail E. Emergence of a Novel SARS-CoV-2 Variant in Southern California (2021 Feb 11]. JAMA. 2021; e211612. doi:10.1001/jama.2021.1612

[52344] bioRxiv February 22, 2021. Acquisition of the L452R mutation in the ACE2-binding interface of Spike protein triggers recent massive expansion of SARS-Cov-2 variants Veronika Tchesnokova et al., doi: https://doi.org/10.1101/2021.02.22.432189

[52351] Science 07 May 2021: Vol. 372, Issue 6542, pp. 552-553 Is India's coronavirus death 'paradox' vanishing? By Jon Cohen DOI: 10.1126/science.372.6542.552

[52352] Nature 24 May 2021 What scientists know about new, fast-spreading coronavirus variants by David Adam doi: https://doi.org/10.1038/d41586-021-01390-4

[5311] Nature 588, 315–320 (2020). https://doi.org/10.1038/s41586-020-2700-3 Published: 26 August 2020 Sex differences in immune responses that underlie COVID-19 disease outcomes Takehiro Takahashi, Mallory K. Ellingson, Akiko Iwasaki

[5321] Woolf SH, Chapman DA, Lee JH. COVID-19 as the Leading Cause of Death in the United States. JAMA. Published online December 17, 2020. doi:10.1001/jama.2020.24865

[5331] Hugo Zeberg, Svante Pääbo A genomic region associated with protection against severe COVID-19 is inherited from Neandertals. Proc Natl Acad Sci U S A. 2021 Mar 2;118(9):e2026309118. doi: 10.1073/pnas.2026309118. PMID: 33593941.

[5341] JAMA April 5, 2021 Association of Sociodemographic Factors and Blood Group Type With Risk of COVID-19 in a US Population Jeffrey L. Anderson, doi:10.1001/jamanetworkopen.2021.7429

[5342] コロナ制圧タスクフォース・東京医科歯科大学ホームページ https://www.tmd.ac.jp/files/topics/54963_ext_04_2.pdf

[5411] Kim MC, Cui C, Shin KR, et al. Duration of Culturable SARS-CoV-2 in Hospitalized Patients with Covid-19 [published online ahead of print, 2021 Jan 27]. N Engl J Med. 2021;10.1056/NEJMc2027040. doi:10.1056/NEJMc2027040

[5421] Flannery DD, Gouma S, Dhudasia MB, et al. Assessment of Maternal and Neonatal Cord Blood SARS-CoV-2 Antibodies and Placenta Transfer Ratios [published online ahead of print, 2021 Jan 29]. JAMA Pediatr. 2021;e210038. doi:10.1001/jamapediatrics.2021.0038

[5422] Munoz FM. Can We Protect Pregnant Women and Young Infants From COVID-19 Through Maternal Immunization? JAMA Pediatr. Published online January 29, 2021. doi:10.1001/jamapediatrics.2021.0043

[5423] JAMA Editorial April 22, 2021 COVID-19 in Pregnant Women and Their Newborn Infants C. Mary Healy, doi:10.1001/jamapediatrics.2021.1046

[5424] JAMA April 22, 2021 Maternal and Neonatal Morbidity and Mortality Among Pregnant Women With and Without COVID-19 Infection The INTERCOVID Multinational Cohort Study José Villar et al., doi:10.1001/jamapediatrics.2021.1050

[5425] JAMA April 23, 2021 Association of Maternal Perinatal SARS-CoV-2 Infection With Neonatal Outcomes During the COVID-19 Pandemic in Massachusetts Asimenia Angelidou et al., doi:10.1001/jamanetworkopen.2021.7523

[5426] JAMA 2021 Apr 29 Association of Maternal SARS-CoV-2 Infection in Pregnancy With Neonatal Outcomes Mikael Norman et al., doi: 10.1001/jama.2021.5775.

[5427] JAMA April 29, 2021 Understanding Risk for Newborns Born to SARS-CoV-2–Positive Mothers Dani Dumitriu et al., doi:10.1001/jama.2021.6210

[5428] JAMA April 23, 2021 Association of Maternal Perinatal SARS-CoV-2 Infection With Neonatal Outcomes During the COVID-19 Pandemic in Massachusetts Asimenia Angelidou et al., doi:10.1001/jamanetworkopen.2021.7523

[5429] NEJM April 21, 2021 Preliminary Findings of mRNA Covid-19 Vaccine Safety in Pregnant Persons Tom T. Shimabukuro et al., DOI: 10.1056/NEJMoa2104983

[5431] Johansson MA, Quandelacy TM, Kada S, et al. SARS-CoV-2 Transmission From People Without COVID-19 Symptoms. JAMA Netw Open. 2021;4(1):e2035057. Published 2021 Jan 4. doi:10.1001/jamanetworkopen.2020.35057

[5441] Hansen, Christian Holm et al. "Assessment of protection against reinfection with SARS-CoV-2 among 4 million PCR-tested individuals in Denmark in 2020: a population-level observational study." Lancet (London, England), S0140-6736(21)00575-4. 17 Mar. 2021, doi:10.1016/S0140-6736(21)00575-4

[5442] Lancet April 09, 2021 SARS-CoV-2 infection rates of antibody-positive compared with antibody-negative health-care workers in England: a large, multicentre, prospective cohort study (SIREN) Victoria Jane Hall et al., DOI:https://doi.org/10.1016/S0140-6736 (21)00675-9

[5443] JAMA May 28, 2021 Assessment of SARS-CoV-2 Reinfection 1 Year After Primary Infection in a Population in Lombardy, Italy José Vitale et al., doi:10.1001/jamainternmed.2021.2959

[5451] BMJ 10 February 2021: Fangyuan Li, Lu H, Zhang Q, et al Impact of COVID-19 on female fertility: a systematic review and meta-analysis protocol BMJ Open 2021;11:e045524. doi: 10.1136/bmjopen-2020-045524

[5452] Dutta S, Sengupta P. SARS-CoV-2 and Male Infertility: Possible Multifaceted Pathology. Reprod Sci. 2021 Jan;28(1):23-26. doi: 10.1007/s43032-020-00261-z. Epub 2020 Jul 10. PMID: 32651900; PMCID: PMC7351544.

[5453] JAMA May 25, 2021 Association of Circulating Sex Hormones With Inflammation and Disease Severity in Patients With COVID-19 Sandeep Dhindsa et al., doi:10.1001/jamanetworkopen.2021.11398

[5511] Monod, Mélodie et al. "Age groups that sustain resurging COVID-19 epidemics in the United States." Science (New York, N.Y.) vol. 371,6536 (2021): eabe8372. doi:10.1126/science.abe8372

[5611] Gaebler, C., Wang, Z., Lorenzi, J.C.C. et al. Evolution of antibody immunity to SARS-CoV-2. Nature (2021). https://doi.org/10.1038/s41586-021-03207-w 18 January 2021

[5621] Bonifacius A, Tischer-Zimmermann S, Dragon AC, et al. COVID-19 immune signatures reveal stable antiviral T cell function despite declining humoral responses. Immunity. 2021 Feb 9; 54(2):340-354.e6. doi: 10.1016/j.immuni.2021.01.008.

[5631] Ledford H. How 'killer' T cells could boost COVID immunity in face of new variants. Nature. 2021 Feb 12; 590(7846):374-375. doi: 10.1038/d41586-021-00367-7. PMID: 33580217.

[5632] Tarke A, Sidney J, Kidd CK, et al. Comprehensive analysis of T cell immunodominance and immunoprevalence of SARS-CoV-2 epitopes in COVID-19 cases. Cell Rep Med. 2021 Feb 16;2(2):100204. doi: 10.1016/j.xcrm.2021.100204. Epub 2021 Jan 26.

[5633] Saini, Sunil Kumar et al. "SARS-CoV-2 genome-wide T cell epitope mapping reveals immunodominance and substantial CD8+ T cell activation in COVID-19 patients." Science immunology vol. 6,58 (2021): eabf7550. doi:10.1126/sciimmunol.abf7550 2021 Apr 14

[5641] Preprint at https://www.researchsquare.com/article/rs-226857/v1 Donal T. Skelly et al., Vaccine-induced immunity provides more robust heterotypic immunity than natural infection to emerging SARS-CoV-2 variants of concern. DOI: 10.21203/rs.3.rs-226857/v1

[5651] Yang, He S et al. "Association of Age With SARS-CoV-2 Antibody Response." JAMA network open vol. 4,3 e214302. 1 Mar. 2021, doi:10.1001/jamanetworkopen.2021.4302

[5661] 横浜市立大学ホームページ 2021.05.20 プレスリリース 新型コロナウイルス感染から約1年後における 抗ウイルス抗体および中和抗体の保有状況に関する調査

[5671] Nature 24 May 2021 SARS-CoV-2 infection induces long-lived bone marrow plasma cells in humans Jackson S. Turner et al., https://doi.org/10.1038/s41586-021-03647-4

[5672] Ellebedy, A. et al., Preprint at Research Square SARS-CoV-2 mRNA vaccines induce a robust germinal centre reaction in humans DOI 10.21203/rs.3.rs-310773/v1

[5701] Nalbandian, A., Sehgal, K., Gupta, A. et al. Post-acute COVID-19 syndrome. Nat Med (2021). https://doi.org/10.1038/s41591-021-01283-z 22 March 2021

[5801] Nature 591, 26-28 (2021) 02 MARCH 2021 The search for animals harbouring coronavirus — and why it matters by Smriti Mallapat doi: https://doi.org/10.1038/d41586-021-00531-z

[5802] Science Mar. 19, 2021 Major coronavirus variant found in pets for first time by David Grimm doi:10.1126/science.abi6152

[5803] bioRxiv March 18, 2021. Myocarditis in naturally infected pets with the British variant of COVID-19 Luca Ferasin, Eric Leroy et al., doi https://doi.org/10.1101/2021.03.18.435945

[6101] Mallapaty S. Meet the scientists investigating the origins of the COVID pandemic. Nature. 2020;588(7837):208. doi:10.1038/d41586-020-03402-1 December 02, 2020

[6102] Smriti Mallapaty Where did COVID come from? Five mysteries that remain Nature 591, 188-189 (2021) doi: https://doi.org/10.1038/d41586-021-00502-4 FEBRUARY 26, 2021

[6111] WHO ホームページ Mar 30, 2021 https://www.who.int/publications/i/item/who-convened-global-study-of-origins-of-sars-cov-2-china-part

[6112] Science Mar. 30, 2021 'Compromise' WHO report resolves little on pandemic's origins, but details probe's next steps By Kai Kupferschmidt, doi:10.1126/science.abi7636

[6113] Nature 01 APRIL 2021 After the WHO report: what's next in the search for COVID's origins Smriti Mallapaty doi: https://doi.org/10.1038/d41586-021-00877-4

[6201] Michael A. Martin et al., Insights from SARS-CoV-2 sequences Science 29 Jan 2021: Vol. 371, Issue 6528, pp. 466-467 DOI: 10.1126/science.abf3995

[6202] Jonathan Pekar et al., Timing the SARS-CoV-2 index case in Hubei province Science 18 Mar 2021: DOI: 10.1126/science.abf8003

[6203] bioRxiv March 08, 2021. Identification of novel bat coronaviruses sheds light on the evolutionary origins of SARS-CoV-2 and related viruses Hong Zhou, Weifeng Shi et a., doi: https://doi.org/10.1101/2021.03.08.434390

[7201] Put to the test: use of rapid testing technologies for covid-19 BMJ 2021; 372 doi: https://doi.org/10.1136/bmj.n208 (03 February 2021)

[7202] Nature 590, 202-205 (2021) 09 FEBRUARY 2021 Rapid coronavirus tests: a guide for the perplexed by Giorgia Guglielmi doi: https://doi.org/10.1038/d41586-021-00332-4

[7301] Science 07 May 2021: Vol. 372, Issue 6542, pp. 635-641 The impact of population-wide rapid antigen testing on SARS-CoV-2 prevalence in Slovakia Martin Pavelka et al., DOI: 10.1126/science.abf9648

[7302] Science 07 May 2021: Vol. 372, Issue 6542, pp. 571-572 Rapid antigen testing in COVID-19 responses Marta Garcia-Fiñana, Iain E. Buchan DOI: 10.1126/science.abi6680

[7401] Nature Medicine 17 May 2021 Neutralizing antibody levels are highly predictive of immune protection from symptomatic SARS-CoV-2 infection David S. Khoury et al., https://doi.org/10.1038/s41591-021-01377-8
efore the COVID-19 Global Pandemic Constance Guille doi:10.1001/jamapsychiatry.2021.0141

[8001] Nature 12 MAY 2021 Evidence-based medicine: how COVID can drive positive change Nature 593, 168 (2021) doi: https://doi.org/10.1038/d41586-021-01255-w

[8002] Nature 12 MAY 2021 How COVID broke the evidence pipeline Helen Pearson Nature 593, 182-185 (2021) doi: https://doi.org/10.1038/d41586-021-01246-x

[8003] Nature Reviews Drug Discovery 20, 254-255 (2021) Trends in COVID-19 therapeutic clinical trials Kevin Bugin & Janet Woodcock: 25 FEBRUARY 2021 CLARIFICATION 13 MARCH 2021 doi: https://doi.org/10.1038/d41573-021-00037-3

[8004] 情報管理 ClinicalTrials.gov に登録された臨床試験の分析 中村 文鳳 2009 年 52 巻 8 号 p. 475-486 DOI https://doi.org/10.1241/johokanri.52.475

[8005] Nature 14 APRIL 2021 The race for antiviral drugs to beat COVID — and the next pandemic Elie Dolgin Nature 592, 340-343 (2021) doi: https://doi.org/10.1038/d41586-021-00958-4

[8211] Preparing for the Future — Nanobodies for Covid-19? Ram Sasisekharan, April 22, 2021 N Engl J Med 2021; 384:1568-1571 DOI: 10.1056/NEJMcibr2101205

[8212] Cell VOL 41 (11), P815-829, NOVEMBER 01, 2020 Fruitful Neutralizing Antibody Pipeline Brings Hope To Defeat SARS-Cov-2 Alex Renn et al., Published: July 31, 2020DOI:https://doi.org/10.1016/j.tips.2020.07.004

[8301] Nature 29 APRIL 2021 'Unprecedented achievement': who received the first billion COVID vaccinations? By Freda Kreier doi: https://doi.org/10.1038/d41586-021-01136-2

[8311] SARS-CoV-2 Vaccines C. Buddy Creech et al., JAMA. Published online February 26, 2021. doi:10.1001/jama.2021.3199

[8312] Stephenson KE, Le Gars M, Sadoff J, et al. Immunogenicity of the Ad26.COV2.S Vaccine for COVID-19. JAMA. Published online March 11, 2021. doi:10.1001/jama.2021.3645

[8313] Livingston EH, Malani PN, Creech CB. The Johnson & Johnson Vaccine for COVID-19. JAMA. Published online March 01, 2021. doi:10.1001/jama.2021.2927

[8314] Denis Y Logunov et al. Safety and efficacy of an rAd26 and rAd5 vector-based heterologous prime-boost COVID-19 vaccine: an interim analysis of a randomised controlled phase 3 trial in Russia 2021 Feb 20;. Lancet. 2021;397(10275):671-681. doi:10.1016/S0140-6736(21)00234-8

[8315] Science Apr. 30, 2021 Is Russia's COVID-19 vaccine safe? Brazil's veto of Sputnik V sparks lawsuit threat and confusion By Sofia Moutinho, Meredith Wadman doi:10.1126/science.abj2483

[8316] Science 26 Mar 2021: Vol. 371, Issue 6536, pp. 1294-1295 New problems erode confidence in AstraZeneca's vaccine Gretchen Vogel, Kai Kupferschmidt DOI: 10.1126/science.371.6536.1294

[8317] NEJM May 20, 2021 Efficacy of the ChAdOx1 nCoV-19 Covid-19 Vaccine against the B.1.351 Variant Shabir A. Madhi et al., N Engl J Med 2021; 384:1885-1898 DOI: 10.1056/NEJMoa2102214

[8318] NEJM May 20, 2021 Interplay between Emerging SARS-CoV-2 Variants and Pandemic Control Kathleen M. Neuzil et al., N Engl J Med 2021; 384:1952-1954 DOI: 10.1056/NEJMe2103931

[8319] Ocugen announces studies showing COVAXIN potentially effective against three key variants of SARS-CoV-2 May 03, 2021

[8320] JAMA May 26, 2021 Effect of 2 Inactivated SARS-CoV-2 Vaccines on Symptomatic COVID-19 Infection in Adults A Randomized Clinical Trial Nawal Al Kaabi et al., doi:10.1001/jama.2021.8565

[8321] NEJM May 20, 2021 Efficacy of NVX-CoV2373 Covid-19 Vaccine against the B.1.351 Variant Vivek Shinde et al., N Engl J Med 2021; 384:1899-1909 DOI: 10.1056/NEJMoa2103055

[8322] Dagan N, Barda N, Kepten E, et al. BNT162b2 mRNA Covid-19 Vaccine in a Nationwide Mass Vaccination Setting [2021 Feb 24]. N Engl J Med. 2021; 10.1056/ NEJMoa2101765. doi:10.1056/NEJMoa2101765

[8323] medRxiv February 09, 2021. Patterns of COVID-19 pandemic dynamics following deployment of a broad national immunization program Hagai Rossman et al., doi: https://doi.org/10.1101/2021.02.08.21251325

[8324] Kuehn BM. April 27, 2021 Israel's Real-life Evidence That Vaccine Can Prevent Severe COVID-19. JAMA. 2021;325(16):1603. doi:10.1001/jama.2021.5617

[8325] NEJM May 27, 2021 Safety, Immunogenicity, and Efficacy of the BNT162b2 Covid-19 Vaccine in Adolescents Robert W. Frenck et al., DOI: 10.1056/NEJMoa2107456

[8326] Haas, Eric J et al. "Impact and effectiveness of mRNA BNT162b2 vaccine against SARS-CoV-2 infections and COVID-19 cases, hospitalisations, and deaths following a nationwide vaccination campaign in Israel: an observational study using national surveillance data." Lancet (London, England), S0140-6736(21)00947-8. 5 May. 2021, doi:10.1016/S0140-6736(21)00947-8

[8327] JAMA 2021 May 6. Association Between Vaccination With BNT162b2 and Incidence of Symptomatic and Asymptomatic SARS-CoV-2 Infections Among Health Care Workers Yoel Angel et al., doi: 10.1001/jama.2021.7152.

[8328] Lancet April 23, 2021 VOLUME 397, ISSUE 10285, P1646-1657, MAY 01, 2021 Interim findings from first-dose mass COVID-19 vaccination roll-out and COVID-19 hospital admissions in Scotland: a national prospective cohort study Eleftheria Vasileiou, et al., DOI:https://doi.org/10.1016/S0140-6736(21)00677-2

[8329] 国立感染症研究所ホームページ https://www.niid.go.jp/niid/ja/corona-virus/2019-ncov/2551-lab-2.html

[8330] 国立感染症研究所ホームページ https://www.niid.go.jp/niid/ja/diseases/ka/corona-virus/2019-ncov/2551-lab-2/10354-covid19-45.html

[8331] NEJM April 6, 2021 Antibody Persistence through 6 Months after the Second Dose of mRNA-1273 Vaccine for Covid-19 Nicole Doria-Rose et al.,

[83311] Shimabukuro TT, Cole M, Su JR. Reports of Anaphylaxis After Receipt of mRNA COVID-19 Vaccines in the US—December 14, 2020-January 18, 2021. JAMA. Published online February 12, 2021. doi:10.1001/jama.2021.1967

[83321] Chapin-Bardales J, Gee J, Myers T. Reactogenicity Following Receipt of mRNA-Based COVID-19 Vaccines. JAMA. Published online April 05, 2021. doi:10.1001/jama.2021.5374

[83322] Nature 19 OCTOBER 2020 All eyes on a hurdle race for a SARS-CoV-2 vaccine by Christian Gaebler & Michel C. Nussenzweig Nature 586, 501-502 (2020) doi: https://doi.org/10.1038/d41586-020-02926-w

246

[83331] University of Cambridge April 1, 2021 Winton Centre for Risk and Evidence Communication News - Communicating the potential benefits and harms of the Astra-Zeneca COVID-19 vaccine
https://wintoncentre.maths.cam.ac.uk/news/communicating-potential-benefits-and-harms-astra-zeneca-covid-19-vaccine/
[83332] From VIPIT to VITT: Thrombosis and COVID Vaccines by Veronica Hackethal, MedPage Today April 9, 2021
https://www.medpagetoday.com/special-reports/exclusives/92022
[83333] Greinacher A, Thiele T, Warkentin TE, Weisser K, Kyrle PA, Eichinger S. Thrombotic Thrombocytopenia after ChAdOx1 nCov-19 Vaccination. N Engl J Med. 2021 Apr 9. doi: 10.1056/NEJMoa2104840. Epub ahead of print. PMID: 33835769.
[83334] Schultz, Nina H et al. Thrombosis and Thrombocytopenia after ChAdOx1 nCoV-19 Vaccination. N Engl J Med. 2021 Apr 9. doi: 10.1056/NEJMoa2104882.
[83335] Science Apr. 11, 2021: Hard choices emerge as link between AstraZeneca vaccine and rare clotting disorder becomes clearer By Kai Kupferschmidt, Gretchen Vogel doi:10.1126/science.abi9349
[83341] Rheumatology, 12 April 2021 Herpes zoster following BNT162b2 mRNA Covid-19 vaccination in patients with autoimmune inflammatory rheumatic diseases: a case series Victoria Furer et al., https://doi.org/10.1093/rheumatology/keab345
[8341] Liu, Yang et al. "Neutralizing Activity of BNT162b2-Elicited Serum." The New England journal of medicine, 10.1056/NEJMc2102017. 8 Mar. 2021, doi:10.1056/NEJMc2102017
[8342] Wu K, Werner AP, Koch M, et al. Serum Neutralizing Activity Elicited by mRNA-1273 Vaccine - Preliminary Report [published online ahead of print, 2021 Feb 17]. N Engl J Med. 2021;10.1056/NEJMc2102179. doi:10.1056/NEJMc2102179
[8343] Madhi, Shabir A et al. "Efficacy of the ChAdOx1 nCoV-19 Covid-19 Vaccine against the B.1.351 Variant." The New England journal of medicine, 10.1056/NEJMoa2102214. 16 Mar. 2021, doi:10.1056/NEJMoa2102214
[8344] NEJM May 5, 2021 Effectiveness of the BNT162b2 Covid-19 Vaccine against the B.1.1.7 and B.1.351 Variants Laith J. Abu-Raddad et al., DOI: 10.1056/NEJMc2104974
[8345] 横浜市立大学ホームページ
https://www.yokohama-cu.ac.jp/news/2021/20210512yamanaka.html
[8346] medRxiv May 10, 2021. Rapid detection of neutralizing antibodies to SARS-CoV-2 variants in post-vaccination sera Kei Miyakawa et al., doi: https://doi.org/10.1101/2021.05.06.21256788
[8351] Saadat, Saman et al. "Binding and Neutralization Antibody Titers After a Single Vaccine Dose in Health Care Workers Previously Infected With SARS-CoV-2." JAMA, 1 Mar. 2021, doi:10.1001/jama.2021.3341
[8352] Anichini, Gabriele et al. "SARS-CoV-2 Antibody Response in Persons with Past Natural Infection." The New England journal of medicine, 10.1056/NEJMc2103825. 14 Apr. 2021, doi:10.1056/NEJMc2103825
[8361] Hacisuleyman, Ezgi et al. Vaccine Breakthrough Infections with SARS-CoV-2 Variants. N Engl J Med. 2021 Apr 21. doi: 10.1056/NEJMoa2105000.
[8371] JAMA 2021 Apr 12 SARS-CoV-2-Specific Antibodies in Breast Milk After COVID-19 Vaccination of Breastfeeding Women Sivan Haia Perl et al., doi: 10.1001/jama.2021.5782.
[8381] JAMA May 13, 2021 Immunogenicity of COVID-19 mRNA Vaccines in Pregnant and Lactating Women Ai-ris Y. Collier et al., doi:10.1001/jama.2021.7563
[8391] JAMA May 5, 2021 Antibody Response to 2-Dose SARS-CoV-2 mRNA Vaccine Series in Solid Organ Transplant Recipients Brian J. Boyarsky et al., doi:10.1001/jama.2021.7489
[8392] Ann Oncol. April 28, 2021 Weak immunogenicity after a single dose of SARS-CoV-2 mRNA vaccine in treated cancer patients R. Palich et al., DOI:https://doi.org/10.1016/j.annonc.2021.04.020
[83101] Nature 13 MAY 2021 Delaying a COVID vaccine's second dose boosts immune response by Heidi Ledford doi: https://doi.org/10.1038/d41586-021-01299-y
[83102] Birmingham 大学ホームページ 14 May 2021 Delaying second Pfizer vaccines to 12 weeks significantly increases antibody responses in older people, finds study
https://www.birmingham.ac.uk/news/latest/2021/05/covid-pfizer-vaccination-interval-antibody-response.aspx
[83111] Nature 19 MAY 2021 Mix-and-match COVID vaccines trigger potent immune response by Ewen Callaway Nature 593, 491 (2021) doi: https://doi.org/10.1038/d41586-021-01359-3
[83121] 大阪大学微生物学研究所ホームページ 2021 年 5 月 24 日 http://www.biken.osaka-u.ac.jp/achievement/research/2021/154
[83122] Cell May 24, 2021 An infectivity-enhancing site on the SARS-CoV-2 spike protein targeted by antibodies Yafei Liu, Hisashi Arase et al., DOI:https://doi.org/10.1016/j.cell.2021.05.032
[9101] Nature 06 APRIL 2021 National COVID debts: climate change imperils countries' ability to repay Arjuna Dibley, Thom Wetzer & Cameron Hepburn Nature 592, 184-187 (2021) doi: https://doi.org/10.1038/d41586-021-00871-w
[9201] Nature 591, 199-201 (2021) 05 MARCH 2021 Nuclear energy, ten years after Fukushima Aditi Verma, Ali Ahmad & Francesca Giovannini doi: https://doi.org/10.1038/d41586-021-00580-4
[9202] Science Mar. 4, 2021 This physician has studied the Fukushima disaster for a decade—and found a surprising health threat By Dennis Normile, doi:10.1126/science.abh3379
[9203] Science Apr. 13, 2021 Japan plans to release Fukushima's wastewater into the ocean By Dennis Normile doi:10.1126/science.abi9880
[9204] Science 07 MAY 2021 Scientists OK plan to release one million tonnes of waste water from Fukushima by Bianca Nogrady doi: https://doi.org/10.1038/d41586-021-01225-2
[9205] Science Apr. 22, 2021 No excess mutations in the children of Chernobyl survivors, new study finds By Richard Stone doi:10.1126/science.abj1405
[9206] Science May. 5, 2021 'It's like the embers in a barbecue pit.' Nuclear reactions are smoldering again at Chernobyl By Richard Stone doi:10.1126/science.abj3243
[1011] Brooks JT, Butler JC. Effectiveness of Mask Wearing to Control Community Spread of SARS-CoV-2. JAMA. Published online February 10, 2021. doi:10.1001/jama.2021.1505
[1021] Christie Aschwanden 18 MARCH 2021 Five reasons why COVID herd immunity is probably impossible by Nature 591, 520-522 (2021) doi: https://doi.org/10.1038/d41586-021-00728-2
[1121] 12 May 2021 Gaviria, M., Kilic, B. A network analysis of COVID-19 mRNA vaccine patents. Nat Biotechnol 39, 546–548 (2021). https://doi.org/10.1038/s41587-021-00912-9
[1141] Nature May 26, 2021: Briggs, Andrew, and Anna Vassall. "Count the cost of disability caused by COVID-19." Nature vol. 593,7860 (2021): 502-505. doi:10.1038/d41586-021-01392-2
[1201] Anzai A, Nishiura H. "Go To Travel" Campaign and Travel-Associated Coronavirus Disease 2019 Cases: A Descriptive Analysis, July-August 2020. J Clin Med. 2021;10(3):398. Published 2021 Jan 21. doi:10.3390/jcm10030398
[1202] Tanaka, T., Okamoto, S. Increase in suicide following an initial decline during the COVID-19 pandemic in Japan. Nat Hum Behav 5, 229–238 (2021). https://doi.org/10.1038/s41562-020-01042-z Published 15 January 2021
[1203] 東京都健康長寿医療センター研究所プレスリリース「コロナ禍における自殺率は、感染拡大第 1 波で下落した後に、第 2 波では、女性、子どもや青年を中心に上昇」 https://www.tmghig.jp/research/release/2021/0118.html

[1204] JAMA April 14, 2021 Association of US Nurse and Physician Occupation With Risk of Suicide Matthew A. Davis et al., doi:10.1001/jamapsychiatry.2021.0154
[1205] JAMA April 14, 2021 Rate of Suicide Among Women Nurses Compared With Women in the General Population Before the COVID-19 Global Pandemic Constance Guille doi:10.1001/jamapsychiatry.2021.0141
[1221] Tan IB, Tan C, Hsu LY, Dan YY, Aw A, Cook AR, Lee VJ. Prevalence and Outcomes of SARS-CoV-2 Infection Among Migrant Workers in Singapore. JAMA. 2021 Feb 9;325(6):584-585. doi: 10.1001/jama.2020.24071. PMID: 33560312.
[1231] Sabino, Ester C et al. Resurgence of COVID-19 in Manaus, Brazil, despite high seroprevalence. Lancet (London, England) vol. 397,10273 (2021): 452-455. doi:10.1016/S0140-6736(21)00183-5 2021 Jan 27
[1241] Science Mar. 26, 2021 COVID-19 is soaring again in India. Can vaccines stop it? By Vaishnavi Chandrashekhar doi:10.1126/science.abi7285
[1242] Science Apr. 30, 2021 Will India's devastating COVID-19 surge provide data that clear up its death 'paradox'? By Jon Cohen, doi:10.1126/science.abj2647
[1243] Nature 14 MAY 2021 India's neighbours race to sequence genomes as COVID surges by Smriti Mallapaty doi: https://doi.org/10.1038/d41586-021-01287-2
[1251] Nature, 26 Mar. 2021 Taylor, Luke. "Scandal over COVID vaccine trial at Peruvian universities prompts outrage." doi:10.1038/d41586-021-00576-0
[1261] Ng T, Cheng H, Chang H, et al. Comparison of Estimated Effectiveness of Case-Based and Population-Based Interventions on COVID-19 Containment in Taiwan. JAMA Intern Med. Published online April 06, 2021. doi:10.1001/jamainternmed.2021.1644
[1271] Science 23 Apr 2021: Vol. 372, Issue 6540, pp. 331-332 After vaccine failures, France laments biomedical decline Tania Rabesandratana DOI: 10.1126/science.372.6540.331
[1281] Science 14 May 2021: Vol. 372, Issue 6543, pp. 663 Israel's COVID-19 endgame Ran D. Balicer, Reut Ohana DOI: 10.1126/science.abj3858
[1291] Nature 29 APRIL 2021 Can Cuba beat COVID with its homegrown vaccines? Emiliano Rodriguez Mega doi: https://doi.org/10.1038/d41586-021-01126-4
[1311] Science May. 6, 2021, Further evidence supports controversial claim that SARS-CoV-2 genes can integrate with human DNA By Jon Cohen doi:10.1126/science.abj3287
[1312] BioRxiv March 5, 2021. SARS-CoV-2-host chimeric RNA-sequencing reads do not necessarily signify virus integration into the host DNA Anastasiya Kazachenka and George Kassiotis doi: https://doi.org/10.1101/2021.03.05.434119
[1313] Proc Natl Acad Sci U S A. Reverse-transcribed SARS-CoV-2 RNA can integrate into the genome of cultured human cells and can be expressed in patient-derived tissues Liguo Zhang, Alexsia Richards, M. Inmaculada Barrasa, Stephen H. Hughes, Richard A. Young, Rudolf Jaenisch PNAS May 25, 2021 118 (21) e2105968118; https://doi.org/10.1073/pnas.2105968118
[1314] MedPage Today May 17, 2021Can COVID-19 Genes Integrate Into Human DNA? by Veronica Hackethal, https://www.medpagetoday.com/special-reports/exclusives/92632
[1315] Journal of Virology May 2021, JVI.00294-21; DOI: 10.1128/JVI.00294-21 Host-virus chimeric events in SARS-CoV2 infected cells are infrequent and artifactual Bingyu Yan et al.
[1321] Circulation Research. 2021; 128:1323-1326 SARS-CoV-2 Spike Protein Impairs Endothelial Function via Downregulation of ACE 2 Yuyang Lei et al., 31 Mar 2021 https://doi.org/10.1161/CIRCRESAHA.121.318902
[1322] Lancet. 2020 2-8 May; 395(10234): 1417-1418. 2020 Apr 21. Endothelial cell infection and endotheliitis in COVID-19 Zsuzsanna Varga et al., doi: 10.1016/S0140-6736(20)30937-5
[1323] 米国ソーク研究所ホームページ https://www.salk.edu/about/ April 30, 2021
THE NOVEL CORONAVIRUS' SPIKE PROTEIN PLAYS ADDITIONAL KEY ROLE IN ILLNESS
[1401] Vox May 3, 2021, The US is in danger of learning the wrong lessons from Covid-19 By Dylan Scott https://www.vox.com/22409749/us-covid-19-coronavirus-pandemic-response-lessons-learned

248

著者　略歴

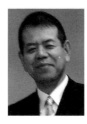

吉成河法吏

1953 年生まれ

福島県立白河高校卒業

東京大学卒業　理学博士（東京大学、生物化学）

第 1 種放射線取扱主任者

旭化成株式会社、Invitrogen 株式会社、神奈川工科大学非常勤講師等

現職：　株式会社道元　代表取締役社長、医療法人　聖友会　本部長代理

感染症の脅威
新型コロナとの死闘（PART3）

2021 年 8 月 8 日　初版発行

共著　　吉成河法吏

装　丁　佐々木秀明

発行者　藤田貴也

発行所　株式会社医薬経済社

　　　　〒103-0023 東京都中央区日本橋本町 4-8-15

　　　　ネオカワイビル 8 階

　　　　電話 03-5204-9070　Fax 03-5204-9073

印刷所　モリモト印刷株式会社

©Yoshinari　2021,Printed in Japan

ISBN 978-4-902968-69-9